日本版
敗血症診療ガイドライン2020
（J-SSCG2020）

The Japanese Clinical Practice Guidelines for Management of
Sepsis and Septic Shock 2020

ダイジェスト版

一般社団法人 日本集中治療医学会　　一般社団法人 日本救急医学会

真興交易㈱医書出版部

緒　言

　世界では年間5,000万人近い敗血症患者が発生し，2.8秒に1人が命を落としている．敗血症は，あらゆる年齢層が罹患する重篤な疾患であり，その診療支援を行うことを目的とした質の高いガイドラインを作成することの社会的意義は大きい．2012年，本邦の臨床の実情を考慮した日本版 敗血症診療ガイドライン（J-SSCG）が日本集中治療医学会によって初めて発表された．2016年の改訂（J-SSCG 2016）では，日本集中治療医学会と日本救急医学会による両学会合同の特別委員会が組織され，一般臨床家にも理解しやすく，かつ質の高いガイドラインを作成し，広い普及を図った．

　今回の改訂（J-SSCG 2020）において，さらに，多職種の医療従事者が敗血症患者の予後改善のために適切な判断を下す支援を行うことを目的として，両学会合同の委員会が再結成された．委員と担当理事の26名に加えて，多職種（看護師9名，理学療法士4名，臨床工学技士2名，薬剤師2名）および患者経験者（2名）も含めたワーキンググループメンバー85名と両学会の公募によるシステマティックレビュー（SR）メンバー115名による総勢226名の参加協力を得た．特に，多職種および患者経験者がワーキンググループメンバーとして参加することで敗血症診療の多面的な評価が可能となった．

　J-SSCG 2020では，新たな項目として，神経集中治療，Patient-and Family-Centered Care，Sepsis treatment system，ストレス潰瘍の4領域を注目すべきテーマとして収載した．敗血症診療は多岐にわたり，合計22領域，CQ118題の本邦最大級のガイドラインとなった．推奨作成にはGRADE方式を取り入れ，修正Delphi法を用いて全委員の投票により推奨を決定した．また，新たな試みとして，CQごとに時間軸に沿った視覚的情報を診療フローとして取り入れ，各CQの臨床的位置づけを行った．

　結果，本編，付録とも膨大な量のガイドラインとなったが，日常診療で用いるにはいささか不便である．本ダイジェスト版は，委員およびワーキンググループメンバーが中心となり，日々の敗血症診療に利用しやすいように編集したものである．本書が本邦の敗血症診療の成績向上に大きく寄与することを願ってやまない．

2020年12月

日本版 敗血症診療ガイドライン 2020 特別委員会

委員長　江木　盛時

小倉　裕司

目　次

緒　　言 ……………………………………………………………… 3

CQ-Answer 早見表 ……………………………………………… 6

本ガイドラインの基本理念・概要 …………………………… 23

推奨決定までの工程 ……………………………………………… 25

推奨の強さの解釈の注意点 …………………………………… 30

本書の構成と見方 ………………………………………………… 32

診療フロー集 ……………………………………………………… 34

1. 敗血症の定義と診断 ……………………………………… 50
2. 感染の診断 …………………………………………………… 54
3. 画像診断と感染源のコントロール …………………… 64
4. 抗菌薬治療 …………………………………………………… 82
5. 免疫グロブリン（IVIG）療法 ………………………… 120
6. 初期蘇生・循環作動薬 …………………………………… 126
7. ステロイド療法 …………………………………………… 156
8. 輸血療法 ……………………………………………………… 162
9. 呼吸管理 ……………………………………………………… 170
10. 痛み・不穏・せん妄の管理 ……………………………… 182
11. 急性腎障害・血液浄化療法 ……………………………… 196
12. 栄養療法 ……………………………………………………… 212
13. 血糖管理 ……………………………………………………… 232
14. 体温管理 ……………………………………………………… 236
15. DIC 診断と治療 …………………………………………… 240
16. 静脈血栓塞栓症対策 ……………………………………… 252
17. Post-intensive care syndrome（PICS）と
    ICU-acquired weakness（ICU-AW）………………… 258
18. 小　児 ………………………………………………………… 264
19. 神経集中治療 ………………………………………………… 288

20. Patient-and Family-Centered Care 290
21. Sepsis treatment system 304
22. ストレス潰瘍 314

コラム

消費エネルギーより少ないエネルギー投与量とは？ 229
RCT における実際のビタミン C 投与量は？ 231
集中治療後症候群（post intensive care syndrome：PICS） 263

CQ-Answer 早見表

領域別（＊：今回新たに加わった領域）

敗血症の定義と診断 ——————————————————————————————————— 50

CQ1-1　敗血症の定義 ··· 50

Summary　敗血症は，「感染症によって重篤な臓器障害が引き起こされる状態」と定義される．敗血症は，感染症に伴う生体反応が生体内で調節不能な状態となった病態であり，生命を脅かす臓器障害を引き起こす．また，敗血症性ショックは，敗血症の中に含まれる1区分であり，「急性循環不全により細胞障害および代謝異常が重度となり，ショックを伴わない敗血症と比べて死亡の危険性が高まる状態」と定義する．これらは，2016年2月に発表された敗血症の定義「The Third International Consensus Definitions for Sepsis and Septic Shock（Sepsis-3）」に準じる．

CQ1-2　敗血症の診断と重症度分類 ··· 52

Summary　敗血症は，①感染症もしくは感染症の疑いがあり，かつ②SOFA〔sequential（sepsis-related）organ failure assessment〕スコア（表1）の合計2点以上の急上昇として診断される．敗血症および敗血症性ショックの診断フローを図1に示す．

敗血症診断は，病院前救護，救急外来，一般病棟における場合と，集中治療室（intensive care unit：ICU）あるいはICUに準じる場合に分けて考える．病院前救護，救急外来，一般病棟では，感染症あるいは感染症が疑われる場合には，敗血症のスクリーニングとしてquick SOFA（qSOFA）（表2）を評価する．qSOFAは，①意識変容，②呼吸数 ≧ 22回/min，③収縮期血圧 ≦ 100 mmHgの3項目で構成される．感染症あるいは感染症が疑われる状態において，qSOFAの2項目以上が満たされる場合に敗血症を疑い，早期治療開始や集中治療医への紹介のきっかけとして用いる．

一方，ICUあるいはそれに準じる環境では，SOFAスコア（表1）を用いる．すでに感染症と診断されている場合や感染症が疑われる状態では，SOFAスコアの推移を評価し，SOFAスコアの2点以上の急上昇により敗血症と診断する．

敗血症性ショックは，敗血症の中に含まれる重症度の高い1区分であり，「敗血症の中でも急性循環不全により死亡率が高い重症な状態」として区別する．敗血症性ショックの診断は，平均動脈血圧 ≧ 65 mmHg以上を保つために輸液療法に加えて血管収縮薬を必要とし，かつ血中乳酸値2 mmol/L（18 mg/dL）を超える場合とする．

感染の診断 ——— 54

CQ2-1　血液培養はいつ採取するか？ ·· 54

Answer　抗菌薬投与前に2セット以上採取する（Good Practice Statement）.

CQ2-2　血液培養以外の培養検体は，いつ採取するか？ ······················· 56

Answer　抗菌薬投与前に必要に応じて血液培養以外の各種培養検体を採取する（Good Practice Statement）.

CQ2-3　抗菌薬投与前のグラム染色は有用か？ ··· 58

Answer　経験的治療に採用する抗菌薬を選択する際に，培養検体のグラム染色所見を参考にすることを弱く推奨する（エキスパートコンセンサス：エビデンス不十分）.

CQ2-4-1　一般病棟あるいは救急外来において，敗血症診断のバイオマーカー検査としてC反応性蛋白（CRP），プロカルシトニン（PCT），プレセプシン（P-SEP），インターロイキン6（IL-6）の位置づけは？ ··· 60

Answer　一般病棟あるいは救急外来において，敗血症を疑った時のバイオマーカー検査の感度，特異度は，CRPでは59%，79%，PCTでは74%，81%，P-SEPでは75%，74%，IL-6では78%，78%であった．したがって，バイオマーカー単独による敗血症診断は一般的に困難と考えられ，その使用はいずれも全身状態観察などに加えた補助的な位置づけといえる（BQに対する情報提示）.

CQ2-4-2　ICUにおいて，敗血症診断のバイオマーカー検査としてC反応性蛋白（CRP），プロカルシトニン（PCT），プレセプシン（P-SEP），インターロイキン6（IL-6）の位置づけは？ ·· 62

Answer　ICUにおいて，敗血症を疑った時のバイオマーカー検査の感度，特異度は，CRPでは

71％，61％，PCT では 74％，70％，P-SEP では 82％，73％，IL-6 では 72％，76％であった．したがって，バイオマーカー単独による敗血症診断は一般的に困難と考えられ，その使用はいずれも全身状態観察などに加えた補助的な位置づけといえる（BQ に対する情報提示）．

画像診断と感染源のコントロール ──────────── 64

CQ3-1　敗血症を疑う患者に対して，感染源検索のために画像検査を行うか？ ……… 64
Answer　感染源が明らかでない場合は，感染源検索のために画像検査を行う（Good Practice Statement）．

CQ3-2　感染源が不明な敗血症患者に対して，全身造影 CT 検査を早期に行うか？ … 66
Answer　感染源が不明な敗血症患者に対して，可及的速やかに全身造影 CT 検査を行うことを弱く推奨する（エキスパートコンセンサス：エビデンス不十分）．

CQ3-3　腹腔内感染症による敗血症患者に対して，外科手術/侵襲的ドレナージ術による感染源のコントロールを行うか？ 68
Answer　腹腔内感染症による敗血症患者に対して，可及的速やかに外科手術/侵襲的ドレナージ術（膿瘍ドレナージ，胆道/胆嚢ドレナージを含む）による感染源のコントロールを行うことを弱く推奨する（エキスパートコンセンサス：エビデンス不十分）．

CQ3-4-1　感染性膵壊死に対して，早期に侵襲的なインターベンション治療による感染源のコントロールを行うか？ 70
Answer　感染性膵壊死に対して，早期に侵襲的なインターベンション治療による感染源のコントロールを行わないことを弱く推奨する（GRADE 2C：エビデンスの確実性＝「低」）．

CQ3-4-2　感染性膵壊死に対して，より低侵襲なインターベンション治療で感染源のコントロールを行うか？ 72
Answer　感染性膵壊死による敗血症患者に対して，より低侵襲なインターベンション治療による感染源のコントロールを行うことを推奨する（GRADE 2B：エビデンスの確実性＝「中」）．

CQ3-5　尿管閉塞を原因とする急性腎盂腎炎による敗血症患者に対して，侵襲的ドレナージ術による感染源コントロールを行うか？ 74
Answer　尿管閉塞を原因とする急性腎盂腎炎による敗血症患者に対して，可及的速やかに経尿道的尿管ステント留置術あるいは経皮的腎ろう造設術による感染源のコントロールを行うことを弱く推奨する（エキスパートコンセンサス：エビデンス不十分）．

CQ3-6　壊死性軟部組織感染症による敗血症患者に対して，外科的デブリードマン術による感染源のコントロールを行うか？ 76
Answer　壊死性軟部組織感染症による敗血症患者に対して，可及的速やかに外科的デブリードマン術による感染源のコントロールを行うことを弱く推奨する（エキスパートコンセンサス：エビデンス不十分）．

CQ3-7　カテーテル関連血流感染が疑われる敗血症患者に対して，カテーテル抜去による感染源のコントロールを行うか？ 78
Answer　カテーテル関連血流感染が疑われる敗血症患者に対して，可及的速やかにカテーテル抜去による感染源のコントロールを行うことを弱く推奨する（エキスパートコンセンサス：エビデンス不十分）．

CQ3-8　膿胸による敗血症患者に対して，侵襲的ドレナージ術による感染源のコントロールを行うか？ 80
Answer　膿胸による敗血症患者に対して，可及的速やかに開胸ドレナージまたは経皮的胸腔ドレナージによる感染源のコントロールを行うことを弱く推奨する（エキスパートコンセンサス：エビデンス不十分）．

抗菌薬治療 ──────────── 82

CQ4-1　経験的抗菌薬はどのようにして選択するか？ ……… 82
Answer　疑わしい感染巣ごとに，患者背景，疫学や迅速微生物診断法に基づいて原因微生物を推定し，臓器移行性と耐性菌の可能性も考慮して選択する方法がある（表1，表2を参照）（BQ に対する情報提示）．

CQ4-2　経験的抗菌薬にカルバペネム系抗菌薬を含めるのはどのような場合か？ … 100
Answer　ESBL 産生菌，あるいはカルバペネムのみに感受性を持つ耐性緑膿菌，耐性アシネトバクターなど，カルバペネム系薬剤が特に有効と考えられる微生物が原因として想定される場合で

ある（BQ に対する情報提示）．

CQ4-3 どのような場合に，MRSA や一般細菌以外（カンジダ，ウイルス，レジオネラ，リケッチア，クロストリジオイデス ディフィシルなど）に対する経験的抗微生物薬を選択するか？ ……… *102*

Answer 感染巣，患者背景および検査結果などから，それぞれの微生物が原因として想定される場合である（BQ に対する情報提示）．

CQ4-4 敗血症が疑われて経験的抗菌薬を使用する患者において，投与前の各種培養陰性の確認をしたら抗菌薬を中止するか？ ……… *104*

Answer 敗血症が疑われて経験的抗菌薬を使用する患者において，投与前の各種培養陰性の確認をしたら，臨床経過を慎重に考慮した上で抗菌薬を中止することを弱く推奨する（エキスパートコンセンサス：エビデンス不十分）．

CQ4-5 感染症専門家あるいは抗菌薬適正使用支援チームに相談するのはどのような場合か？ ……… *106*

Answer 敗血症の原因が不明の場合，高度薬剤耐性菌の関与が疑われる場合，新興・再興あるいは輸入感染症を疑う場合，黄色ブドウ球菌菌血症およびカンジダ血症と判明した場合などである（BQ に対する情報提示）．

CQ4-6 敗血症に対する経験的抗菌薬は，敗血症認知後1時間以内を目標に投与開始するか？ ……… *108*

Answer 敗血症あるいは敗血症性ショックと認知した後，抗菌薬は可及的早期に開始するが，必ずしも1時間以内という目標は用いないことを弱く推奨する（GRADE 2C：エビデンスの確実性＝「低」）．

CQ4-7 敗血症に対して，βラクタム系薬の持続投与または投与時間の延長を行うか？ ……… *110*

Answer 敗血症に対するβラクタム系抗菌薬治療において，抗菌薬の持続投与もしくは投与時間の延長を行うことを弱く推奨する（GRADE 2B：エビデンスの確実性＝「中」）．

CQ4-8 敗血症に対する抗菌薬治療において，デエスカレーションを行うか？ …… *112*

Answer 敗血症に対する抗菌薬治療において，デエスカレーションを行うことを弱く推奨する（GRADE 2D：エビデンスの確実性＝「非常に低」）．

CQ4-9 敗血症に対する抗菌薬治療において，プロカルシトニンを指標とした治療終了を行うか？ ……… *114*

Answer 敗血症に対する抗菌薬治療において，プロカルシトニンを指標とした治療終了を行うことを弱く推奨する（GRADE 2B：エビデンスの確実性＝「中」）．

CQ4-10 敗血症に対して，比較的短期間（7日間以内）の抗菌薬治療を行うか？ … *116*

Answer 敗血症に対して，比較的短期間（7日間以内）の抗菌薬治療を行うことを弱く推奨する（GRADE 2D：エビデンスの確実性＝「非常に低」）．

CQ4-11 腎排泄型の抗微生物薬の用量調整に際して，何が参考になるか？ ……… *118*

Answer 複数の時点で測定された腎機能検査値（血清 Cr 値，eGFR 値など）に加えて，体液量の変動，腎代替療法や他の体外循環治療の有無などが参考になる（BQ に対する情報提示）．

免疫グロブリン（IVIG）療法 ———————————————— *120*

CQ5-1 敗血症に対して，免疫グロブリン（IVIG）投与を行うか？ ……… *120*

Answer 敗血症に対して，免疫グロブリン（IVIG）投与を行わないことを弱く推奨する（GRADE 2B：エビデンスの確実性＝「中」）．

CQ5-2-1 劇症型溶血性レンサ球菌感染症（STSS）に対して，IVIG 投与を行うか？ ……… *122*

Answer 劇症型溶血性レンサ球菌感染症（STSS）に対して，IVIG 投与を行うことを弱く推奨する（GRADE 2D：エビデンスの確実性＝「非常に低」）．

CQ5-2-2 毒素性ショック症候群（TSS）に対して，IVIG 投与を行うか？ ……… *124*

Answer 毒素性ショック症候群（TSS）に対して，IVIG 投与を行わないことを弱く推奨する（エキスパートコンセンサス：エビデンス不十分）．

初期蘇生・循環作動薬 ———————————————————— *126*

CQ6-1 敗血症患者に対して，心エコーを行うか？ ———————— *126*
Answer 敗血症/敗血症性ショック患者に対して，初期蘇生中に心エコーを用いた心機能・血行動態評価を行うことを弱く推奨する（GRADE 2D：エビデンスの確実性＝「非常に低」）．

CQ6-2 成人敗血症患者の初期蘇生に対して，EGDT を用いるか？ ———— *128*
Answer 敗血症/敗血症性ショック患者に対して，初期蘇生として EGDT を行わないことを弱く推奨する（GRADE 2C：エビデンスの確実性＝「低」）．

CQ6-3 成人敗血症患者に対して，初期蘇生輸液と同時または早期（3 時間以内）に血管収縮薬を使用するか？ ———————————————————————— *130*
Answer 循環動態の維持が困難な敗血症/敗血症性ショック患者に対して，初期蘇生輸液と同時または早期（3 時間以内）に血管収縮薬を投与することを弱く推奨する（GRADE 2C：エビデンスの確実性＝「低」）．

CQ6-4 成人敗血症患者の初期蘇生の指標として乳酸値を用いるか？ ———— *132*
Answer 敗血症/敗血症性ショックの患者に対して，初期蘇生の指標として乳酸値を用いることを弱く推奨する（GRADE 2C：エビデンスの確実性＝「低」）．

CQ6-5 成人敗血症患者に対する初期輸液の輸液速度や輸液量は？ ———— *134*
Answer 血管内容量減少のある敗血症患者の初期輸液は，循環血液量を適正化することを目標とし，晶質液 30 mL/kg 以上を 3 時間以内に投与することが必要との意見がある．初期輸液の最中はバイタルサインを注意深く観察し，乳酸クリアランスや心エコーなどを用いて組織酸素代謝や血行動態評価を行いながら過剰な輸液負荷を避けることが重要である（BQ に対する情報提示）．

CQ6-6 成人敗血症患者の輸液反応性をどのように評価するか？ ———— *136*
Answer 輸液反応性とは，輸液を行うことで 1 回拍出量（SV）の有意な増加が見込まれることであり，静的指標や動的指標など複数の指標を必要に応じて組み合わせて評価するという意見がある．静的指標とは，ある 1 点における生体情報で中心静脈圧（CVP），肺動脈楔入圧（PCWP）などがあり，動的指標には受動的下肢挙上法（PLR）や輸液チャレンジによる心拍出量の変化，人工呼吸によって引き起こされる前負荷の呼吸性変動を用いた脈圧変動（PPV），1 回拍出量変動（SVV）などがある（BQ に対する情報提示）．

CQ6-7 成人敗血症患者の初期輸液にアルブミン製剤を投与するか？ ———— *138*
Answer 敗血症患者に対して，初期蘇生輸液の開始時に標準治療としてアルブミン製剤の投与を行わないことを弱く推奨する（GRADE 2C：エビデンスの確実性＝「低」）．晶質液を用いた標準治療に反応せず，大量の晶質液を必要とする場合には，アルブミン製剤の投与を考慮してもよい（エキスパートコンセンサス：エビデンス不十分）．

CQ6-8 成人敗血症患者の初期輸液に人工膠質液を投与するか？ ———— *140*
Answer 敗血症/敗血症性ショック患者に対して，人工膠質液の投与を行わないことを弱く推奨する（GRADE 2D：エビデンスの確実性＝「非常に低」）．

CQ6-9 成人敗血症患者に対する血管収縮薬の第 1 選択として，ノルアドレナリン，ドパミン，フェニレフリンのどれを使用するか？ ———————————— *142*
Answer（1） 成人敗血症患者に対する血管収縮薬の第 1 選択として，ノルアドレナリンとドパミンのうち，ノルアドレナリンを投与することを弱く推奨する（GRADE 2D：エビデンスの確実性＝「非常に低」）．

Answer（2） 成人敗血症患者に対する血管収縮薬の第 1 選択として，ノルアドレナリン，フェニレフリンのうち，ノルアドレナリンを投与することを弱く推奨する（GRADE 2D：エビデンスの確実性＝「非常に低」）．

CQ6-10-1 成人敗血症患者に対する血管収縮薬の第 2 選択として，アドレナリンを使用するか？ ———————————————————————————— *146*
Answer 敗血症/敗血症性ショック患者に対する血管収縮薬の第 2 選択として，アドレナリンを使用しないことを弱く推奨する（GRADE 2D：エビデンスの確実性＝「非常に低」）．

CQ6-10-2 成人敗血症患者に対する血管収縮薬の第 2 選択として，バソプレシンを使用するか？（保険適用外使用） ———————————————————— *148*
Answer 敗血症/敗血症性ショック患者に対する血管収縮薬の第 2 選択として，バソプレシンを使用することを弱く推奨する（GRADE 2D：エビデンスの確実性＝「非常に低」）．

CQ6-11 心原性ショックを伴う成人敗血症患者に対して，強心薬を使用するか？ —— *150*
Answer 心機能低下を呈する成人敗血症性ショック患者に対して，強心薬（アドレナリン，ドブ

タミン）の投与を弱く推奨する（エキスパートコンセンサス：エビデンス不十分）.

CQ6-12　成人敗血症患者に対して，β遮断薬を使用するか？ …………… *152*

Answer　敗血症/敗血症性ショック患者に対して，初期蘇生輸液などの標準治療でコントロールできない頻拍（頻脈）の管理目的に，短時間作用型 β_1 アドレナリン受容体遮断薬をモニター監視下で投与することを弱く推奨する（GRADE 2D：エビデンスの確実性＝「非常に低」）.

コメント：短時間作用型 β_1 アドレナリン受容体遮断薬の投与は循環動態の変動をきたす恐れがあるため，ICU で循環管理に熟練した医師のもとで投与することが望ましい.

CQ6-13　成人敗血症性ショック患者に対する補助循環の適応は？ ……… *154*

Answer　敗血症性ショック患者における心機能不全に対して，静脈−動脈 膜型人工肺（V-A ECMO）や大動脈内バルーンパンピング（IABP）などの補助循環の効果に関するエビデンスは十分ではなく，適応は検討段階である（BQ に対する情報提示）.

ステロイド療法 ──────────────────────────── *156*

CQ7-1　初期輸液と循環作動薬に反応しない敗血症性ショック患者に対して，ステロイド（ヒドロコルチゾン）を投与するか？ ……………… *156*

Answer　初期輸液と循環作動薬に反応しない成人の敗血症性ショック患者に対して，ショックからの離脱を目的として，低用量ステロイド（ヒドロコルチゾン）を投与することを弱く推奨する（GRADE 2D：エビデンスの確実性＝「非常に低」）.

CQ7-2　初期輸液と循環作動薬に反応しない敗血症性ショック患者に対して，ヒドロコルチゾンとフルドロコルチゾンを投与するか？（フルドロコルチゾン：保険適用外使用）
────────────────────────────────── *158*

Answer　初期輸液と循環作動薬に反応しない成人の敗血症性ショック患者に対して，ヒドロコルチゾンとフルドロコルチゾンの併用投与を弱く推奨する（GRADE 2C：エビデンスの確実性＝「低」）.

CQ7-3　ショックに至っていない敗血症患者に対して，ステロイド（ヒドロコルチゾン）を投与するか？ ……………………………………… *160*

Answer　ショックに至っていない敗血症患者に対して，ヒドロコルチゾンの投与を行わないことを弱く推奨する（GRADE 2D：エビデンスの確実性＝「非常に低」）.

輸血療法 ──────────────────────────────── *162*

CQ8-1　敗血症性ショックの初期蘇生において，赤血球輸血はどのように行うか？ … *162*

Answer　敗血症性ショック患者の初期蘇生において，赤血球輸血はヘモグロビン値 7 g/dL 未満で開始することを弱く推奨する（GRADE 2C：エビデンスの確実性＝「低」）.

CQ8-2　敗血症で循環動態が安定している場合に赤血球輸血はどのように行うか？
────────────────────────────────── *164*

Answer　循環動態が安定している敗血症患者において，赤血球輸血はヘモグロビン値 7 g/dL 未満で開始することを弱く推奨する（エキスパートコンセンサス：エビデンス不十分）.

CQ8-3　敗血症に対して，新鮮凍結血漿の投与はどのように行うか？ ……… *166*

Answer　敗血症患者において，出血傾向を認める，あるいは外科的・侵襲的処置を要する時には，PT・APTT の延長（PT は INR 2.0 以上または活性値 30％以下，APTT は各医療機関における基準の上限の 2 倍以上または活性値 25％以下）やフィブリノゲン値 150 mg/dL 未満の場合に，新鮮凍結血漿を投与することを弱く推奨する（エキスパートコンセンサス：エビデンス不十分）.

CQ8-4　敗血症に対して，血小板輸血はどのように行うか？ …………… *168*

Answer　血小板数 1 万/μL 未満，あるいは出血症状を伴う血小板数 5 万/μL 未満の敗血症患者に対して，血小板輸血を行うことを弱く推奨する（エキスパートコンセンサス：エビデンス不十分）. 活動性出血を認める，あるいは外科的・侵襲的処置を要する時には，血小板数 5 万/μL 以上を維持するように血小板輸血を行うことを弱く推奨する（エキスパートコンセンサス：エビデンス不十分）.

呼吸管理 ──────────────────────────────── *170*

CQ9-1　成人敗血症患者の呼吸管理において，目標 SpO_2 をどの範囲にするか？ …… *170*

Answer　成人敗血症患者の呼吸管理において，目標 SpO_2 を高め（98～100％）に設定しないことを弱く推奨する（GRADE 2B：エビデンスの確実性＝「中」）.

コメント：循環動態が安定していない場合，重度の貧血，あるいは感染症による代謝亢進などで酸素需給バランスが崩れている可能性が存在する状況ではこの限りではない．

CQ9-2　成人敗血症患者の初期の呼吸不全に対して，非侵襲的人工呼吸（NIV）または経鼻高流量療法（NHFT）を行うか？ ……………………… 172

Answer　成人敗血症患者の初期の呼吸不全に対して，非侵襲的人工呼吸（NIV）もしくは経鼻高流量療法（NHFT）を行うことを弱く推奨する（GRADE 2A：エビデンスの確実性＝「高」）．

CQ9-3　成人敗血症患者の人工呼吸管理において，肺保護換気戦略を行うか？ …… 174

Answer　成人敗血症患者の人工呼吸管理において，肺保護換気戦略を行うことを弱く推奨する（GRADE 2B：エビデンスの確実性＝「中」）．

CQ9-4　成人敗血症患者の人工呼吸管理において，高 PEEP 設定を行うか？ ……… 176

Answer　成人敗血症患者の人工呼吸管理の初期においては高 PEEP 設定（PEEP 12 cm H_2O 以上）を用いないことを弱く推奨する（GRADE 2D：エビデンスの確実性＝「非常に低」）．

CQ9-5　人工呼吸管理となった成人敗血症患者に対して，抜管前に自発呼吸トライアル（SBT）を行うか？ …………………… 178

Answer　人工呼吸管理となった成人敗血症患者に対して，抜管前に自発呼吸トライアル（SBT）を含めた人工呼吸器からのウィーニングのプロトコルを用いることを弱く推奨する（GRADE 2D：エビデンスの確実性＝「非常に低」）．

CQ9-6　人工呼吸管理となった成人敗血症患者に対して，抜管後に予防的な非侵襲的人工呼吸（NIV）または経鼻高流量療法（NHFT）を行うか？ ……………… 180

Answer　人工呼吸管理となった成人敗血症患者に対して，抜管後に通常の酸素療法よりは予防的な非侵襲的人工呼吸（NIV）もしくは経鼻高流量療法（NHFT）を行うことを弱く推奨する（GRADE 2B：エビデンスの確実性＝「中」）．

痛み・不穏・せん妄の管理 ────────────────────── 182

CQ10-1　人工呼吸中の成人敗血症患者に対して，鎮痛優先のプロトコルに基づく管理を行うか？ ……………………… 182

Answer　人工呼吸中の成人敗血症患者に対して，鎮痛優先のプロトコルに基づく管理を行うことを弱く推奨する（GRADE 2C：エビデンスの確実性＝「低」）．

CQ10-2　人工呼吸中の成人敗血症患者の鎮静薬として，ベンゾジアゼピンよりもプロポフォールやデクスメデトミジンを優先的に投与するか？ ……………… 184

Answer　敗血症患者における人工呼吸管理中の鎮静薬として，ベンゾジアゼピンよりもプロポフォールやデクスメデトミジンを使用することを弱く推奨する（GRADE 2D：エビデンスの確実性＝「非常に低」）．

CQ10-3　人工呼吸中の敗血症患者の鎮静薬調整において，1日1回の鎮静薬中止やプロトコルを用いた鎮静薬の調整による light sedation を行うか？ …………… 186

Answer　敗血症患者の人工呼吸管理中の鎮静薬調整において，1日1回の鎮静薬中止やプロトコルを用いた鎮静薬の調整によって light sedation を行うことを弱く推奨する（GRADE 2C：エビデンスの確実性＝「低」）．

CQ10-4　成人敗血症患者のせん妄予防に，薬物療法を行うか？ ……………… 188

Answer　成人敗血症患者のせん妄予防にデクスメデトミジンを投与することを弱く推奨する（GRADE 2C：エビデンスの確実性＝「低」）．ハロペリドールを投与しないことを弱く推奨する（GRADE 2B：エビデンスの確実性＝「中」）．非定型抗精神病薬を投与しないことを弱く推奨する（GRADE 2C：エビデンスの確実性＝「低」）．スタチンを投与しないことを弱く推奨する（GRADE 2D：エビデンスの確実性＝「非常に低」）．
コメント：鎮静が不必要な患者にデクスメデトミジンのルーチン投与を推奨するものではない．また，デクスメデトミジンの投与は循環動態の変動をきたす恐れがあるため，ICU で全身管理に熟練した医師のもとで投与することが望ましい．

CQ10-5　成人敗血症患者のせん妄治療に，薬物療法を行うか？ ……………… 191

Answer　成人敗血症患者のせん妄治療に，デクスメデトミジンを投与しないことを弱く推奨する（GRADE 2D：エビデンスの確実性＝「非常に低」）．ハロペリドールを投与しないことを弱く推奨する（GRADE 2C：エビデンスの確実性＝「低」）．非定型抗精神病薬を投与しないことを弱く推奨する（GRADE 2B：エビデンスの確実性＝「中」）．
コメント：過活動型せん妄のため患者の生命または身体が危険にさらされる可能性が高いと判断

した場合に，デクスメデトミジン，ハロペリドール，または非定型抗精神病薬の使用を妨げるものではない.

CQ10-6　成人敗血症患者のせん妄予防に，非薬物療法を行うか？ ················· *194*
Answer　成人敗血症患者のせん妄予防に，非薬物療法を行うことを弱く推奨する（GRADE 2C：エビデンスの確実性＝「低」）.

急性腎障害・血液浄化療法 ——————————————————— *196*
CQ11-1　敗血症性 AKI の予防・治療目的にフロセミドの投与は行うか？ ············· *196*
Answer　敗血症性 AKI に対して予防あるいは治療を目的として，フロセミドを投与しないことを弱く推奨する（GRADE 2C：エビデンスの確実性＝「低」）.
CQ11-2　敗血症性 AKI の予防・治療目的に心房性ナトリウム利尿ペプチド（ANP）の投与は行うか？（保険適用外使用） ············· *198*
Answer　敗血症性 AKI に対して予防あるいは治療を目的として，心房性ナトリウム利尿ペプチド（ANP）を投与しないことを弱く推奨する（GRADE 2D：エビデンスの確実性＝「非常に低」）.
CQ11-3　敗血症性 AKI の予防・治療目的にドパミンの投与は行うか？ ·············· *200*
Answer　敗血症性 AKI に対して予防あるいは治療を目的として，ドパミンを投与しないことを弱く推奨する（GRADE 2C：エビデンスの確実性＝「低」）.
CQ11-4　敗血症性 AKI に対する腎代替療法では持続的治療を行うか？ ··············· *202*
Answer　敗血症性 AKI に対する腎代替療法は，持続的治療・間欠的治療のどちらを選択しても構わない（GRADE 2C：エビデンスの確実性＝「低」）.
　ただし，循環動態が不安定な症例については持続的治療を選択する（Good Practice Statement）.
CQ11-5-1　敗血症性 AKI に対して，早期の腎代替療法を行うか？（Stage 2 vs Stage 3 または古典的絶対適応） ················· *204*
Answer　敗血症性 AKI に対して，Stage 2 での早期の腎代替療法を行うか否かについて本ガイドラインでは推奨を提示しない.
CQ11-5-2　敗血症性 AKI に対して，早期の腎代替療法を行うか？（Stage 3 vs 古典的絶対適応） ················· *206*
Answer　敗血症性 AKI に対して，Stage 3 での早期の腎代替療法を行わないことを弱く推奨する（GRADE 2D：エビデンスの確実性＝「非常に低」）.
CQ11-6　敗血症性 AKI に対する腎代替療法において，血液浄化量の増加を行うか？
···················· *208*
Answer　敗血症性 AKI に対して，血液浄化量を標準量よりも増やさないことを弱く推奨する（GRADE 2C：エビデンスの確実性＝「低」）.
CQ11-7　敗血症性ショックに対して，PMX-DHP を行うか？ ············ *210*
Answer　敗血症性ショックの患者に対して，PMX-DHP を行わないことを弱く推奨する（GRADE 2B：エビデンスの確実性＝「中」）.

栄養療法 ——————————————————————————— *212*
CQ12-1　敗血症患者への栄養投与は経腸栄養と経静脈栄養のどちらを行うか？ ····· *212*
Answer　敗血症患者への栄養投与は経腸栄養で行うことを弱く推奨する（GRADE 2D：エビデンスの確実性＝「非常に低」）.
CQ12-2　循環動態不安定な敗血症性ショックの患者において，経腸栄養を行うか？
···················· *214*
Answer　循環動態不安定な敗血症性ショックの患者において，経腸栄養を行わないことを弱く推奨する（GRADE 2D：エビデンスの確実性＝「非常に低」）.
CQ12-3　敗血症患者では経腸栄養をいつ始めるか？ ··············· *216*
Answer　敗血症患者において，早期（重症病態への治療開始後 24～48 時間以内）から経腸栄養を行うことを弱く推奨する（GRADE 2D：エビデンスの確実性＝「非常に低」）.
CQ12-4　敗血症患者の治療開始初期では経腸栄養を消費エネルギーよりも少なく投与するか？ ··············· *218*
Answer　敗血症患者に対する治療開始初期は経腸栄養を消費エネルギーよりも少なく投与することを弱く推奨する（GRADE 2B：エビデンスの確実性＝「中」）.

CQ12-5　経腸栄養を行っている敗血症患者に経静脈栄養を併用するか?　……………220

Answer　経腸栄養を行っているが投与エネルギー量が不足している敗血症患者に補足的経静脈栄養を併用することを弱く推奨する（GRADE 2D：エビデンスの確実性＝「非常に低」）.

CQ12-6　敗血症患者に対する急性期の至適タンパク質投与量はいくらか?　…………222

Answer　敗血症患者に対して急性期に 1 g/kg/day 未満のタンパク質（ペプチド，アミノ酸）を投与することを弱く推奨する（GRADE 2D：エビデンスの確実性＝「非常に低」）.

CQ12-7-1　敗血症患者に対して，急性期にビタミン C 投与を行うか?（保険適用外使用）　……………224

Answer　敗血症患者に対して，ビタミン C の投与を行うことを弱く推奨する（GRADE 2D：エビデンスの確実性＝「非常に低」）.

CQ12-7-2　敗血症患者に対して，急性期にビタミン D 投与を行うか?（保険適用外使用）　……………226

Answer　敗血症患者に対して，ビタミン D 投与を行わないことを弱く推奨する（GRADE 2D：エビデンスの確実性＝「非常に低」）.

CQ12-8　敗血症患者における経腸栄養の開始や耐性の判断方法は?　……………228

Answer　経腸栄養開始に腸蠕動音など腸管が働いている所見は必要でないとされる．一方，経腸栄養開始後の不耐性を示す所見は，腸音欠如または異常腸音，嘔吐，腸拡張，下痢，消化管出血，胃内残留物過多など様々である．胃内残留物過多は不耐性を示唆するが，耐性の有無を判断するための胃内残留量の基準は不明である（BQ に対する情報提示）.

CQ12-9　敗血症患者における急性期以降の栄養投与法は?　……………230

Answer　病態が急性期を乗り越えた場合，あるいは 1 週間程度を超えた時期からは，必要エネルギー（タンパク質を含めて 25～30 kcal/kg/day 程度）を満たす投与量が必要と考えられている．同時期のタンパク質も 1 g/kg/day 以上の投与量が望ましいとの考えがある．ただし，重症化前から栄養障害のある患者ではより早期に投与量を増やすほうがよいとの意見もある（BQ に対する情報提示）.

血糖管理 ——————————————————232

CQ13-1　敗血症患者において，毛細管血を用いた簡易血糖測定装置による血糖測定を行うか?　……………232

Answer　敗血症患者において，毛細管血を用いた簡易血糖測定装置による血糖測定を行わないことを弱く推奨する（GRADE 2A：エビデンスの確実性＝「高」）.

CQ13-2　敗血症患者の目標血糖値はいくつにするか?　……………234

Answer　敗血症患者の目標血糖値を 144～180 mg/dL とすることを弱く推奨する（GRADE 2D：エビデンスの確実性＝「非常に低」）.

体温管理 ——————————————————236

CQ14-1　発熱を伴う敗血症患者に解熱療法を行うか?　……………236

Answer　発熱を伴う敗血症患者に対して，解熱療法を行わないことを弱く推奨する（GRADE 2A：エビデンスの確実性＝「高」）.

CQ14-2　低体温を伴う敗血症患者に復温療法を行うか?　……………238

Answer　低体温（深部体温＜35℃）を呈する敗血症患者において，低体温に伴う循環障害や凝固異常などを認める時には，循環動態の安定化に配慮して復温療法を行うことを弱く推奨する（エキスパートコンセンサス：エビデンス不十分）.

DIC 診断と治療 ——————————————240

CQ15-1　敗血症性 DIC の診断方法は?　……………240

Answer　DIC の診断を行うために複数の診断基準が存在する．国内では急性期 DIC 診断基準が広く用いられており，海外では ISTH overt-DIC 診断基準が標準として使用されている．診断基準間の優劣を判断することは困難であり，目的に応じて使い分ける（BQ に対する情報提示）.

CQ15-2　敗血症性 DIC が疑われる症例での鑑別疾患は?　……………242

Answer　DIC 類似病態として，血栓性血小板減少性紫斑病（thrombotic thrombocytopenic purpura：TTP）や溶血性尿毒症症候群（hemolytic uremic syndrome：HUS），ヘパリン起因性血小板減少症（heparin induced thrombocytopenia：HIT）などが存在し，鑑別を要するこれらの疾患

においては DIC とは異なる対応が必要になる（BQ に対する情報提示）.

CQ15-3　敗血症性 DIC にアンチトロンビンの補充を行うか？ ················ *244*
Answer　敗血症性 DIC 患者に対して，アンチトロンビンの補充療法を行うことを弱く推奨する（GRADE 2C：エビデンスの確実性＝「低」）.

CQ15-4　敗血症性 DIC にヘパリン・ヘパリン類の投与を行うか？ ················ *246*
Answer　敗血症性 DIC 患者に対して，ヘパリン・ヘパリン類投与を標準治療として行わないことを弱く推奨する（GRADE 2D：エビデンスの確実性＝「非常に低」）.

CQ15-5　敗血症性 DIC にリコンビナント・トロンボモジュリン投与を行うか？ ···· *248*
Answer　敗血症性 DIC 患者に対して，リコンビナント・トロンボモジュリン製剤を投与することを弱く推奨する（GRADE 2C：エビデンスの確実性＝「低」）.

CQ15-6　敗血症性 DIC にタンパク分解酵素阻害薬の投与を行うか？ ················ *250*
Answer　敗血症性 DIC 患者に対して，タンパク分解酵素阻害薬投与を標準治療としては行わないことを弱く推奨する（GRADE 2D：エビデンスの確実性＝「非常に低」）.

静脈血栓塞栓症対策 ———————————————————————————— *252*

CQ16-1　敗血症における深部静脈血栓症の予防として機械的予防法（弾性ストッキング，間欠的空気圧迫法）を行うか？ ················ *252*
Answer　敗血症患者において，深部静脈血栓症の予防として機械的予防法（弾性ストッキング，間欠的空気圧迫法）を行うことを弱く推奨する（エキスパートコンセンサス：エビデンス不十分）.

CQ16-2　敗血症における深部静脈血栓症の予防として抗凝固療法（未分画ヘパリン，低分子ヘパリン，ワルファリン，NOAC/DOAC）を行うか？ ················ *254*
Answer　敗血症患者において，深部静脈血栓症の予防として抗凝固療法を行うことを弱く推奨する（エキスパートコンセンサス：エビデンス不十分）.

CQ16-3　敗血症患者の VTE 予防はいつまで行うか？ ················ *256*
Answer　敗血症患者において，静脈血栓塞栓症（venous thromboembolism：VTE）の予防（機械的予防法または抗凝固療法）は，歩行が可能になるまで，あるいは退院するまで行うことを弱く推奨する（エキスパートコンセンサス：エビデンス不十分）.

Post-intensive care syndrome（PICS）と
ICU-acquired weakness（ICU-AW）———————————————— *258*

CQ17-1　PICS の予防に早期リハビリテーションを行うか？ ················ *258*
Answer　敗血症患者において，PICS の予防に早期リハビリテーションを行うことを弱く推奨する（GRADE 2D：エビデンスの確実性＝「非常に低」）.

CQ17-2　敗血症に対して，ICU-AW の予防に他動関節運動療法を行うか？ ········· *260*
Answer　敗血症患者に対して，標準治療として他動関節運動療法を行うことを弱く推奨する（GRADE 2D：エビデンスの確実性＝「非常に低」）.

CQ17-3　ICU-AW 予防に神経筋電気刺激を行うか？ ················ *262*
Answer　敗血症患者に対して，標準的治療として ICU-AW 予防に神経筋電気刺激を行わないことを弱く推奨する（GRADE 2D：エビデンスの確実性＝「非常に低」）.

小　児 ———————————————————————————————————— *264*

CQ18-1　小児敗血症の初期蘇生に診療アルゴリズムを用いるか？ ················ *264*
Answer　小児敗血症の初期蘇生に診療アルゴリズムを使用することを弱く推奨する（GRADE 2D：エビデンスの確実性＝「非常に低」）.

CQ18-2　感染巣が推定しにくい小児敗血症に対する経験的抗菌薬はどのように選択するか？ ················ *266*
Answer　発生場所（市中，院内，集中治療室など），患者背景（免疫状態，治療歴など）を考慮して，想定され得る微生物をカバーできる抗菌薬を選択する（表1を参照）（BQ に対する情報提示）.

CQ18-3　小児敗血症診療において，どのような場合に経験的治療に抗ヘルペスウイルス薬を含めるか？ ················ *268*
Answer　単純ヘルペスウイルスの罹患率が高く罹患すると重症化しやすい生後1カ月未満で，中枢神経感染症が疑われる場合，もしくは細菌感染巣が特定できない場合がある（BQ に対する情報提示）.

CQ18-4 小児敗血症に対する循環管理の目標血圧は？ *269*

Answer 適切な目標血圧は不明であり，年齢や臓器循環などを考慮して設定する．健康小児の平均血圧の中央値「55＋年齢×1.5 mmHg」と5パーセンタイル値「40＋年齢×1.5 mmHg」が参考になる（BQに対する情報提示）．

CQ18-5 小児敗血症における輸液に対する反応の評価方法は？ *270*

Answer 輸液に対する反応の評価には，臨床所見〔脈拍数，血圧，末梢・中枢の温度較差や脈の触知，毛細血管再充満時間（capillary refill time：CRT）〕や検査値（乳酸クリアランスや心エコー所見など）が参考になる（BQに対する情報提示）．

CQ18-6 小児敗血症に対する初期輸液の速度や量は？ *272*

Answer 心不全を合併していない小児敗血症の初期輸液として，輸液に対する反応を評価しながら10〜20 mL/kg ずつボーラス投与を反復する方法がある．一方，輸液過剰を示唆する臨床所見の出現や輸液に対する反応の鈍化があれば，輸液蘇生中断の参考になる．輸液速度や輸液量の上限についての質の高いエビデンスはない（BQに対する情報提示）．

CQ18-7 小児敗血症性ショックに対して，第1選択の循環作動薬としてドパミンを使用するか？ *274*

Answer 小児敗血症性ショックに対して，第1選択の循環作動薬としてドパミンを使用せず，循環動態に応じてアドレナリンかノルアドレナリンを選択することを弱く推奨する（アドレナリンに対してはGRADE 2D：エビデンスの確実性＝「非常に低」，ノルアドレナリンに対してはエキスパートコンセンサス：エビデンス不十分）．

CQ18-8 小児敗血症性ショックに対して，循環作動薬としてバソプレシンを使用するか？（保険適用外使用） *276*

Answer 小児敗血症性ショックに対して，循環作動薬としてバソプレシンを使用しないことを弱く推奨する（GRADE 2D：エビデンスの確実性＝「非常に低」）．

CQ18-9 初期輸液と循環作動薬に反応しない小児敗血症性ショックに対して，ステロイド投与を行うか？ *278*

Answer 初期輸液と循環作動薬に反応しない小児敗血症性ショックに対して，ルーチンのステロイド投与を行わないことを弱く推奨する（GRADE 2D：エビデンスの確実性＝「非常に低」）．

CQ18-10 小児敗血症で循環動態が安定している場合に赤血球輸血はいつ開始するか？ *280*

Answer 循環動態の安定している重篤な小児敗血症患者において，ヘモグロビン（Hb）値7 g/dLを閾値として赤血球輸血を開始することを弱く推奨する（GRADE 2C：エビデンスの確実性＝「低」）．

CQ18-11 小児敗血症に対して，敗血症の治療として血液浄化療法を行うか？（血漿交換を含む） *282*

Answer 小児敗血症に対して，敗血症の治療として血液浄化療法を行わないことを弱く推奨する（GRADE 2D：エビデンスの確実性＝「非常に低」）．
コメント：血漿交換などによる治療適応がある原疾患（血栓性血小板減少性紫斑病など）の治療や，高カリウム血症などを伴う重篤な急性腎障害や，利尿薬に不応の溢水の管理に対する腎代替療法の施行を否定するものではない．

CQ18-12 小児敗血症に対して，免疫グロブリン（IVIG）投与を行うか？ *284*

Answer 小児敗血症に対して，免疫グロブリン（IVIG）投与を行わないことを弱く推奨する（エキスパートコンセンサス：エビデンス不十分）．

CQ18-13 小児敗血症に対して，厳密な血糖管理を行うか？ *286*

Answer 小児敗血症に対して，厳密な血糖管理を行わないことを弱く推奨する（GRADE 2C：エビデンスの確実性＝「低」）．

神経集中治療＊ ——————————————————————— *288*

CQ19-1 意識障害，痙攣，麻痺などの症状から脳障害を疑う敗血症患者における鑑別疾患とその検査方法は？ *288*

Answer 脳障害の原因が複合していることも想定し，まず頭蓋内病変（脳卒中など）および潜在的原因（代謝異常など）を鑑別する．検査には，頭部画像検査，持続脳波モニタリング，生化学検査，原因となる薬剤の確認，そして，必要に応じて髄液検査がある．中でも巣症状が認められれば，頭部画像検査が優先される（BQに対する情報提示）．

Patient-and Family-Centered Care＊ —————————————— 290

CQ20-1　患者と家族に対する，PICS および PICS-F に関する情報提供の方法は？
.... 290

Answer　患者と家族等に，PICS および PICS-F に関する情報を正確に，かつ継続して提供することが重要と考えられている．患者に関わるメディカルスタッフは，ICU 入退室時にリーフレットを渡すなど，適宜情報を提供する動きが広まりつつある．さらに，ICU 退室後の回診やフォローアップ外来の開設など，継続して情報を提供する取り組みが始まっている（BQ に対する情報提示）．

CQ20-2　敗血症患者あるいは集中治療患者に対して，ICU 日記をつけるか？ ……… 292
Answer　成人の敗血症患者あるいは集中治療患者に対して，ICU 日記をつけることを弱く推奨する（GRADE 2D：エビデンスの確実性＝「非常に低」）．

CQ20-3　集中治療中の身体拘束（抑制）を避けるべきか？ ……………………… 294
Answer　成人の敗血症患者あるいは集中治療患者に対して，集中治療中の身体拘束（抑制）を避けることを弱く推奨する（GRADE 2C：エビデンスの確実性＝「低」）．

CQ20-4-1　睡眠ケアとして換気補助を行うか？ ……………………………………… 296
Answer　成人の敗血症患者あるいは集中治療患者に対して，睡眠ケアとして換気補助の追加を行うことを弱く推奨する（GRADE 2D：エビデンスの確実性＝「非常に低」）．

CQ20-4-2　睡眠ケアとして非薬物的睡眠管理（耳栓・アイマスク・音楽療法）を行うか？ ………………………………………………………………………………… 298
Answer　成人の敗血症患者あるいは集中治療患者に対して，睡眠ケアとして非薬物的睡眠管理を行うことを弱く推奨する（GRADE 2D：エビデンスの確実性＝「非常に低」）．

CQ20-5　ICU における家族の面会制限を緩和するべきか？ …………………… 300
Answer　成人の敗血症患者あるいは集中治療患者に対して，家族の面会制限を緩和することを弱く推奨する（GRADE 2D：エビデンスの確実性＝「非常に低」）．

CQ20-6　患者の価値観・考え方などを尊重した意思決定支援の方法は？ ………… 302
Answer　患者や家族等を含めた多職種カンファレンスなどで議論を重ね，患者の価値観や意向を尊重した意思決定を支援するなどの方法がある．患者の意思が不明確な場合には，家族等の代理意思推定者を慎重に見極め，患者本人の意思を推定する方法などが提案されている．患者の意思を尊重すると同時に，患者・家族等に医学的に正確な情報を提供することも重要である（BQ に対する情報提示）．

Sepsis treatment system＊ ————————————————————— 304

CQ21-1　一般病棟，ER で敗血症を早期発見する方法は？ …………………… 304
Answer　一般病棟，ER で敗血症を早期に発見する方法として，quick SOFA（qSOFA）や早期警告スコアなどを用いたスクリーニング法がある（BQ に対する情報提示）．

CQ21-2　一般病棟で敗血症を疑う患者の病状変化に対応する rapid response system（RRS）の役割とはどのようなものか？ ……………………………… 306
Answer　Rapid response system（RRS）は，院内患者の病状変化を早期に覚知・対応するシステムであり，その導入により敗血症においても生命予後の改善が期待されるとの意見がある（BQ に対する情報提示）．

CQ21-3　初期輸液蘇生に不応の敗血症はどこで管理するか？ …………………… 308
Answer　初期輸液蘇生に不応の敗血症は集中治療ができる場所で管理する（Good Practice Statement）．

CQ21-4　敗血症初期診療の質評価指標（quality indicator：QI）は何か？ ………… 310
Answer　敗血症初期診療の質評価指標（QI）として，血液培養の採取，乳酸値の測定，早期抗菌薬投与，初期輸液蘇生，反復した血管内容量と心機能の評価などの各項目の実施率がある（BQ に対する情報提示）．

CQ21-5　敗血症の啓発活動にはどのようなものがあるか？ ……………………… 312
Answer　Global Sepsis Alliance と世界保健機関（WHO）を中心に，一般市民向けの「世界敗血症デー」のイベントや医療従事者向けのセミナーなどが行われている（BQ に対する情報提示）．

ストレス潰瘍* —————————————————— 314

CQ22-1 敗血症患者に消化管出血の予防を目的とした抗潰瘍薬の投与を行うか？ …314

Answer　敗血症患者に消化管出血の予防を目的とした抗潰瘍薬の投与を行うことを弱く推奨する（GRADE 2B：エビデンスの確実性＝「中」）.

CQ22-2 敗血症患者に対する抗潰瘍薬の中止の判断はどのようにするか？ …………316

Answer　抗潰瘍薬中止の具体的な判断基準は不明である. 臨床上の判断材料として, 出血リスク因子が軽減した場合, 汎血球減少や肝機能異常などの副作用を認めた場合, 十分な経腸栄養が投与可能となった場合などが挙げられる（BQ に対する情報提示）.

日本版 敗血症診療ガイドライン 2020
(J-SSCG2020)
The Japanese Clinical Practice Guidelines for Management of Sepsis and Septic Shock 2020

ガイドライン作成者
一般社団法人 日本集中治療医学会，一般社団法人 日本救急医学会　合同
日本版 敗血症診療ガイドライン 2020 特別委員会
ダイジェスト版著者
委員・理事

江木　盛時（委員長）[1]，小倉　裕司（委員長）[2]，矢田部智昭（アカデミックガイドライン推進班班長）[3]，安宅　一晃[4]，井上　茂亮[5]，射場　敏明[6]，垣花　泰之[7]，川崎　達也[8]，久志本成樹[9]，黒田　泰弘[10]，小谷　穣治[11]，志馬　伸朗[12]，谷口　巧[13]，鶴田　良介[14]，土井　研人[15]，土井　松幸[16]，中田　孝明[17]，中根　正樹[18]，藤島清太郎[19]，細川　直登[20]，升田　好樹[21]，松嶋　麻子[22]，松田　直之[23]，山川　一馬[24]，西田　修（委員・日本集中治療医学会担当理事）[3]，田中　裕（日本救急医学会担当理事）[25]

1　神戸大学大学院医学研究科 外科系講座麻酔科学分野
2　大阪大学医学部附属病院 高度救命救急センター
3　藤田医科大学医学部 麻酔・侵襲制御医学講座
4　奈良県総合医療センター 集中治療部
5　神戸大学医学部 災害救急医学分野
6　順天堂大学 救急災害医学
7　鹿児島大学大学院医歯学総合研究科 救急・集中治療医学分野
8　静岡県立こども病院 小児集中治療センター
9　東北大学大学院医学系研究科 外科病態学講座救急医学分野
10　香川大学医学部 救急災害医学講座
11　神戸大学大学院医学研究科 外科系講座災害・救急医学分野
12　広島大学大学院医系科学研究科 救急集中治療医学
13　金沢大学医薬保健研究域 麻酔・集中治療医学
14　山口大学大学院医学系研究科 救急・総合診療医学
15　東京大学大学院医学系研究科 救急科学
16　浜松医科大学附属病院 集中治療部
17　千葉大学大学院医学研究院 救急集中治療医学
18　山形大学医学部附属病院 救急部・高度集中治療センター
19　慶應義塾大学医学部 総合診療教育センター
20　亀田総合病院 感染症科
21　札幌医科大学医学部 集中治療医学
22　名古屋市立大学大学院医学研究科 先進急性期医療学
23　名古屋大学大学院医学系研究科 救急・集中治療医学分野
24　大阪医科大学 救急医学教室
25　順天堂大学医学部附属浦安病院 救急診療科

アカデミックガイドライン推進班
近藤　豊（ダイジェスト版作成リーダー）
　　　　　　　　　　　　順天堂大学医学部附属浦安病院 救急診療科
原　嘉孝（委員長補佐）　藤田医科大学医学部 麻酔・侵襲制御医学講座
大下慎一郎　　　　　　　広島大学大学院医系科学研究科 救急集中治療医学
青木　善孝　　　　　　　浜松医科大学医学部附属病院 集中治療部
稲田　麻衣　　　　　　　日本救急医学会
梅村　穣　　　　　　　　大阪急性期・総合医療センター 救急診療科

河合　佑亮	藤田医科大学病院 看護部
斎藤　浩輝	聖マリアンナ医科大学横浜市西部病院 救命救急センター
櫻谷　正明	JA 広島総合病院 救急・集中治療科
對東　俊介	広島大学病院 診療支援部リハビリテーション部門
武田　親宗	京都大学医学部附属病院 手術部
寺山　毅郎	防衛医科大学校 精神科学講座
東平日出夫	Curtin University
橋本　英樹	日立総合病院 救急集中治療科・感染症科
林田　敬	The Feinstein Institutes for Medical Research
一二三　亨	聖路加国際病院 救急部・救命救急センター
廣瀬　智也	大阪警察病院 ER・救命救急科
福田　龍将	琉球大学大学院医学研究科 救急医学講座
藤井　智子	東京慈恵会医科大学附属病院 集中治療部
三浦　慎也	The Royal Children's Hospital Melbourne
安田　英人	自治医科大学附属さいたま医療センター 救急科

ワーキンググループ

阿部　智一	筑波記念病院 救急科
安藤　幸吉	仙台市立病院麻酔科・集中治療科・救命救急センター
飯田　有輝	豊橋創造大学 保健医療学部
石原　唯史	順天堂大学医学部附属浦安病院 救急診療科
井手健太郎	国立成育医療研究センター 集中治療科
伊藤　健太	あいち小児保健医療総合センター 総合診療科
伊藤　雄介	尼崎総合医療センター 感染症内科
稲田　雄	大阪母子医療センター 集中治療科
宇都宮明美	京都大学大学院医学系研究科 人間健康科学系専攻
卯野木　健	札幌市立大学 看護学部
遠藤　功二	京都大学大学院医学研究科 薬剤疫学分野
大内　玲	茨城キリスト教大学 看護学部
尾崎　将之	小牧市民病院 救急集中治療科
小野　聡	新久喜総合病院 消化器センター
桂　守弘	沖縄県立中部病院 外科
川口　敦	CHU Sainte Justine, University of Montreal
川村　雄介	公立昭和病院 リハビリテーション科
工藤　大介	東北大学大学院医学系研究科 外科病態学講座救急医学分野
久保　健児	日本赤十字社和歌山医療センター 感染症内科部・救急科部
倉橋　清泰	国際医療福祉大学医学部 麻酔・集中治療医学
櫻本　秀明	茨城キリスト教大学 看護学部
下山　哲	自治医科大学附属さいたま医療センター
鈴木　武志	東海大学医学部付属病院 麻酔科
関根　秀介	東京医科大学 麻酔科学分野集中治療部
関野　元裕	長崎大学大学院医歯薬学総合研究科 麻酔集中治療医学分野
高橋　希	千葉大学大学院医学研究院 救急集中治療医学
高橋　世	福島県立医科大学 臨床研究イノベーションセンター
高橋　弘	製鉄記念室蘭病院 循環器内科
田上　隆	日本医科大学武蔵小杉病院 救命救急科
田島　吾郎	長崎大学病院 高度救命救急センター
巽　博臣	札幌医科大学医学部 集中治療医学
谷　昌憲	埼玉県立小児医療センター 集中治療科
土谷　飛鳥	水戸医療センター 救急科・救急医療部救命救急センター

堤　　悠介	水戸医療センター 救命救急センター
内藤　貴基	聖マリアンナ医科大学 救急医学
長江　正晴	神戸大学医学部附属病院 集中治療部
長澤　俊郎	東海大学大学院医学研究科
中村　謙介	日立総合病院 救急集中治療科
西村　哲郎	大阪市立大学医学研究科 救急医学
布宮　　伸	自治医科大学医学部 麻酔科学・集中治療医学講座集中治療医学部門
則末　泰博	東京ベイ・浦安市川医療センター 集中治療部門
橋本　　悟	京都府立医科大学附属病院 集中治療部
長谷川大祐	藤田医科大学 麻酔・侵襲制御医学講座
畠山　淳司	国立病院機構東京医療センター 救命救急センター
原　　直己	横浜労災病院 薬剤部
東別府直紀	神戸市立医療センター中央市民病院 麻酔科
古島　夏奈	神戸大学医学部附属病院 麻酔科
古薗　弘隆	筑波大学附属病院 リハビリテーション部/（株）Exult
松石雄二朗	筑波大学大学院人間総合科学研究科 疾患制御医学専攻
松山　　匡	京都府立医科大学 救急医療学教室
峰松　佑輔	大阪大学医学部附属病院 臨床工学部
宮下　亮一	昭和大学医学部 集中治療医学講座
宮武　祐士	加古川中央市民病院 臨床工学室
森安　恵実	北里大学病院 集中治療センター RST・RRT 室
山田　　亨	東邦大学医療センター大森病院 看護部
山田　博之	京都大学大学院医学研究科 初期診療・救急医学
山元　　良	慶應義塾大学医学部 救急医学
吉田　健史	大阪大学大学院医学系研究科 麻酔集中治療医学講座
吉田　悠平	大阪急性期・総合医療センター 看護部
吉村　旬平	大阪急性期・総合医療センター
四本　竜一	東邦大学医療センター大森病院
米倉　　寛	三重大学医学部附属病院 臨床麻酔部
和田　剛志	北海道大学大学院医学研究院 救急医学教室
渡邉　栄三	東千葉メディカルセンター 救急科・集中治療部

システマティックレビューグループ

青木　　誠	群馬大学大学院医学系研究科 救急医学
浅井　英樹	奈良県立医科大学 救急医学講座
安部　隆国	大分大学医学部附属病院 麻酔科
五十嵐　豊	日本医科大学付属病院 高度救命救急センター
井口　直也	大阪大学大学院医学系研究科 生体統御医学講座 麻酔・集中治療医学教室
石川　雅巳	呉共済病院 麻酔・救急集中治療部
石丸　　剛	草加市立病院 総合内科
磯川修太郎	聖路加国際病院 救急部・救命救急センター
板倉　隆太	東京都立小児総合医療センター 救命・集中治療部集中治療科
今長谷尚史	東京大学大学院医学系研究科
井村　春樹	洛和会音羽病院感染症科/京都大学大学院医学研究科 社会健康医学系専攻健康情報学分野
入野田　崇	東北大学病院 高度救命救急センター
上原　健司	岩国医療センター 麻酔科
生塩　典敬	前橋赤十字病院 高度救命救急センター集中治療科・救急科
梅垣　岳志	関西医科大学 麻酔科学講座
江川　裕子	さいたま赤十字病院 高度救命救急センター
榎本　有希	筑波大学医学医療系 救急・集中治療
太田　浩平	広島大学大学院医系科学研究科 救急集中治療医学

大地 嘉史	大分大学医学部附属病院 麻酔科	
大野 孝則	昭和大学藤が丘病院 救急診療科	
大邉 寛幸	東京大学大学院医学系研究科 臨床疫学経済学教室	
岡 和幸	島根大学医学部附属病院 高度外傷センター	
岡田 信長	京都府立医科大学 救急医療学講座	
岡田 遥平	京都大学医学研究科 初期診療救急医学分野	
岡野 弘	杏林大学 麻酔科	
岡本 潤	橋本市民病院 救急科	
奥田 拓史	東北大学 東北メディカル・メガバンク機構 地域医療支援部門	
小倉 崇以	済生会宇都宮病院 栃木県救命救急センター	
小野寺 悠	山形大学医学部 麻酔科学講座	
小山 雄太	吉祥寺あさひ病院 内科・透析センター	
貝沼 関志	稲沢市民病院 麻酔・救急集中治療部門	
加古 英介	名古屋市立大学大学院医学研究科 麻酔科学・集中治療医学分野	
柏浦 正広	自治医科大学附属さいたま医療センター 救急科	
加藤 弘美	浜松医科大学医学部附属病院 集中治療部	
金谷 明浩	仙台医療センター 麻酔科	
金子 唯	三重大学医学部附属病院 救命救急・総合集中治療センター	
金畑 圭太	前橋赤十字病院 集中治療科・救急科	
狩野 謙一	福井県立病院 救命救急センター	
河野 浩幸	おんが病院 外科	
菊谷 知也	広島大学大学院医系科学研究科 救急集中治療医学	
菊地 斉	聖隷三方原病院 救急科	
城戸 崇裕	筑波大学附属病院 小児科	
木村 翔	埼玉県立小児医療センター 集中治療科	
小網 博之	The University of Texas Health Science Center at Houston	
小橋 大輔	前橋赤十字病院 集中治療科・救急科	
齊木 巌	東京医科大学 麻酔科学分野	
堺 正仁	巨樹の会新武雄病院 総合診療科	
坂本 彩香	筑波大学附属病院 救急・集中治療科	
佐藤 哲哉	東北大学病院 救急科・高度救命救急センター	
志賀 康浩	千葉大学大学院医学研究院 整形外科学先端脊椎関節機能再建医学講座	
下戸 学	京都大学医学部附属病院 初期診療・救急科	
下山 伸哉	群馬県立小児医療センター 小児集中治療部	
庄古 知久	東京女子医科大学東医療センター 救急医療科	
菅原 陽	横浜市立大学附属病院 集中治療部	
杉田 篤紀	日本大学救急医学系 救急集中治療医学分野	
鈴木 聡	岡山大学病院 集中治療部	
鈴木 祐二	浜松医科大学附属病院 麻酔科蘇生科	
壽原 朋宏	慶應義塾大学医学部 麻酔学教室	
其田 健司	宮城県立こども病院 集中治療科	
高氏 修平	旭川医科大学 救急医学講座	
高島 光平	国立成育医療研究センター 集中治療科	
高橋 生	福山市民病院 循環器内科	
高橋 洋子	古河総合病院 内科	
竹下 淳	大阪母子医療センター 麻酔科	
田中 裕記	福岡県立精神医療センター 太宰府病院	
丹保亜希仁	旭川医科大学 救急医学講座	
角山泰一朗	帝京大学病院 高度救命救急センター	
鉄原 健一	九州大学病院 救命救急センター・小児科	
徳永健太郎	熊本大学病院 集中治療部	

富岡　義裕	医療法人社団東光会 戸田中央総合病院 麻酔科・ICU
冨田健太朗	慶應義塾大学病院 小児科
富永　直樹	日本医科大学付属病院 高度救命救急センター
豊﨑　光信	慶應義塾大学医学部 救急医学
豊田幸樹年	済生会横浜市東部病院 救命救急センター
内藤　宏道	岡山大学大学院医歯薬学総合研究科 救急救急・災害医療学講座
永田　功	横浜市立みなと赤十字病院 集中治療部
長門　直	JCHO 東京山手メディカルセンター 感染症内科
中村　嘉	日本赤十字社 京都第二赤十字病院 救急科
中森　裕毅	三重大学医学部附属病院 臨床麻酔部
名原　功	名古屋第二赤十字病院 麻酔集中治療部
奈良場　啓	日立製作所 日立総合病院 救急集中治療科
成田　知大	静岡県立総合病院 救命救急科・集中治療科
西岡　典宏	京都大学大学院医学研究科 予防医療学
西村　朋也	前橋赤十字病院 高度救命救急センター集中治療科・救急科
西山　慶	新潟大学大学院医歯学総合研究科 救急救急医学分野
野村　智久	順天堂大学医学部附属練馬病院 救急・集中治療科
芳賀　大樹	大阪市立総合医療センター 小児集中治療部
萩原　祥弘	済生会宇都宮病院 救急集中治療科
橋本　克彦	福島県立医科大学 低侵襲腫瘍制御学講座
旗智　武志	大阪母子医療センター 集中治療科
浜崎　俊明	日本赤十字社和歌山医療センター 第一救急科部
林　拓也	埼玉県立小児医療センター 集中治療科
林　実	福井県立病院 救命救急センター
速水　宏樹	埼玉県済生会栗橋病院 救急医学科
原口　剛	日本心臓血圧研究振興会附属榊原記念病院 集中治療部
平野　洋平	順天堂大学医学部附属浦安病院 救急診療科
藤井　遼	栃木県済生会宇都宮病院 救急・集中治療科
藤田　基	山口大学大学院医学系研究科 救急・総合診療医学講座
藤村　直幸	雪の聖母会 聖マリア病院 麻酔科・中央手術センター
舩越　拓	東京ベイ・浦安市川医療センター 救急集中治療科
堀口　真仁	京都第一赤十字病院 救急科
牧　盾	九州大学病院 集中治療部
増永　直久	京都大学大学院医学研究科 社会健康医学系専攻医療疫学分野
松村　洋輔	千葉県救急医療センター 集中治療科
真弓　卓也	金沢市立病院 内科
南　啓介	石川県立中央病院 救命救急センター
宮崎　裕也	済生会川口総合病院 救急・総合内科
宮本　和幸	昭和大学医学部 救急災害医学講座
村田　哲平	東京都健康長寿医療センター 循環器内科
柳井　真知	神戸市立医療センター中央市民病院 救命救急センター
矢野　隆郎	宮崎県立延岡病院 救急センター
山田　浩平	防衛医科大学校病院 救急部
山田　直樹	福井大学医学部附属病院 救急部
山本　朋納	奈良県総合医療センター 集中治療部
吉廣　尚大	JA 広島総合病院 薬剤部

＜謝　辞＞

アカデミックガイドライン推進班の近藤　豊先生にはダイジェスト版作成リーダーとして編集作業において多大な貢献をいただきました．また，日本集中治療医学会事務局の吉田有美佳さん，日本救急医学会事務局の福田修太さんには温かいご支援を賜りました．心より感謝申し上げます．

本ガイドラインの基本理念・概要

1）名　称

「日本版 敗血症診療ガイドライン 2020」とした．英語の名称は"The Japanese Clinical Practice Guidelines for Management of Sepsis and Septic Shock 2020"とし，略称は国際版である（Surviving Sepsis Campaign Guidelines：SSCG）との対比を重んじ"J-SSCG2020"とした．本書はダイジェスト版である．

2）ガイドライン全体の目的

本ガイドラインは，敗血症・敗血症性ショックの診療において，医療従事者が，患者の予後改善のために適切な判断を下す支援を行うことを目的とする．

3）対象とする患者集団

小児から成人に至るまでの敗血症・敗血症性ショック患者およびその疑いのある患者を対象とする．集中治療室に限らず，一般病棟や救急外来で，診断・治療を受ける患者を包括するが，敗血症患者は高度な全身管理を必要とすることから，敗血症およびその疑いの強い患者では，状況が許す限り，速やかに集中治療室へ移送しての管理が望ましいことを強調する．

4）対象とする利用者（本ガイドラインの使用者）

敗血症診療に従事または関与する専門医，一般臨床医，看護師，薬剤師，理学療法士，臨床工学技士，管理栄養士などのすべての医療従事者である．

5）利用にあたっての注意

ガイドライン作成とその使用が目指すのは，患者全体における治療成績の向上である．したがって，個別の患者の状況や特殊性に応じて，ガイドラインを必ずしも遵守しない治療方法が医師の裁量によって選択されることも必要である．また，ガイドラインは，その作成時点でのエビデンスブックとしての側面もあり，刻々と積み上がるエビデンスや社会情勢の変化に応じて，改訂を重ねていくべきものである．ガイドラインは決して法律ではなく，その領域の専門家が標準より優れた治療成績を達成しているのであれば，ガイドラインをすべて遵守する必要はない．「ガイドラインは三流を二流にするが，一流を二流にする」ともいわれる．ただし，一流であってもガイドラインを参照し，日々の診療の見直しを図りながら，治療成績の向上を目指すべきであることは当然である．

このような観点から，一般臨床家，多職種を含む医療従事者にも理解しやすい内容とし，

CQ に取り上げる重要臨床課題も，高度に専門的な内容は避けた．全22領域の中には，PADIS ガイドライン（日本語訳），集中治療における早期リハビリテーション〜根拠に基づくエキスパートコンセンサス〜，AKI（急性腎傷害）診療ガイドライン，ARDS 診療ガイドライン，日本版 重症患者の栄養療法ガイドラインなど，敗血症に特化はしていないが，より専門的な臨床課題を扱っているガイドラインが本邦にすでに存在するので，必要に応じてそれらも参照されたい．

　ガイドラインは，医療従事者の治療方針決定を支援するために何らかの推奨を提供することが原則とされているが，明確な推奨を示し得なかったものもある．また，「ガイドラインにおける推奨の強さの解釈の注意点」に詳しく述べているが，推奨の強さは連続体であり，弱い推奨・弱い非推奨の間にはほとんど差がない場合もある．敗血症は，その病原微生物や感染巣，さらには，病態，病期も多様である．1つのアルゴリズムや推奨を単純に当てはめることで功を奏する疾患ではない．さらには，患者の病状のみならず医療者のマンパワーやリソース，患者・家族の意向などを勘案して，臨床家の判断が下されるべきものである．ガイドラインの内容を理解し遵守していただくことは重要であるが，ガイドラインにとらわれ過ぎず，状況に応じて賢明に利用していただければ幸いである．

　上記の本ガイドラインの使用にあたっての注意点を鑑み，本委員会は，本ガイドラインを裁判における根拠として利用することを認めない．また，本邦で保険適用となり日常的に使用されている治療法が本ガイドラインにおいて"弱い非推奨"であることは，その存在価値やすべての患者に対する有益性を否定するものではない．弱い非推奨の治療法は，洗練された集中治療管理において，益となる患者を賢明に選択して施行することで患者予後改善に寄与し得る治療法であるため，本委員会は，本ガイドラインを保険適用の是非の根拠として利用することを認めない．

　また，前述のように，エビデンスは常に蓄積し，更新されていくものであるため，本邦において保険適用外であっても，日常的に敗血症診療で行われている治療法に関しては，CQ として取り上げて評価した．

推奨決定までの工程

　「日本版 敗血症診療ガイドライン2020」は，① クリニカルクエスチョン（clinical question：CQ）の立案，② システマティックレビューによるエビデンスの検索，収集，統合とその確実性の評価，③ 推奨の策定，の3つの工程を経て作成した．

1）CQの立案

　CQには，Background QuestionsとForeground Questionsが含まれる．Background Questionsとは，疾患，診断，治療など，一般的な知識として周知されていることを問うCQを指す．たとえば，ある疾患の診断方法はどのようなものかといった内容で，情報提供の役割を担うCQである．一方，Foreground Questionsとは，臨床現場における様々な状況に特化した情報を問うCQである．たとえば，ある特定の疾患の患者にある特定の治療は有効かといった内容で，臨床現場での決定に影響を与え得る．

　Foreground Questionsには，研究のテーマになり得ないほど極めて常識的ではあるものの，すべての医療者に周知したいCQであるGPS（Good Practice Statement）と，システマティックレビューの対象となり推奨策定が行われるCQがある．後者のCQにおいて，対象論文が存在した場合にはGRADEによる推奨を提示し，対象論文がなかった場合には，エキスパートコンセンサスとして推奨を提示した．

CQの分類

バックグラウンドクエスチョン Background Questions（BQ）	疾患，診断，治療など，一般的な知識として周知されていることを問うCQ
	・標準的な知識の提示を行う ・システマティックレビューは必須でない ・推奨は提示しない
フォアグラウンドクエスチョン Foreground Questions（FQ）	臨床現場における様々な状況に特化した情報を問うCQである．たとえば，ある特定の疾患の患者にある特定の治療は有効かといった内容で，臨床現場での決定に影響を与え得る
	・治療選択の提示を行う ・GPS以外のFQでは，システマティックレビューは必須である ・治療選択に関する推奨を提示する

FQに対する推奨の分類

Good Practice Statement（GPS）	研究のテーマになり得ないほど極めて常識的ではあるものの，すべての医療者に周知したい推奨
GRADEによる推奨（GRADE）	・GRADEシステムの原則に則って提示された推奨．システマティックレビューを行い，得られたエビデンスを基に，エビデンスの確実性，利益と不利益のバランス，価値観や好み，コストや資源の利用の4要因を加味し，委員会での合議により推奨を策定した

エキスパートコンセンサスによる推奨（UnGrade）	・システマティックレビューを行うが対象論文がなかった CQ において提示されたエキスパートによるコンセンサス．想定される利益と不利益のバランス，価値観や好み，コストや資源の利用の 3 要因を加味し，委員会での合議により推奨を策定した

Background Questions の策定

　前述のように，Background Questions は，疾患，診断，治療など，一般的な知識をまとめた情報提示を目的とした CQ である．対象とする患者集団と本ガイドラインの使用者を鑑み，必要と思われる情報に関する CQ 案を立案し，パブリックコメントを経て確定した．確定した CQ に対する推奨文案を各領域班で作成し，委員会における賛同率が 95％を超えるまで修正・改訂を繰り返して，合意形成に至った．

GPS（Good Practice Statement）の策定

　GPS は，「飛行機から飛び降りる際にパラシュートを付けるか否か？」（https://www.bmj.com/content/327/7429/1459）といった極めて常識的で，かつ無作為化比較試験が倫理的に不可能なテーマを取り扱った CQ に対して提示した．対象とする患者集団と本ガイドラインの使用者を鑑み，提示が必要と思われる Foreground Questions において，CQ を立案し，パブリックコメントを経て確定した．確定した CQ に対する推奨文案を各領域班で作成し，委員会における賛同率が 95％を超えるまで修正・改訂を繰り返して，合意形成に至った．

2）システマティックレビューによるエビデンスの検索，収集，統合とその確実性の評価

GRADE による推奨（GRADE）およびエキスパートコンセンサスによる推奨（UnGrade）の策定

　GPS を除く Foreground Questions における各 CQ に対する文献検索を網羅的に行い，これらの検索された文献からランダム化比較試験（RCT）およびシステマティックレビューを抽出した．その方法論は原則として The Grading of Recommendations Assessment, Development and Evaluation（GRADE）に基づき進めた．

・Step 1　文献検索

　文献検索は，CENTRAL，PubMed，医学中央雑誌の検索エンジンを用いて行った．

　検索式は，the Medical Subject Headings（MeSH）terms と自由検索語を用いて，2 人以上の独立したレビュワーによって作成した．PubMed における検索では，RCT を特定する研究デザインのフィルターには，原則，Cochrane によって作成した Sensitive-maximizing version の Search Strategies を用いた．対象とする論文の出版時期は制限しなかった．言語は日本語と英語を対象とした．

・Step 2　一次スクリーニング

　独立した 2 人のレビュワーが文献のタイトルと抄録をレビューし，研究方法と PICO が明らか
に対象とならない論文を除外した．対象論文である可能性が少しでもあれば，除外しなかった．

・Step 3　二次スクリーニング

　Step 2 で残った論文の Full text を取り寄せ，2 人のレビュワーによって，研究デザインお
よび PICO が CQ に一致する論文を選択し，対象論文として確定した．2 人のレビュー間で
意見の一致をみない文献については，3 人目のレビュワーによってレビューし，三者間で話
し合いを行った．

エビデンスが存在した CQ におけるエビデンスの確実性の評価

　システマティックレビューを行った Foreground Questions 型の CQ について，各班が担当
CQ におけるエビデンスの確実性（A〜D）を，バイアスリスク（Risk of bias）/非直接性/非
一貫性/不精確性/出版バイアスの 5 項目を基に評価した．本ガイドラインで採用している
GRADE システムの定めるエビデンスの確実性の定義は以下のとおりである．
　　　＝エビデンスの確実性の定義＝
　高：効果の推定値に強く確信がある．
　中：効果の推定値に中程度の確信がある．
　低：効果の推定値に対する確信は限定的である．
　とても低い：効果の推定値がほとんど確信できない．

・Step 4　データ抽出，バイアスリスクの評価

　データ抽出は 2 人の独立したレビューにより行い，標準化したデータ抽出フォームを用い
た．研究ごとに以下の項目について詳細情報を抽出した（研究デザイン，研究対象者参入基
準，除外基準，症例数，介入とコントロール，アウトカム）．文献に十分な情報の記載がない
場合は，その旨を記載し，著者への問い合わせは行わなかった．

　2 人の独立したレビューにより，研究・アウトカムごとにバイアスリスクを評価した．
バイアスの潜在性の程度は，Yes，No または Cannot tell と判断し，データ抽出フォームと
同様に標準化されたバイアスリスクの表に記載した．バイアスの潜在性が Yes と判断された
場合は，その判断理由も記載した．バイアスリスクが Yes であることを理由に，文献を除外
することはしなかった．

・Step 5　メタ解析とエビデンスの確実性の評価

　採用する文献の定性的評価，定量的評価を行った．定量的評価では，可能な場合，RevMan
5 を用いて，メタ解析を行った．それらを総括してエビデンスの確実性の評価を各領域班で
作成した．

3）推奨案の策定

推奨の決定に先立ち，委員とワーキンググループは協働してEvidence to Decisionテーブル（EtDテーブル）を作成した．その後，エビデンスの確実性・効果のバランス・価値観，そして，コストや資源の利用の4要因を加味し，委員会での合議により推奨を策定した．GRADEシステムで示される推奨の強さは，推奨・弱い推奨・弱い非推奨・非推奨の4つのカテゴリーに分類される．

推奨の強さ	推奨	弱い推奨	弱い非推奨	非推奨
推奨の内容	介入支持の 強い推奨	介入支持の 条件付き（弱い）推奨	介入反対の 条件付き（弱い）推奨	介入反対の 強い推奨
推奨の表現	～することを 推奨する	～することを 弱く推奨する	～しないことを 弱く推奨する	～しないことを 推奨する

＝推奨の強さの記載方法＝

推奨の強さ「1」：推奨する．

推奨の強さ「2」：弱く推奨する．

PICOに沿った文献の網羅的検索によって，十分なエビデンスが得られなかったForeground Questions型のCQでは，委員とワーキンググループは協働してEvidence to Decisionテーブル（EtDテーブル）を作成し，そのEtDを根拠にエキスパートコンセンサスを提示した．このEtDでは，エキスパートが考える各介入の望ましい効果，望ましくない効果と両者のバランス，価値観そして，コストや資源の利用の要因を加味し，委員会での合議により推奨を策定した．本エキスパートコンセンサスでの推奨は「弱く推奨する」とし，上記のGRADEに則った推奨と見分けができるよう文末に（エビデンス不十分，エキスパートコンセンサス）と付記した．

GRADEに則ったCQと，エキスパートコンセンサスを提示するCQにおける委員会の合意形成

委員の合意形成は修正Delphi法を用いた．

・STEP 1　投票

各委員は作成された推奨草案に対し1から9点までの得点付け（1：同意できない，9点：同意できる）をそれぞれ独立して行った．7点未満の得点を付けた委員は，判断をした理由も併せて提示した．投票はオンラインかつ匿名で実施した．投票に関わっていない独立したメンバーが集計を行い，得点の中央値（Median），パーセンタイル範囲（Interpercentile Range：IPR），対称を補正したパーセンタイル範囲（Interpercentile Range Adjusted for Symmetry：IPRAS），見解不一致指数（Disagreement Index：DI）を算出した．

・**STEP 2　パネル会議**

　集計結果に基づき下記のようにパネル会議を行い，合意形成を行った.

① Median＜7.5 かつ DI≧0.2 の場合

　委員会で議論を行った後，EtD と推奨文の改訂を行い，再投票とした.

② Median≧7.5 あるいは DI＜0.2 の場合

　A）投票の際に委員より提示されたコメントに，推奨に対する重大な意見があった場合
　　委員会で議論を行い，合意形成を図った．委員会で合意形成ができなかった CQ では，
　　EtD と推奨文の改訂を行い，再投票とした.

　B）投票の際に委員より提示されたコメントに，推奨に対する重大な意見がなかった場合
　　委員間で投票結果の確認を行い合意形成とした.

推奨の強さの解釈の注意点

　前述のように，本ガイドラインで決定される推奨の強さは，推奨・弱い推奨・弱い非推奨・非推奨の4つのカテゴリーに分類される．この際に，弱い推奨と弱い非推奨は異なる方向の推奨のようにとらえる考え方があるが，これは誤りである（**図1**）．

推奨の強さ	推奨	弱い推奨	弱い非推奨	非推奨
推奨の内容	介入支持の強い推奨	介入支持の条件付き（弱い）推奨	介入反対の条件付き（弱い）推奨	介入反対の強い推奨
推奨の表現	～することを推奨する	～することを弱く推奨する	～しないことを弱く推奨する	～しないことを推奨する

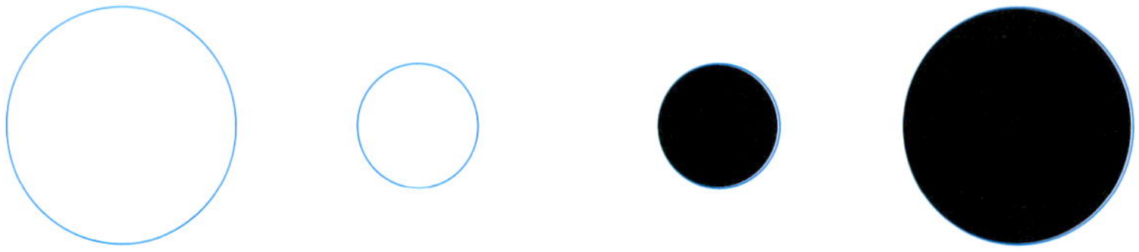

図1　推奨の誤ったイメージ　All or none

　推奨の強さは，エビデンスの質・効果のバランス・価値観，そして，コストや資源の利用の4要因によって規定されるため，その推奨度は実質的には連続的であり，弱い推奨と弱い非推奨との間に大きな差がないこともあり得る（**図2**）．

推奨の強さ	推奨	弱い推奨	弱い非推奨	非推奨
推奨の内容	介入支持の強い推奨	介入支持の条件付き（弱い）推奨	介入反対の条件付き（弱い）推奨	介入反対の強い推奨
推奨の表現	～することを推奨する	～することを弱く推奨する	～しないことを弱く推奨する	～しないことを推奨する

図2　推奨のイメージ　連続的

各推奨をより理解しやすく記載すると以下のように考えられる.

推奨（賛成）

真白に近い灰色.ほとんどの場合で行うことが奨められる介入.多くの患者で益が害を上回る.しかし,少数の患者では害が利益を上回ることもある.

弱い推奨（賛成）

白めの淡い灰色.行わない場合もあるが,行うことを奨められることが多い介入.全体でみれば,益が害を上回る可能性が高い.しかし,患者によっては害のほうが強く生じることもあり得る.

弱い非推奨（反対）

黒めの濃い灰色.行う場合もあるが,行わないことを奨められることが多い介入.全体でみれば,害が益を上回る可能性が高い.しかし,患者によっては益のほうが強く生じることもあり得る.

非推奨（反対）

黒に近い灰色,ほとんどの場合で行わないことが奨められる介入.多くの患者で,害が益を上回る.しかし,少数の患者では害が利益を上回ることもある.

前述のように,推奨の強さは連続的であり,たとえば,「弱い推奨（賛成）」であっても,「推奨（賛成）」に限りなく近いものもあれば,「弱い非推奨（反対）」に限りなく近いものも存在する.

敗血症は,原因,重症度,病期,併存症や合併症などによって大きな多様性を生じる病態である.臨床においては,患者の病状はもちろんのこと,医療者のマンパワーやリソース,患者・家族の意向など,個々の患者において,臨床家による適切な判断が必要である.その際に,推奨策定の論拠を知った上でガイドラインの推奨を参考としていただくことが,ガイドラインの賢明な利用法である.

これらのことを考えれば,本ガイドラインで弱く推奨されている医療介入を行わなかったことで医療裁判において不利な状況に陥ったり,ガイドライン上の弱い非推奨の医療介入を熟慮の上で施行したことを批判されたりすることは,ガイドラインやエビデンスの本質が理解されていないことによって生じる悲劇と考えられる.

ガイドラインの推奨は,本来的には4つのカテゴリーに当てはめることが困難なものを一定のルールに基づいて半ば強制的にカテゴリー化している事実を理解して使用いただきたい.

本書の構成と見方

22 の領域名を示しています

クリニカルクエスチョン（CQ）
を示しています

初期蘇生・循環作動薬

CQ6-1 敗血症患者に対して，心エコーを行うか？

CQ に対する Answer を
記載しています

Answer
敗血症/敗血症性ショック患者に対して，初期
蘇生中に心エコーを用いた心機能・血行動態評価
を行うことを弱く推奨する（GRADE 2D：エビ
デンスの確実性＝「非常に低」）．

推奨の強さとエビデンス
の確実性を示しています

1. 背景および本 CQ の重要度

　敗血症/敗血症性ショックは，末梢血管
拡張に伴う血液分布異常性ショックが本態
をなす疾患である．その一方で，循環血液
量減少，心機能低下によるショック（循環
血液量減少性ショック，心原性ショック）
も合併し，複雑な病態を形成し得る．した
がって，初期蘇生時において心エコーを
用いた心機能・血行動態評価を行うことは
臨床的に重要なことであるため，重要臨床
課題として取り上げた．

2. PICO

P（患者）：成人，敗血症/敗血症性ショック
　患者．
I（介入）：初期蘇生時に心エコーを用いた
　心機能・血行動態評価を行う．
C（対照）：初期蘇生時に心エコーを用いた
　心機能・血行動態評価を行わない．
O（アウトカム）：短期死亡（28 日死亡），
　ICU 滞在日数．

3. エビデンスの要約

　システマティックレビューの結果，

PICO に合致した研究は Feasibility study
であるランダム化比較試験が 1 件[1]あり，
これを用いたメタ解析を実施した．本研究
の内容は心エコーを用いた特定のプロト
コルによる介入の有効性を検討している．
サンプル数も小さく，結論を裏づけるエビ
デンスには乏しい．

4. 益と害のバランス

　望ましい効果：短期死亡のアウトカム
（1RCT：n＝30）の効果推定値とその信頼
区間（CI）は，1,000 人当たり 134 人多い
（104 人少ない～952 人多い）であり，ICU
滞在日数のアウトカム（1RCT：n＝30）の
効果推定値とその CI は，平均差（MD）0.3 日
短い（4.46 日短い～3.86 日長い）であった．
ただし，対象となった研究の数もサンプル
数も不十分であるため，効果判定はできな
いと判断した．

　望ましくない効果：今回検索で得られた
1 本の RCT では望ましくない効果に対する
検討は行われていないため，わからないと
判断した．

　益と害のバランス：本 CQ において，短期
死亡に関しては比較対照が優位な傾向を示

126

本ページは GRADE に則って推奨提示した CQ を示します．エビデンス不十分で
エキスパートコンセンサスを示した CQ，Good practice statement（GPS）
を示した CQ，Background question（BQ）として情報提供した CQ もあります

し，ICU滞在日数に関しては介入が優位な傾向を示した．しかし，今回，検索で得られた研究はサンプル数が少ない1本のRCTのみであり，効果のバランスは判定できない．

5. アウトカム全般に関するエビデンスの確実性

今回検索で得られた研究はサンプル数が少ない1本のRCTのみである．今回報告されたアウトカムの確実性がいずれも非常に低いため，エビデンスの確実性は非常に低いと判断した．

6. 価値観

心エコーを用いた初期蘇生に関して患者・家族の価値観に関するデータはない．一般的に，死亡アウトカムに対して置く相対的価値は高く，そのばらつきは少ないことが予想される．

7. 容認性

心エコーは非侵襲的・簡便な検査であり，患者への負担は小さい．心エコーの機器が必要であり，機器を有さない施設での施行は，高額な機器の購入を要する．心エコーに不慣れな施設や医療従事者には，教育やトレーニングが必要であり，初期蘇生の段階で心エコーを行うことは医療従事者に若干の負担となる．

8. 実行可能性

本邦の多くの医療施設では心エコーが可能な機器を有している．心エコーを用いた心機能や循環の評価は，集中治療を行う本邦の医療施設では広く行われており，介入の実施は可能である．

9. 推奨グレーディング決定の工程

修正Delphi法を用いた投票によって，中央値8，見解不一致指数0.164の結果となり，委員会で採択された（7点以上；83.3%）.

10. 関連する他の診療ガイドラインにおける推奨

SSCG 2016[2]では，初期および治療への継続的な評価を推奨しており，その方法の1つとしてベッドサイドでのエコー検査施行をBest Practice Statementとして提示している．

11. 実施に関わる検討事項

心エコーを実施する医療従事者の技量によって，結果にばらつきが出る恐れがあるため，実施に際しては一定のトレーニングや教育を要する．

● 文　献 ●

1) Lanspa MJ, et al. J Intensive Care 2018；6：50
2) Rhodes A, et al. Intensive Care Med 2017；43：304-77

GRADEに則ったCQにおける推奨とエキスパートコンセンサスは，修正Delphi法を用いた投票で決定され，その結果を示しています

投票では推奨草案に対し1から9点までの得点を付けました（1点：同意できない，9点：同意できる）7〜9点と投票した委員の割合も合わせて記載しています

他のガイドラインでの推奨は，発行された年代，PICOの相違があることに注意が必要です

実際に臨床現場で推奨に関わる診療行為を行う際の検討事項を示しています

CQによってはコラムを加え，CQあるいはその領域に関連する話題を記載しています

GRADEに則った推奨とエキスパートコンセンサスは，益と害のバランス，エビデンスの確実性，価値観，容認性，実行可能性を勘案して決定されています

診療フロー集

感染の診断

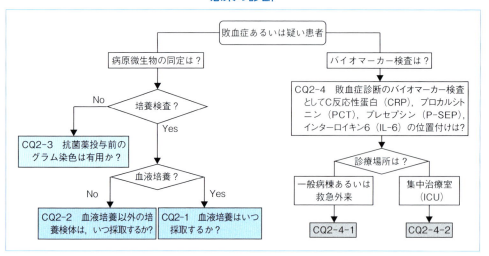

画像診断と感染源のコントロール

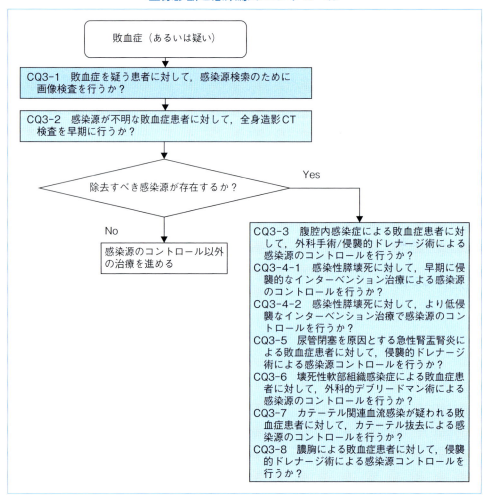

抗菌薬治療

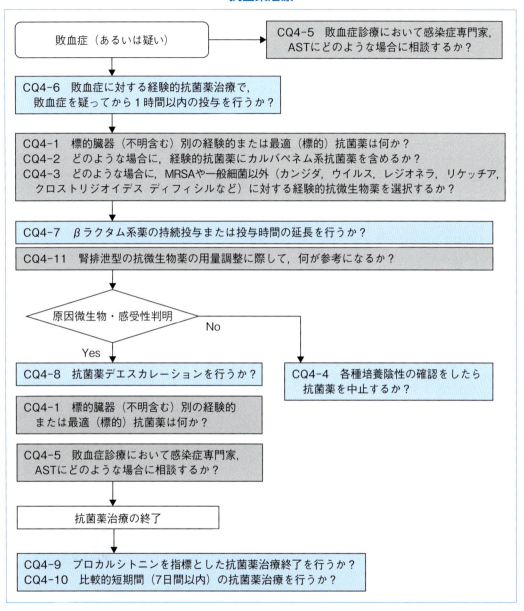

免疫グロブリン（IVIG）療法

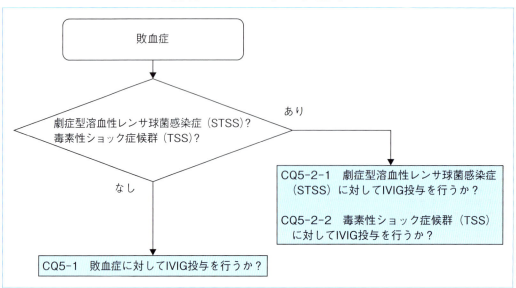

初期蘇生・循環作動薬

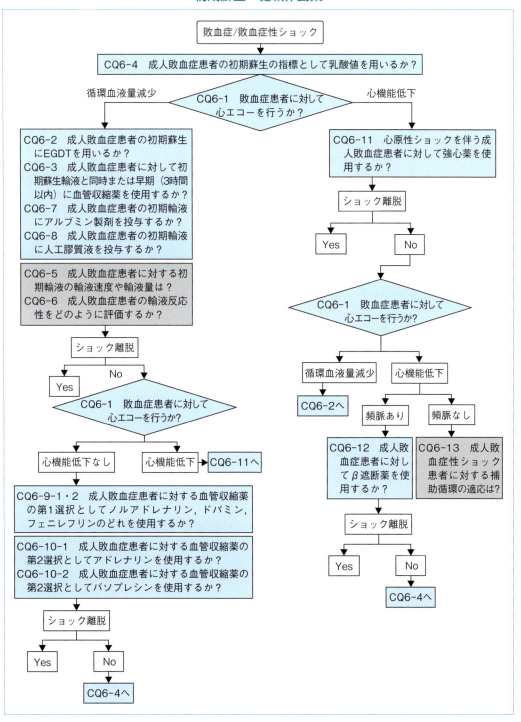

ステロイド療法

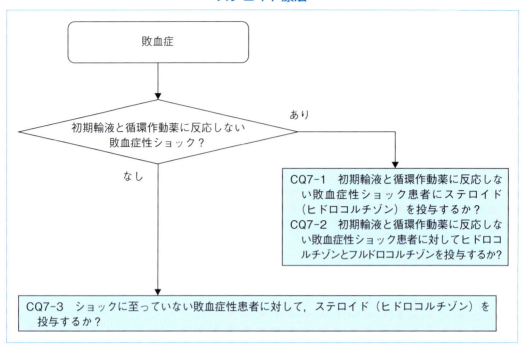

輸血療法

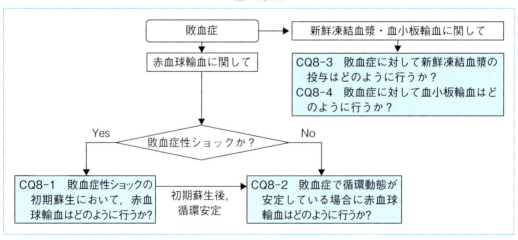

呼吸管理

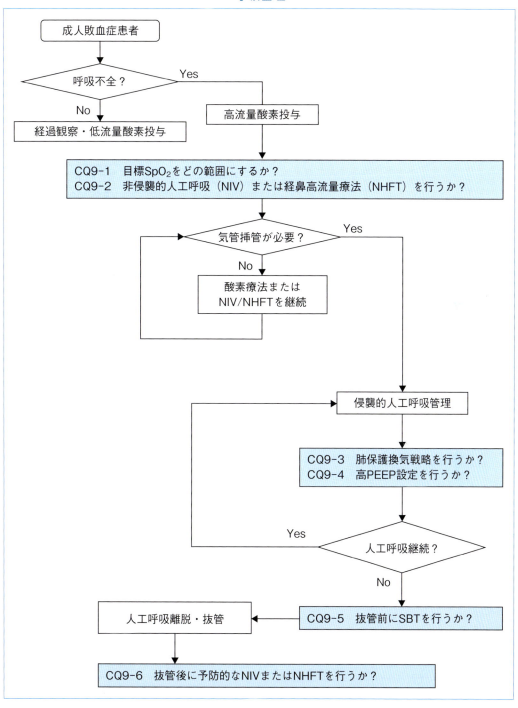

痛み・不穏・せん妄の管理

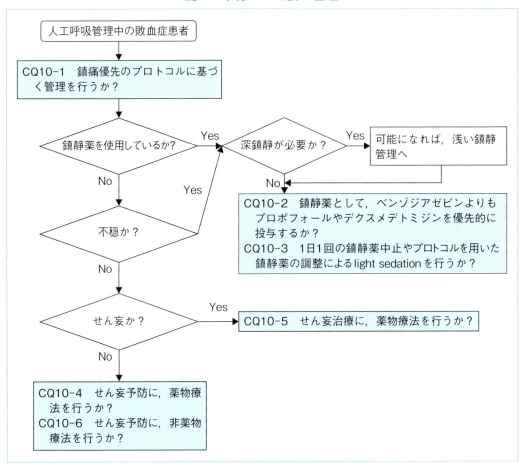

急性腎障害・血液浄化療法

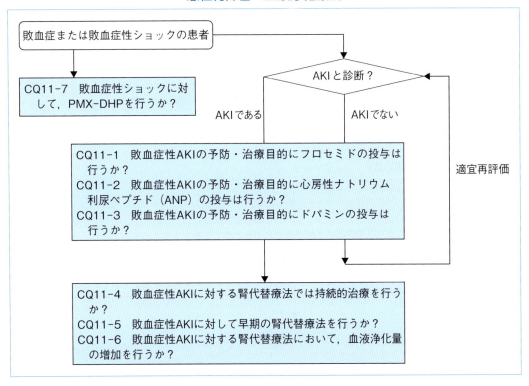

栄養療法

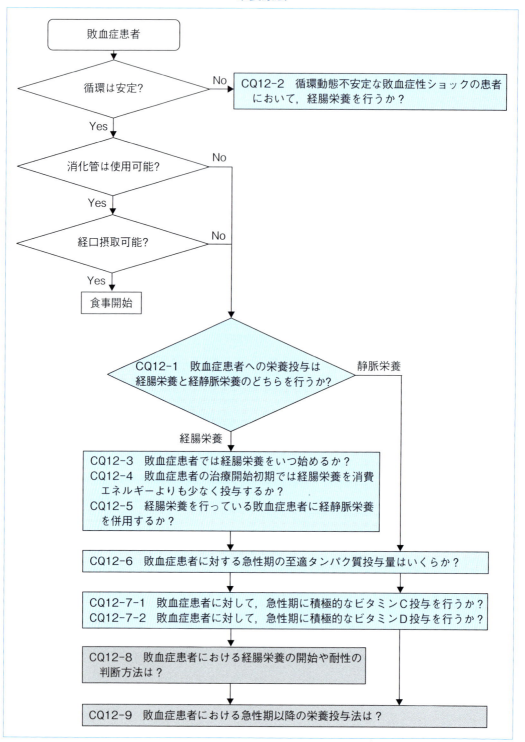

診療フロー集

血糖管理

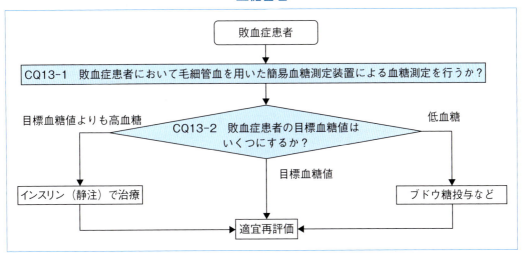

体温管理

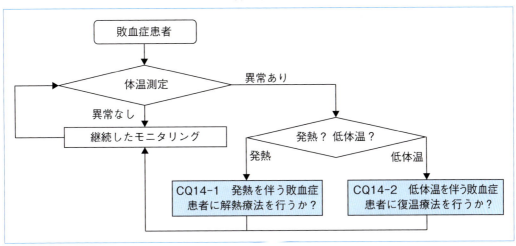

DIC 診断と治療

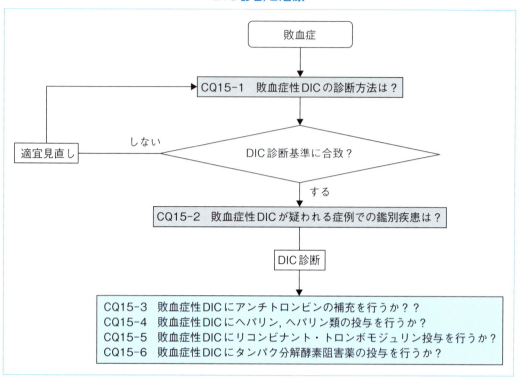

静脈血栓塞栓症対策

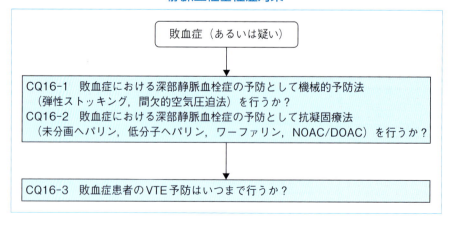

Post-intensive care syndrome (PICS) と ICU-acquired weakness (ICU-AW)

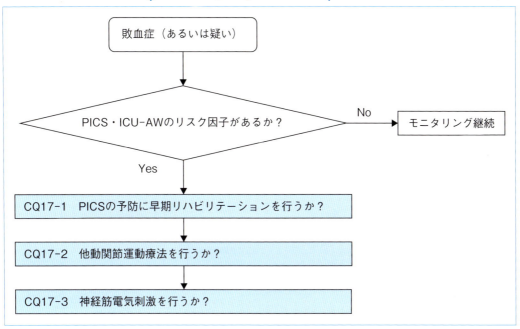

小児敗血症性ショック治療アルゴリズム 2020

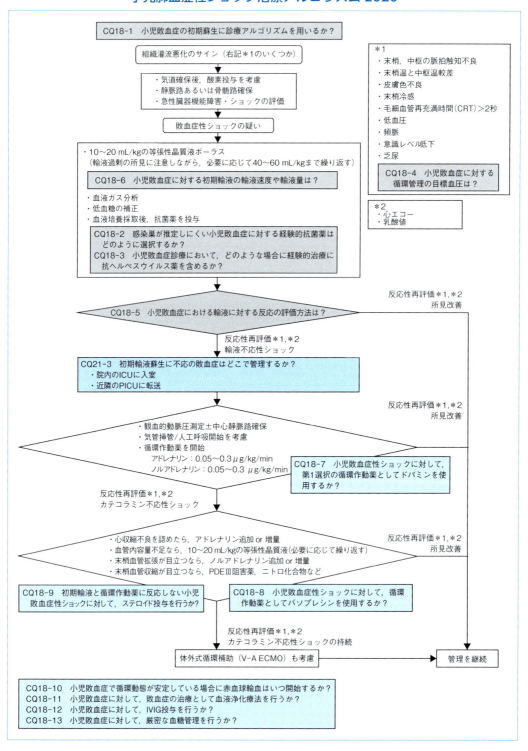

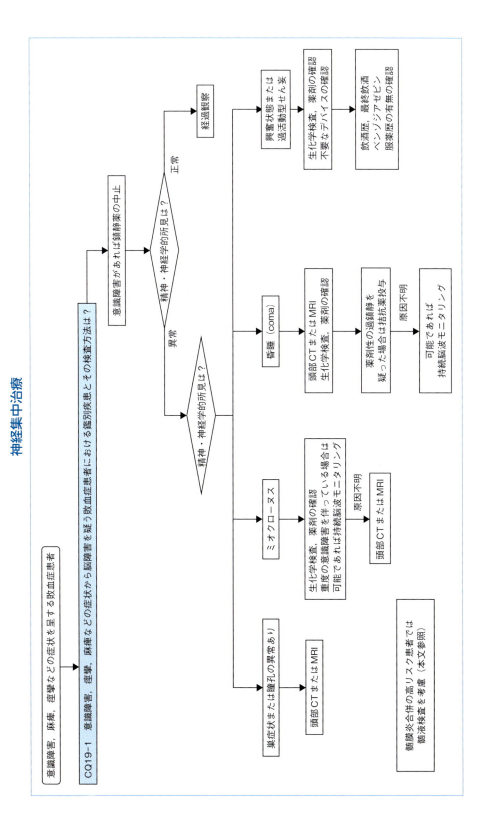

Patient-and Family-Centered Care

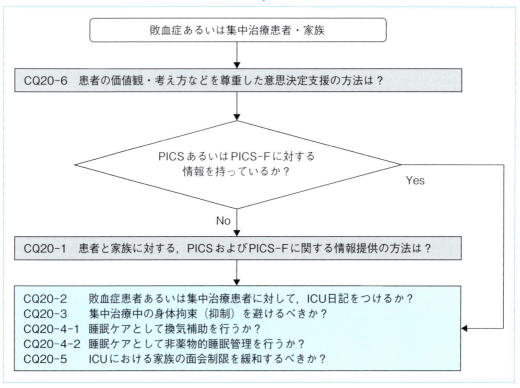

Sepsis treatment system

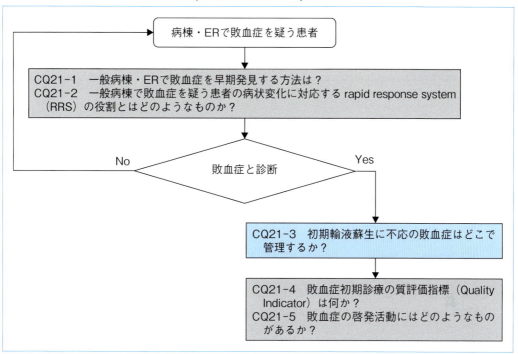

ストレス潰瘍

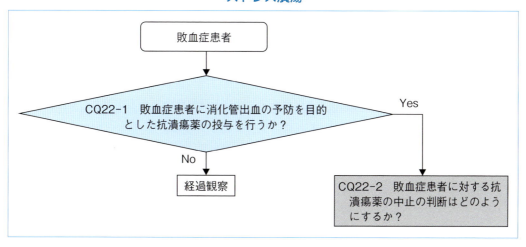

敗血症の定義と診断

CQ1-1 敗血症の定義

Summary

敗血症は，「感染症によって重篤な臓器障害が引き起こされる状態」と定義される．敗血症は，感染症に伴う生体反応が生体内で調節不能な状態となった病態であり，生命を脅かす臓器障害を引き起こす．また，敗血症性ショックは，敗血症の中に含まれる1区分であり，「急性循環不全により細胞障害および代謝異常が重度となり，ショックを伴わない敗血症と比べて死亡の危険性が高まる状態」と定義する．これらは，2016年2月に発表された敗血症の定義「The Third International Consensus Definitions for Sepsis and Septic Shock（Sepsis-3)[1]」に準じる．

1. 解　説

「日本版 敗血症診療ガイドライン（J-SSCG）2020」では，J-SSCG 2016[2-5]と同様に2016年2月に公表されたSepsis-3[1]に準じて，敗血症は感染症により重篤な臓器障害が引き起こされた状態と定義する．また，敗血症性ショックは敗血症に急性循環不全を伴い，細胞障害および代謝異常が重度となる状態と定義する．

1992年に，Sepsis-1[6]の定義が米国集中治療医学会と米国胸部疾患学会により報告され，全身性炎症反応症候群（systemic inflammatory response syndrome：SIRS）の概念が公表された．Sepsis-1により，敗血症は感染症によるSIRSと定義され，菌血症と敗血症は異なる定義として区分されるようになった．しかし，Sepsis-1の定義と診断では，臓器障害の進展や生命予後における診断特異性が低いことが問題とされた．

本ガイドラインで採用したSepsis-3[1]の定義は，感染症における臓器障害の進行に注目したものであり，感染症あるいは感染症を疑う状態において，臓器障害が進展する状態を敗血症として定義している（図1）．Sepsis-1[6]では，感染症あるいは感染症

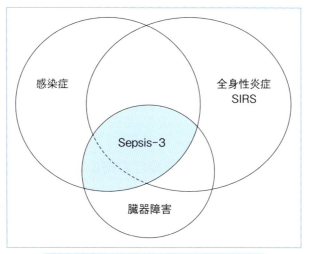

図1 感染症とSIRSと臓器障害の関連性

を疑う状態において全身性炎症反応症候群(SIRS)を合併した場合に敗血症と診断し,さらに臓器障害を進展させた場合に重症敗血症と診断した.Sepsis-3における敗血症とSepsis-1における重症敗血症では,臓器障害にSIRSを伴うかどうかの違いがあることに注意する.

● 文 献 ●

1) Singer M, et al, JAMA 2016 ; 315 : 801-10
2) 西田 修, 他, 日集中医誌 2017 ; 24 : S1-232
3) 西田 修, 他, 日救急医会誌 2017 ; 28 : S1-232
4) Nishida O, et al, J Intensive Care 2018 ; 6 : 7
5) Nishida O, et al, Acute Med Surg 2018 ; 5 : 3-89
6) American College of Chest Physicians/Society of Critical Care Medicine Consensus Conference, Crit Care Med 1992 ; 20 : 864-74

敗血症の定義と診断

CQ1-2 敗血症の診断と重症度分類

Summary

敗血症は，① 感染症もしくは感染症の疑いがあり，かつ ② SOFA 〔sequential (sepsis-related) organ failure assessment〕スコア（表 1）[1] の合計 2 点以上の急上昇として診断される．敗血症および敗血症性ショックの診断フローを図 1 に示す．

敗血症診断は，病院前救護，救急外来，一般病棟における場合と，集中治療室（intensive care unit：ICU）あるいは ICU に準じる場合に分けて考える．病院前救護，救急外来，一般病棟では，感染症あるいは感染症が疑われる場合には，敗血症のスクリーニングとして quick SOFA（qSOFA）（表 2）を評価する．qSOFA は，① 意識変容，② 呼吸数≧22 回/min，③ 収縮期血圧≦100 mmHg の 3 項目で構成される．感染症あるいは感染症が疑われる状態において，qSOFA の 2 項目以上が満たされる場合に敗血症を疑い，早期治療開始や集中治療医への紹介のきっかけとして用いる．

一方，ICU あるいはそれに準じる環境では，SOFA スコア（表 1）を用いる．すでに感染症と診断されている場合や感染症が疑われる状態では，SOFA スコアの推移を評価し，SOFA スコアの 2 点以上の急上昇により敗血症と診断する．

敗血症性ショックは，敗血症の中に含まれる重症度の高い 1 区分であり，「敗血症の中でも急性循環不全により死亡率が高い重症な状態」として区別する．敗血症性ショックの診断は，平均動脈血圧≧65 mmHg 以上を保つために輸液療法に加えて血管収縮薬を必要とし，かつ血中乳酸値 2 mmol/L（18 mg/dL）を超える場合とする．

1. 解　説

　J-SSCG 2020 では，敗血症の重症度分類は，敗血症と敗血症性ショックの 2 つの区分とする．敗血症の定義に従い，感染症あるいは感染症が疑われる状態において，臓器障害の進展に注目して敗血症の診断と治療にあたる．敗血症診断フロー（図 1）は，

J-SSCG 2016，さらに SSCG 2016[2] などの国際的動向に準じる．

● 文　献 ●

1) Vincent JL, et al. Intensive Care Med 1996；22：707-10

2) Rhodes A, et al. Intensive Care Med 2017；43：304-77

敗血症の定義と診断

表1 SOFAスコア

スコア	0	1	2	3	4
意識					
Glasgow Coma Scale	15	13〜14	10〜12	6〜9	<6
呼吸					
PaO_2/FiO_2 (mmHg)	≧400	<400	<300	<200 および呼吸補助	<100 および呼吸補助
循環					
	平均血圧 ≧70 mmHg	平均血圧 <70 mmHg	ドパミン<5 μg/kg/min あるいはドブタミンの併用	ドパミン5〜15 μg/kg/min あるいはノルアドレナリン≦0.1 μg/kg/min あるいはアドレナリン≦0.1 μg/kg/min	ドパミン>15 μg/kg/min あるいはノルアドレナリン>0.1 μg/kg/min あるいはアドレナリン>0.1 μg/kg/min
肝					
血漿ビリルビン値 (mg/dL)	<1.2	1.2〜1.9	2.0〜5.9	6.0〜11.9	>12.0
腎					
血漿クレアチニン値 (mg/dL)	<1.2	1.2〜1.9	2.0〜3.4	3.5〜4.9	>5.0
尿量 (mL/day)				<500	<200
凝固					
血小板数 ($\times 10^3/\mu L$)	≧150	<150	<100	<50	<20

表2 quick SOFA (qSOFA) スコア

意識変容
呼吸数≧22回/min
収縮期血圧≦100 mmHg

感染症あるいは感染症を疑う病態で，qSOFAスコアの3項目中2項目以上が存在する場合に敗血症を疑い，集中治療管理を考慮する．

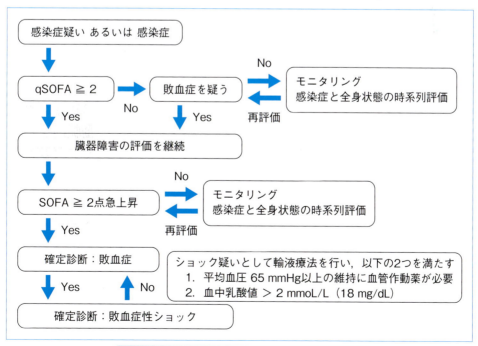

図1 敗血症と敗血症性ショックの診断フロー

53

感染の診断

CQ2-1 血液培養はいつ採取するか？

Answer
抗菌薬投与前に2セット以上採取する（Good Practice Statement）.

1. 背景および本CQの重要度

　敗血症・敗血症性ショックの診療では，原因となる病原微生物の同定が極めて重要であり，適切な治療につながる．血液培養に関する一般的な推奨を記述することは，良質なエビデンスの有無にかかわらず重要であるとされているが，依然として周知徹底されていないため，本ガイドラインでも踏襲する[1,2]．

　救急外来などで，未治療の敗血症疑い患者に対し，アルゴリズム的に抗菌薬投与前に血液培養2セット以上を可及的速やかに採取することが重要である．術後感染や入院患者の敗血症の場合は事前に抗菌薬が投与されている場合が少なくない．このような患者においても，できるだけ早急に血液培養2セット以上を採取することが重要である．

2. 解　説

　一般的に，菌血症は，心内膜炎，中心静脈カテーテル感染，肺炎，膿瘍，骨髄炎，腹腔内感染症，尿路感染症などの感染症で生じ，高い死亡率をきたしている[3]．各種の迅速診断法が開発されているものの[4]，現在でも血液培養は菌血症を診断する上で

の標準的検査法である．血液培養を採取するタイミングに関する良質なエビデンスがなく，本CQに対し明確な推奨の提示はできない．

　これまで，菌血症を疑う症状（発熱，悪寒・戦慄，低血圧，頻呼吸など）の出現，原因不明の低体温，低血圧，意識障害（特に高齢者），白血球数増加や減少，代謝性アシドーシス，免疫不全患者における呼吸不全・急性腎障害・急性肝機能障害などが見られたら敗血症を疑い，できるだけ早急に血液培養を2セット以上採取することが推奨されている[5]．その中でも特に，38.5℃以上の発熱や戦慄が生じた場合は早急に血液培養を2セット以上採取することが勧められている．しかしながら，菌血症の可能性が低い場合の発熱や白血球上昇だけでは，無理に血液培養を採取しなくてもよいとする報告もある[6]．

　原則として，抗菌薬の治療開始が遅滞することのないよう留意しつつ，抗菌薬投与前に採取することが重要である．なぜなら，抗菌薬投与後では検出感度が低下し，菌を同定できない場合が多いためである[7]．抗菌薬治療中であれば，抗菌薬濃度

がトラフ付近，すなわち次回の抗菌薬投与直前に採取する．また，治療に対する反応が乏しく，抗菌薬を変更する際もあらためて採取することが望ましい．

採血量に関しては多く採取すればするほど菌を同定する割合が高くなることは知られている[8]．しかしながら，採血量が多くなると医原性貧血を引き起こす可能性があり，一般的には1セット当たり20〜30 mLの採血量が推奨されている．本邦では，汎用されている血液ボトルが10 mLのものが多いため，1セット当たり20 mLが一般的である．Cheruvankyら[9]は，医療経済学的にも30 mLに比べて20 mLのほうが良いと報告している．

何セット採取するかとの問題に関しては，1セットだけでは感度の低下とコンタミネーションを排除できないことより否定的であり，少なくとも2セット，可能なら3セット採取するのが望ましいとの報告がある[8,10]．実際，血液培養の陽性率は5〜13%に過ぎず，20〜56%でコンタミネーションがあるといわれている[11]．セットの数を増やせば感度は上昇する（1セットなら約80%，2セットなら約89%，3セットなら約98%との報告あり[7]）．なお，4セット以上採取しても感度の上昇は見込めず，患者負担が多くなるので避けるべきである．

コンタミネーションの疑いを減らすために，適切な皮膚消毒，複数セットの採血が必要である．適切な皮膚消毒として，1%グルコン酸クロルヘキシジン，ポピドンヨード，70%アルコールのうちどれが最適な消毒薬かは依然として不明であるが，これらの薬剤を用いて正確な無菌操作を遵守することが重要であることは間違いない[12]．

なお，本CQに関して，担当班から「抗菌薬投与前に2セット以上採取する」という意見文が提案され，委員の全会一致により，「Good Practice Statement（GPS）」として可決された．

● 文　献 ●

1) 西田　修，他，日集中医誌 2017；24：S1-232
2) 西田　修，他，日救急医会誌 2017；28：S1-232
3) Long B, et al, J Emerg Med 2016；51：529-39
4) Huang TD, et al, J Clin Microbiol 2019；57：e01597-18
5) Chandrasekar PH, et al, Arch Intern Med 1994；154：841-9
6) Coburn B, et al, JAMA 2012；308：502-11
7) Phau J, et al, Crit Care 2013；17：R202
8) Cockerill FR, et al, Clin Infect Dis 2004；38：1724-30
9) Cheruvanky A, et al, J Clin Microbiol 2016；54：64-7
10) Lee A, et al, J Clin Microbiol 2007；45：3546-8
11) Lamy B, et al, Front Microbiol 2016；7：697
12) Kiyoyama T, et al, J Clin Microbiol 2009；47：54-8

感染の診断

CQ2-2 血液培養以外の培養検体は，いつ採取するか？

Answer

抗菌薬投与前に必要に応じて血液培養以外の各種培養検体を採取する（Good Practice Statement）．

1. 背景および本CQの重要度

　敗血症・敗血症性ショックの診療において，感染臓器および原因微生物の同定は極めて重要である．J-SSCG 2016においても，臨床像から感染源となっている可能性が否定できない部位からの検体を抗菌薬開始前に採取しておくことは感染臓器および原因微生物の同定に極めて重要であることが述べられており[1,2]，本CQの重要度は高い．

2. 解　説

　血液培養は血流感染や菌血症を診断する標準的検査法とみなされている．敗血症性ショック患者では血液培養検査の陽性率は69％との報告があるが，発熱があるからといって血液培養検査を行っても陽性率は高くないため，血液培養には限界がある[3]．特に，尿路感染，肺炎，髄膜炎といった感染症によって生じた敗血症の場合，血液培養だけで感染臓器および原因微生物を同定することは極めて難しい．多くのガイドラインでは，臨床像より感染源となっている可能性が否定できない部位から検体を，できる限り抗菌薬開始前に採取することは，

予後を改善するというエビデンスはないものの推奨されている[4-6]．

　肺炎に関しては，肺炎の病態によって診断，治療は異なるが，喀痰培養が診断の手助けになる．しかしながら，喀痰は上気道のコンタミネーションのリスクを伴っているため，胸水，血液培養の結果と一致していない場合には解釈に注意が必要である．患者が重症で人工呼吸管理のために気管挿管されている場合，気管内吸引痰を採取して定量培養を行い，菌数が10^4 CFU/mL以上であれば原因菌の可能性が高いと報告されている（抗菌薬投与前の吸引痰で，感度90％，特異度77％）[7]．また，人工呼吸器関連肺炎の診断においては，気管内吸引痰で菌が分離されない場合には原因菌でない確率が94％であるとの報告がある[8]．さらに，肺炎が原因または合併しているARDSの場合にも，気管支肺胞洗浄液の微生物検索は治療方針決定のためにも重要であり，患者の免疫力が低下している場合は，ニューモシスチス肺炎や肺真菌症の除外のためにも有用である[9]．

　尿路感染症の多くは，大腸常在菌による

上行性尿路感染であり，原因菌の証明と薬剤感受性を調べるために抗菌薬投与前に尿培養検査を施行する．再発性または難治性の場合には抗菌薬投与が行われているため，2〜3日間の抗菌薬休薬をはさんで尿培養検査を施行する[5,10]．

　細菌性髄膜炎に関しては，血液培養・髄液培養の有用性を確認したRCTはないが，頭部CTや臨床所見より脳ヘルニアが疑われず，腰椎穿刺が禁忌でない限り，頭痛，意識障害などにより髄膜炎を疑うすべての患者に抗菌薬投与前に髄液を採取することが望ましい[6]．しかしながら，髄液採取に時間がかかる場合には抗菌薬投与を優先すべきである．髄液培養の陽性率は未治療では70〜80%，抗菌薬治療後では50%以下といわれている[11]．細菌性髄膜炎において，髄液培養の陽性率は採取量が多いほど，また遠心（1,500〜2,500×g，15分）を行うほど検出率は高くなる[12]．

　なお，本CQに関して，担当班から「抗菌薬投与前に必要に応じて血液培養以外の各種培養検体を採取する」という「GPS文案」が提案され，委員の全会一致により，

可決された．

● 文　献 ●

1) 西田　修，他，日集中医誌 2017；24：S1-232
2) 西田　修，他，日救急医会誌 2017；28：S1-232
3) Coburn B, et al, JAMA 2012；308：502-11
4) 日本呼吸器学会成人肺炎診療ガイドライン 2017 作成委員会 編，成人肺炎診療ガイドライン 2017
5) 山本新吾，他，日化療会誌 2015；64：1-30
6) 「細菌性髄膜炎診療ガイドライン」作成委員会 編，細菌性髄膜炎診療ガイドライン 2014
7) El Solh AA, et al, Crit Care 2007；11：R57
8) Blot F, et al, Am J Respir Crit Care Med 2000；162：1731-7
9) 3学会合同 ARDS診療ガイドライン 2016 作成委員会 編，ARDS診療ガイドライン 2016
10) Ishikawa K, et al, J Infect Chemother 2011；17：126-38
11) McGill F, et al, Lancet 2016；388：3036-47
12) Gray LD, et al, Clin Microbiol Rev 1992；5：130-45

感染の診断

CQ2-3 抗菌薬投与前のグラム染色は有用か？

> ## Answer
> 経験的治療に採用する抗菌薬を選択する際に，培養検体のグラム染色所見を参考にすることを弱く推奨する（エキスパートコンセンサス：エビデンス不十分）．

1. 背景および本CQの重要度

J-SSCG 2016[1,2]で指摘されたように，経験的治療に採用する抗菌薬を選択する際に，グラム染色所見を参考にするというプラクティスは広く普及しており，病態生理の側面からも一定の妥当性があると考える．また，実際にグラム染色は簡便で迅速に施行することができ，しかも安価である．本ガイドラインにおいてもグラム染色が有用であるか否かは，重要な課題であり，意見を記述しておくべきであると考える．

2. PICO

P（患者）：感染症，敗血症，敗血症性ショックを疑う患者．

I（介入）：血液培養検査判明前にグラム染色を行う．

C（対照）：非介入．

O（アウトカム）：病院死亡，ICU滞在日数，あらゆる重篤な副作用，感染性合併症，血圧低下．

3. エビデンスの要約

システマティックレビューを行ったが，PICOに合致するRCTは存在しなかった．

4. 益と害のバランス

望ましい効果：経験的治療で用いる抗菌薬を選択する際に，参考になる場合がある．また，市中肺炎，尿路感染，細菌性髄膜炎などで比較的良好な特異度が報告されている．

IDSAの市中肺炎のガイドライン2019[3]では，治療前の喀痰のグラム染色と培養は行うべきとなっている．

JAID/JSC感染症治療ガイドライン2015[4]の尿路感染症・男性性器感染症では，カテーテル関連尿路感染症の場合，尿のグラム染色が原因菌の推定に役立つことが示されている．成人肺炎患者において，入院患者の下気道から分離される菌は定着菌であることも多いため，好中球貪食像の有無による起炎菌の判定にグラム染色が有用である．グラム染色所見に基づく抗菌薬選択は適切なempiric therapyにつながり，

definitive therapy につながる場合も多い.

細菌性髄膜炎診療ガイドライン 2014[5]では, グラム染色が簡易で, 速やかに結果が得られる検査であり, 感度 50〜90%, 特異度 60〜90%, 最小検出感度 105 cfu/mL であることが報告されている. また, 菌株により検出感度が高いものもある（肺炎球菌 90%, インフルエンザ菌 86%, 髄膜炎菌 75%など）.

望ましくない効果：本検査結果のみで抗菌薬を選択すると, 重症病態にもかかわらず不適切な狭域抗微生物薬が選択されるリスクがある. また, 検査施行者により感度・特異度が影響され, 不適切な抗菌薬選択のリスクがある. また, IDSA の市中肺炎のガイドライン 2019[3]では, 抗菌薬投与により菌株が変化する可能性があるため, 治療後に得られた喀痰におけるグラム染色は推奨しないことになっている.

益と害のバランス：PICO に合致する RCT は存在せず不明であるが, 患者の状態によってそのバランスは異なると考えられる. グラム染色は簡便で迅速に施行することができ, しかも安価であることから, その有用性と限界を理解した上で行うことは, おそらく益が害を上回るものと考えられる.

5. アウトカム全般に関するエビデンスの確実性

システマティックレビューを行ったが, PICO に合致する RCT は存在しなかった.

6. 価値観

死亡率が低下することは, 患者・家族は一般的に重視すると考えられ, 不確実性やばらつきはないと考える.

7. 容認性

グラム染色は簡便で迅速に施行することができ, しかも安価であることから, 容認性はおそらく妥当なものといえる.

8. 推奨グレーディング決定の工程

修正 Delphi 法を用いた投票によって, 中央値 8, 見解不一致指数 0.015 の結果となり, 委員会で採択された（7 点以上：91.7%）.

9. 関連する他の診療ガイドラインにおける推奨

市中肺炎, 尿路感染, 細菌性髄膜炎などのガイドラインにおいて, グラム染色の有用性, 欠点に関して指摘されている. 詳細は,「4. 益と害のバランス」に記載したとおりである.

10. 実施に関わる検討事項

検査前に抗菌薬を投与してしまった場合や, 抗菌薬の投与を急ぐ場合, 益と害のバランスが異なる可能性がある.

● 文 献 ●

1) 西田 修, 他, 日集中医誌 2017；24：S1-232
2) 西田 修, 他, 日救急医会誌 2017；28：S1-232
3) Metlay JP, et al, Am J Respir Crit Care Med 2019；300：e45-67
4) 山本新吾, 他, 日化療会誌 2015；64：1-30
5)「細菌性髄膜炎診療ガイドライン」作成委員会 編, 細菌性髄膜炎診療ガイドライン 2014

感染の診断

CQ2-4-1

一般病棟あるいは救急外来において，敗血症診断のバイオマーカー検査としてC反応性蛋白(CRP)，プロカルシトニン(PCT)，プレセプシン(P-SEP)，インターロイキン6(IL-6)の位置づけは？

Answer

一般病棟あるいは救急外来において，敗血症を疑った時のバイオマーカー検査の感度，特異度は，CRPでは59%，79%，PCTでは74%，81%，P-SEPでは75%，74%，IL-6では78%，78%であった．したがって，バイオマーカー単独による敗血症診断は一般的に困難と考えられ，その使用はいずれも全身状態観察などに加えた補助的な位置づけといえる(BQに対する情報提示)．

1. 背景および本CQの重要度

敗血症(Sepsis-3)の診断は，現在「重篤な臓器障害を認める感染症」となっている．しかし，臨床上感染症を疑うが確定診断に直ちには至らない場合，治療方法の選択に苦慮する場合が少なくない．このような場合，バイオマーカーの利用可能性を確認する価値がある．バイオマーカーとしては，C反応性蛋白(CRP)，プロカルシトニン(PCT)，プレセプシン(P-SEP)，インターロイキン6(IL-6)の4種類のバイオマーカーが用いられている．これらのバイオマーカーに関して，J-SSCG 2016では，救急外来や一般病棟などの非重症患者において敗血症が疑われる場合，感染症診断の補助検査としてP-SEP，PCT，IL-6を日常的には評価しないことを弱く推奨すると提言した[1,2]．その後，バイオマーカーに関する数多くの報告がなされ，本ガイドラインにおいても，一般病棟あるいは救急外来における敗血症診断目的で4種類のバイオマーカーを評価することが必要であると考え取り上げた．

2. 本CQがBackground Question(BQ)となった経緯について

本CQは当初，「感染症診断にバイオマーカーとしてC反応性蛋白(CRP)，プロカルシトニン(PCT)，プレセプシン(P-SEP)，インターロイキン6(IL-6)のいずれを用いるか？」というGRADEに則ったCQであった．しかし，感染症診断となると，対象疾患が非常に広範囲となるため，本ガイドラインの特性を鑑みて全身状態に悪影響を及ぼすような重篤な病態である敗血症に焦点を置くこととなった．システマティックレビュー(SR)はCQ2-4-2と合わせて網羅的文献検索を行い，その抽出論

文から「一般病棟あるいは救急外来部門」あるいは，「集中治療部門」に分けて診断精度研究のSRを行った．「一般病棟あるいは救急外来部門」で対象となった論文は計11編で，各バイオマーカーのメタ解析で統合された論文は，CRP 8編，PCT 10編，P-SEP 4編，IL-6 4編である．

その結果を基にエビデンスプロファイル（EP），Evidence to decision（EtD）をまとめ，「PCT，P-SEP，IL-6の診断精度は比較的正確であると考えられるが，患者や家族における重要なアウトカムに対する効果のバランスは拮抗していることから，CRPも含め，いずれのバイオマーカーも弱い非推奨」としてAnswerを提示し，委員会での投票が行われた．

2回の投票の結果，合意形成に至らず（同意中央値7点，不一致指数0.1826），委員からは，これまで広く日常的に測定しているCRP，PCT，P-SEPなどの検査を行わなくてよいと解釈され，バイオマーカー測定が行われなくなることが懸念されるとの意見が出された．委員会で議論を重ねた結果，最終的に本CQはBQとして扱う方針となった．

3. 解　説

以下の解説は，SRの結果およびGRADEの推奨工程として作成したEP*を参考に作成した．

本CQにおけるSRの結果では，一般病棟あるいは救急外来において，敗血症を疑った時のバイオマーカー検査の感度，特異度は，CRPでは59%，79%，PCTでは74%，81%，P-SEPでは75%，74%，IL-6では78%，78%であった．実際の臨床で

は，CRPのみしか測定できない施設もあれば，複数のバイオマーカーが測定可能な施設もある．そのため敗血症を疑った場合の補助としてCRPを用いるのであれば，PCT，P-SEP，IL-6よりも感度が劣ることを考慮する必要がある．もし，CRPに加えPCT，P-SEP，IL-6のいずれかのバイオマーカーを測定可能な施設であれば，上記SRの結果から敗血症を疑う補助として，より参考になる可能性がある．このように，これらのバイオマーカーは一部の症例に対して有意義な結果をもたらす可能性もあるが，測定結果の解釈は，患者の状況，採血した時間，場所など様々な要因により変化することにも注意が必要である．そのため，メタ解析から得られた感度，特異度を具体的に提示した上で，様々な状況下に置かれた読者に個々に判断していただくこととした．

当委員会では，本CQに対して，「バイオマーカー単独による敗血症診断は一般的に困難と考えられ，その使用はいずれも全身状態観察などに加えた補助的な位置づけといえる」というAnswerを提示する．

*メタ解析に用いた論文，エビデンスプロファイル（EP）についてはガイドライン本編の引用文献，表を参照．

● 文　献 ●

1) 西田　修，他，日集中医誌 2017；24：S1-232
2) 西田　修，他，日救急医会誌 2017；28：S1-232

感染の診断

CQ2 4-2

ICU において，敗血症診断のバイオマーカー検査として C 反応性蛋白（CRP），プロカルシトニン（PCT），プレセプシン（P-SEP），インターロイキン 6（IL-6）の位置づけは？

Answer

ICU において，敗血症を疑った時のバイオマーカー検査の感度，特異度は，CRP では 71％，61％，PCT では 74％，70％，P-SEP では 82％，73％，IL-6 では 72％，76％であった．したがって，バイオマーカー単独による敗血症診断は一般的に困難と考えられ，その使用はいずれも全身状態観察などに加えた補助的な位置づけといえる（BQ に対する情報提示）．

1. 背景および本 CQ の重要度

敗血症（Sepsis-3）の診断は，現在「重篤な臓器障害を認める感染症」となっている．しかし，臨床上感染症を疑うが確定診断に直ちには至らない場合，治療方法の選択に苦慮する場合が少なくない．このような場合，バイオマーカーの利用可能性を確認する価値がある．バイオマーカーとしては，C 反応性蛋白（CRP），プロカルシトニン（PCT），プレセプシン（P-SEP），インターロイキン 6（IL-6）の 4 種類が ICU において診断目的で用いられている．これらのバイオマーカーに関して，J-SSCG 2016 では，ICU などの重症患者において敗血症が疑われる場合，感染症診断の補助検査として P-SEP または PCT を評価することを弱く推奨し，IL-6 を日常的には評価しないことを弱く推奨するとした[1,2]．その後，バイオマーカーに関する数多くの報告が

なされ，本ガイドラインにおいても ICU における敗血症診断目的で 4 種類のバイオマーカーを評価することが必要であると考え取り上げた．

2. 本 CQ が Background Question（BQ）となった経緯について

本 CQ は当初，「感染症診断にバイオマーカーとして C 反応性蛋白（CRP），プロカルシトニン（PCT），プレセプシン（P-SEP），インターロイキン 6（IL-6）のいずれを用いるか？」という GRADE に則った CQ であったが，本ガイドラインの特性を鑑みて全身状態に悪影響を及ぼすような重篤な病態である敗血症に焦点を置くこととなった．システマティックレビュー（SR）は CQ2-4-1 と合わせて網羅的文献検索を行い，その抽出論文から「一般病棟あるいは救急外来部門」あるいは「集中治療部門」

に分けて診断精度研究のSRを行った.「集中治療部門」で対象となった論文は計9編で,各バイオマーカーのメタ解析で統合された論文は,CRP 7編,PCT 9編,P-SEP 4編,IL-6 6編である.

　その結果を基にエビデンスプロファイル(EP),Evidence to decision(EtD)をまとめ,GRADEで評価を行い,「集中治療室において敗血症診断のバイオマーカーとして,CRP,PCT,P-SEPを測定することを弱く推奨する.IL-6を測定しないことを弱く推奨する」という推奨文を提示し,委員会での投票が行われた.2回の投票の結果,合意形成に至らなかった(同意中央値7点,不一致指数0.0184).委員からは,「感染症ではなく敗血症の診断において,バイオマーカー単独の役割はあくまで補助的である」「CRPがPCT,P-SEPと同じ弱い推奨,IL-6だけが弱い非推奨とする評価は,適切とはいえない」などの意見が出された.委員会で議論を重ねた結果,最終的に本CQはBQとして扱うほうが適切と判断した.

3. 解　説

　以下の解説は,SRの結果およびGRADEの推奨工程として作成したEP*を参考に作成した.

　本CQにおけるSRの結果では,ICUにおいて,敗血症を疑った時のバイオマーカー検査の感度,特異度は,CRPでは71%,61%,PCTでは74%,70%,P-SEPでは82%,73%,IL-6では72%,76%で

あり,この結果は,感度,特異度とも十分に高いとも,低いともいえないものである.

　SRに用いた個々の論文[3-6]からは,バイオマーカーが敗血症の診断に対して有意義な結果をもたらす可能性も示唆される.一方で,バイオマーカー測定結果が,患者の状況,採血した時期など様々な要因により変化したり,細菌の種類,感染部位によっても影響を受けることにも注意が必要である.そのため,メタ解析から得られた感度,特異度を具体的に提示した上で,様々な状況下に置かれた読者に個々に判断していただくこととした.

　当委員会では,「バイオマーカー単独による敗血症診断は一般的に困難と考えられ,その使用はいずれも全身状態観察などに加えた補助的な位置づけといえる」というAnswerを提示する.

＊メタ解析に用いた論文,エビデンスプロファイル(EP)についてはガイドライン本編の引用文献,表を参照.

● 文　献 ●

1) 西田　修, 他, 日集中医誌 2017；24：S1-232
2) 西田　修, 他, 日救急医会誌 2017；28：S1-232
3) Ali FT, et al, Clin Chim Acta 2016；460：93-101
4) Balci C, et al, Crit Care 2003；7：85-90
5) Du B, et al, Chin Med J (Engl) 2003；116：538-42
6) Angeletti S, et al, Dis Markers 2015；2015：951532

画像診断と感染源のコントロール

CQ3-1 敗血症を疑う患者に対して，感染源検索のために画像検査を行うか？

Answer
感染源が明らかでない場合は，感染源検索のために画像検査を行う (Good Practice Statement).

1. 背景および本CQの重要度

早期の感染源のコントロールは，敗血症患者の転帰改善につながる重要な治療法である．そのため敗血症を疑う患者に対して，コントロールが必要な感染源が存在するかどうかを早期に評価することは重要であり，その手段として画像検査を考慮する必要があると考え，本CQの立案に至った．

2. 解 説

感染源検索のための画像検査には，単純X線，超音波検査，CT検査，MRI検査があり，部位により有用性の高い検査方法は異なる．以下に各臓器・疾患に特有と考えられる画像診断法について解説する(**表1**).

1 頭頸部
- **脳膿瘍**：CT検査はMRI検査に比して緊急検査として施行しやすいため，先行して施行される場合が多い．造影MRI検査は，膿瘍の被膜や周囲組織への炎症の波及を検出できるため最も推奨される画像検査である．
- **頸部膿瘍（降下性縦隔炎）**：体表に近い頸部膿瘍は超音波検査で検出可能であるが，深頸部の膿瘍の検出には限界があり，CT検査が有用である．造影剤を用いたCT検査は，感染による液体貯留と血管などの構造物を明瞭に鑑別できるため推奨される検査である．

2 胸 部
- **膿胸**：単純X線検査，超音波検査は第1選択の検査である．膿胸を疑う際，造影CT検査は感染源のコントロールの実施や治療経過の評価を行うための指標として有用な検査である．
- **感染性心内膜炎**：感染性心内膜炎の診断基準（Dukeの診断基準）の2大項目の1つは心臓超音波検査所見であり，感染性心内膜炎を疑う場合は，全症例に対して，経胸壁心臓超音波検査をファーストライン（first-line）として実施する．経食道心臓超音波検査の感染性心内膜炎に対する診断精度は，経胸壁に比べ優れているため，必要例に経食道心臓超音波検査を追加することが推奨されている．

3 腹 部
- **腸管穿孔・腹膜炎**：単純X線検査，超音波検査は最初に施行される検査である．さらに評価が必要な場合は，引き続きCT検査を行う．臓器や腸管の虚血の有無など詳細な評価が必要な場合は，造影CT検査が推奨される（急性腹症ガイドライン）．

画像診断と感染源のコントロール

表1　感染源のコントロールが必要な疾患と画像検査

部　位	疾　　患	主に想定される検査			
		単純X線	超音波検査	CT検査	MRI検査
頭頸部	脳膿瘍・髄膜脳炎			○ 造影	○ 造影，FLAIR像 （脳炎）
	頸部膿瘍（降下性縦隔炎）		○	○ 造影	
胸部	膿胸	○	○	○ 造影	
	感染性心内膜炎		○		
腹部	腸管穿孔・腹膜炎	○	○	○ 造影	
	胆嚢炎・胆管炎		○	○ 造影	○ （MRI/MRCP）
	閉塞性尿路感染症	○	○	○	
その他	壊死性軟部組織感染症			○ 造影	

経胸壁に比べ経食道心臓超音波検査のほうが感染性心内膜炎の診断精度は優れている．

・**胆嚢炎・胆管炎**：超音波検査・CT検査は最も推奨される検査である．造影CT検査では有用な所見を描出できる．また，MRI/MRCPも画像検査の選択肢として推奨されている．

・**閉塞性尿路感染症**：超音波検査がファーストラインとして実施すべき検査である．もし，閉塞性尿路感染症を疑う所見を認めれば，閉塞の原因を精査するためにCT検査を実施することが推奨されている．

4　その他

　壊死性軟部組織感染症：造影CT検査は軟部組織の腫脹や軟部組織内の液体貯留を検出可能であり，施行すべき検査である．しかしながら，壊死性筋膜炎の確定診断を造影CT検査のみでは行えない．壊死性筋膜炎の確定診断は，外科的に皮下組織・筋膜を試験開創し，筋膜・筋を直接観察することが必要である．

　画像検査は，最適な治療法の選択を可能にするという観点で有益である．一方，X線被曝・造影剤使用のリスク，特に重症患者の場合は検査室へ移動中の急変のリスクなどの害があることも十分に認識する必要がある．

画像診断と感染源のコントロール

CQ3-2 感染源が不明な敗血症患者に対して，全身造影CT検査を早期に行うか？

Answer
感染源が不明な敗血症患者に対して，可及的速やかに全身造影CT検査を行うことを弱く推奨する（エキスパートコンセンサス：エビデンス不十分）．

1. 背景および本CQの重要度

敗血症では，感染源に対する早期に適切な治療介入が推奨されている[1]．感染源が不明である場合，早期に感染源の検索を行うことは治療方針を策定するためにも必要不可欠であり，本邦で普及している画像診断としてのCT検査を行うことは，局所診断および感染源の重症度を判断するためにも重要である．そのため，本ガイドラインのCQとして取り上げた．

2. PICO

P（患者）：感染源が不明な敗血症，敗血症性ショック患者．

I（介入）：全身造影CT検査を行う．

C（対照）：全身造影CT検査を行わない．

O（アウトカム）：28日死亡，病院死亡，ICU滞在日数，造影剤腎症，検査移動のリスク．

3. エビデンスの要約

システマティックレビューの結果，PICOに合致した敗血症診断基準を満たした患者および集中治療患者を対象としたRCTは，過去に施行されていないことが確認された．

4. 益と害のバランス

望ましい効果：感染源が不明な敗血症では，標準治療を行っても全身状態の改善に至らない可能性がある．したがって，生命予後改善のためには早期に全身造影CT検査を施行し，感染源を明らかにする努力が必要であり，その結果によって患者にとって望ましい治療介入が可能となると考えられる．

望ましくない効果：全身造影CT検査に際しては，ICUや病棟からの移動が必要である．ショック合併している場合など移動に伴うさらなる循環動態の不安定化が懸念される．また，造影剤を使用することから，ヨード剤アレルギーや造影剤腎症の発症も懸念される．

益と害のバランス：PICOに合致するRCTは存在せず，不明であるが，患者の状態によってそのバランスは異なると考えられる．少なくとも感染源が不明である場合には，全身造影CT検査を施行することにより感染源が判明する可能性がある．移動に伴う循環動態の不安定化や造影剤腎症，ヨード剤アレルギーなどの害との比較では

益が上回るものと考えられる.

5. アウトカム全般に関する エビデンスの確実性

システマティックレビューを行ったが,PICO に合致する RCT は存在しなかった.

6. 価 値 観

死亡率が低下することについて,患者・家族は一般的に重視すると考えられ,不確実性やばらつきはないと考えられる.

7. 容 認 性

検査室への移動を伴うため,医師,看護師などの医療従事者の仕事量が増大するが,ICU での仕事の範疇であり,特にその影響は少ないと考えられる.全身造影 CT 撮像に伴うコストの増大があるが,全体の診療に占める割合は非常に少なく容認性は妥当なものといえる.

8. 実行可能性

本邦は世界の中で人口当たりの CT 撮像装置の普及が最も進んだ地域であり,敗血症診療を行う多くの施設に装備されており,実行可能であると考えられる.

9. 推奨グレーディング決定の 工程

修正 Delphi 法を用いた投票によって,中央値 8,見解不一致指数 0.164 の結果となり,委員会で採択された(7 点以上:95.8%).

10. 関連する他の診療ガイド ラインにおける推奨

Surviving Sepsis Campaign Guidelines 2016 では,画像診断を行うことを強く推奨している[2].

11. 実施に関わる検討事項

感染源の検索としてすべての臓器に対し造影 CT が有用とは限らない.臓器に特異的な検査方法が優先される場合もあり,感染源不明の敗血症における臓器別の造影 CT の有用性について検討が必要である.

● 文 献 ●

1) De Waele JJ, Arch Surg 2010；395：489-94
2) Rhodes A, et al, Intensive Care Med 2017；43：304-77

画像診断と感染源のコントロール

CQ3-3 腹腔内感染症による敗血症患者に対して，外科手術/侵襲的ドレナージ術による感染源のコントロールを行うか？

Answer

腹腔内感染症による敗血症患者に対して，可及的速やかに外科手術/侵襲的ドレナージ術（膿瘍ドレナージ，胆道/胆嚢ドレナージを含む）による感染源のコントロールを行うことを弱く推奨する（エキスパートコンセンサス：エビデンス不十分）.

1. 背景および本CQの重要度

腹腔内感染症は，適切な感染源のコントロール（外科手術または膿瘍/胆道/胆嚢ドレナージを含むドレナージ術）の必要な病態であり，敗血症ガイドラインに取り上げる重要臨床課題である．そのため，本ガイドラインのCQとして取り上げた．

2. PICO

P（患者）：腹腔内感染症による敗血症患者.

I（介入）：感染源のコントロール〔外科手術またはドレナージ術（膿瘍ドレナージ，胆道/胆嚢ドレナージを含む）〕を行う.

C（対照）：感染源のコントロール〔外科手術またはドレナージ術（膿瘍ドレナージ，胆道/胆嚢ドレナージを含む）〕を行わない.

O（アウトカム）：28日死亡，病院死亡，ICU滞在日数，病院滞在日数，感染源のコントロールに伴う合併症.

3. エビデンスの要約

システマティックレビューの結果，PICOに合致した敗血症診断基準を満たした患者および集中治療患者を対象としたRCTは，過去に施行されていないことが確認された.

4. 益と害のバランス

望ましい効果：下部消化管穿孔による汎発性腹膜炎など，感染源のコントロールを行わずに通常の抗菌薬治療のみでは改善する可能性が非常に乏しい腹腔内感染症による敗血症では，迅速な感染源のコントロールを行うことにより患者に益する可能性が高いと考える.

望ましくない効果：実際の臨床で生じ得る予想される害としては，外科手術またはドレナージ術施行に関連し，出血・臓器損傷・生体侵襲による全身状態悪化・感染などが考えられる.

益と害のバランス：PICO に合致する RCT は存在せず，効果のバランスは不明である．腹腔内感染症による敗血症は外科手術またはドレナージ術（膿瘍ドレナージ，胆道/胆囊ドレナージを含む）を行って得られる利益と，外科手術またはドレナージ術に関連する出血・臓器損傷・生体侵襲による全身状態悪化・感染などの害を比較しても，おそらく益が害を上回ると考えられる．

5. アウトカム全般に関するエビデンスの確実性

システマティックレビューを行ったが，PICO に合致する RCT は存在しなかった．

6. 価 値 観

死亡率が低下することは，患者・家族は一般的に重視すると考えられ，不確実性やばらつきはないと考える．

7. 容 認 性

外科手術またはドレナージ術（膿瘍ドレナージ，胆道/胆囊ドレナージを含む）は保険診療で認められた標準的治療法であり，原因の解消を行わなければ，回復する可能性は低く，迅速な感染源のコントロールを行うことは患者にとって益が害を上回る可能性が高いことから，容認性はおそらく妥当なものと考える．

8. 実行可能性

外科手術またはドレナージ術（膿瘍ドレナージ，胆道/胆囊ドレナージを含む）は，敗血症診療を行う多くの施設で実行可能であると考えられる．しかしながら，状況によっては実行不可能な場合は，迅速に施行可能な施設への移送などの負担が存在する．

9. 推奨グレーディング決定の工程

修正 Delphi 法を用いた投票によって，中央値 8，見解不一致指数 0.292 の結果となり，委員会で採択された（7 点以上：91.7％）．

10. 関連する他の診療ガイドラインにおける推奨

SSCG 2016 においては，腹腔内感染症に限定した CQ は取り上げられていない．米国外科感染症学会のガイドライン・米国外科感染症学会では迅速な感染源のコントロールの重要性が強調されている．

11. 実施に関わる検討事項

感染巣の部位・大きさ，患者の全身状態により，侵襲的処置（外科手術とドレナージ術）による益と害のバランスが異なる可能性がある．

画像診断と感染源のコントロール

CQ3-4-1 感染性膵壊死に対して，早期に侵襲的なインターベンション治療による感染源のコントロールを行うか？

Answer

感染性膵壊死に対して，早期に侵襲的なインターベンション治療による感染源のコントロールを行わないことを弱く推奨する（GRADE 2C：エビデンスの確実性＝「低」）.

1. 背景および本CQの重要度

壊死組織は感染の原因であり，早期介入が一般原則である．しかし，膵壊死はこの早期介入の一般原則が該当しない．また，低侵襲で効果的な感染源のコントロール方法に取り組んだRCTも行われていることから，本疾患の介入タイミングは重要臨床課題であると考える．

2. PICO

P（患者）：重症感染性膵壊死患者.

I（介入）：早期に侵襲的なインターベンション治療による感染源のコントロールを行う（48～72時間以内）.

C（対照）：晩期に侵襲的なインターベンション治療による感染源のコントロールを行う（発症から12日後）.

O（アウトカム）：死亡.

3. エビデンスの要約

システマティックレビューの結果，PICOに合致した1つのサンプル数の小さなRCT（早期介入25例，晩期介入11例）があることが確認された．死亡は早期介入56％，晩期介入27％，効果推定値はリスク差（RD）1,000人当たり285人多い〔95％信頼区間(CI)：71人少ない～1,000人多い〕であり，介入群である早期介入は晩期介入に比べて生命転帰に関する望ましい効果を認めなかった．

4. 益と害のバランス

望ましい効果：1つの小さなサンプル数の研究において早期介入は晩期介入に比べて生命転帰に関する望ましい効果を認めなかった．なお，副作用や医療コストなどが検討されておらず，介入群の望ましい効果はわからない．

望ましくない効果：前述のように，死亡は早期介入56％，晩期介入27％，効果推定値はリスク差（RD）1,000人当たり285人多い（95％ CI：71人少ない～1,000人多い）であり，介入群である早期介入は，晩期介入に比べて望ましくない効果は大きい．

益と害のバランス：早期介入に比べて晩

画像診断と感染源のコントロール

期介入の死亡の低下が示されていることから，おそらく晩期介入の益が害を上回るであろう．

5. アウトカム全般に関するエビデンスの確実性

1つのサンプル数の小さな RCT があるが，治療法の比較のため隠蔽化はできておらず，95％ CI が1.25 をまたいでいるため「低」とした．

6. 価 値 観

各アウトカムにおける患者・家族の価値観に関するデータはない．一般的に，死亡アウトカムが低下することを患者・家族は重視すると考えられ，不確実性やばらつきはないと考える．

7. 容 認 性

晩期介入は入院期間の延長が予想されるが，早期介入に比べて晩期介入は死亡率の低下が示されていることから患者・家族の個人の視点から，おそらく益が害を上回るであろう．

8. 実行可能性

感染源のコントロール介入までの集中治療管理も重要であり，適切な施設での施行が求められる．

9. 推奨グレーディング決定の工程

修正 Delphi 法を用いた投票によって，

中央値 8，見解不一致指数 0.164 の結果となり，委員会で採択された（7点以上：87.5％）．

10. 関連する他の診療ガイドラインにおける推奨

感染性膵壊死は早期感染源コントロール介入の一般原則が該当しない．急性膵炎診療ガイドライン 2015（第4版）においても介入タイミングの原則についての明確な見解が述べられていない．

11. 実施に関わる検討事項

感染性膵壊死全例に対する標準的治療として早期介入は行わないことが望まれる．ただし，1つの小さな RCT の結果に基づいた推奨であるため，感染源のコントロールを行わず全身状態が悪化する場合などでは，早期にインターベンション治療を行うことが必要な場合もあるため，症例や状況に応じた適応判断を否定するものではない．

● 文 献 ●

1) Hollemans RA, et al, Gastroenterology 2019；156：1016-26
2) van Brunschot S, et al, Lancet 2018；391：51-8

画像診断と感染源のコントロール

CQ3-4-2 感染性膵壊死に対して，より低侵襲なインターベンション治療で感染源のコントロールを行うか？

Answer

感染性膵壊死による敗血症患者に対して，より低侵襲なインターベンション治療による感染源のコントロールを行うことを推奨する（GRADE 2B：エビデンスの確実性＝「中」）．

1. 背景および本 CQ の重要度

感染性膵壊死は，感染源を除去することが必要な疾患である．ドレナージ手技としては，① 手術的ドレナージ，② 内視鏡的ドレナージ，③ 経皮的ドレナージ（主に後腹膜経路），④ 治療効果に従って段階的に侵襲の強度を強めていくアプローチなどが報告されており，侵襲度と効果の関連については重要臨床課題である．

2. PICO

P（患者）：感染性膵壊死による敗血症患者．

I（介入）：より低侵襲的な方法で感染源のコントロールを行う．

C（対照）：侵襲的な方法で感染源のコントロールを行う．

O（アウトカム）：死亡，ICU 滞在日数，病院滞在日数，感染源のコントロールに伴う合併症．

3. エビデンスの要約

システマティックレビューの結果，PICO に合致した 2 つの RCT が確認された．

死亡アウトカムに関しては，6 カ月死亡アウトカムの効果量は，リスク差（RD）1,000 人当たり 40 人多い（48 人少ない〜211 人多い）．ICU 滞在日数・病院滞在日数については，効果量は平均差（MD）19.74 日（−20.84〜60.31 日）・MD −7.76 日（−27.86〜12.34 日）．効果量の幅が広く，侵襲的なインターベンション治療に比べてより低侵襲なインターベンション治療が感染源のコントロールに及ぼす効果はわからない．

一方，より低侵襲的な方法（ドレナージ手技：94 例）で感染源のコントロールを行うと侵襲的な方法（92 例）に比べて合併症発生は低く〔RD 1,000 人当たり 187 人少ない（95％信頼区間（CI）：305 人少ない〜55 人多い）〕，より低侵襲的なインターベンション治療の効果が認められた．

4. 益と害のバランス

望ましい効果：2 つの RCT のデータでは，

より低侵襲的な方法（ドレナージ手技）で感染源のコントロールを行うと侵襲的な方法に比べて合併症発生は低い〔RD 1,000人当たり187人少ない（95% CI：305人少ない～55人多い）〕ため，より低侵襲的なインターベンション治療の望ましい効果は「中」と考えられる．

望ましくない効果：死亡に関しては，6カ月・3年・10年の3つの時間軸で検討した．ICU滞在日数・病院滞在日数も検討した．6カ月死亡のみで2つのRCTのデータ（より低侵襲的な方法・94例，侵襲的な方法・92例）をプール（pool）でき，死亡アウトカムの効果量は，RD 1,000人当たり40人多い（48人少ない～211人多い）であった．ICU滞在日数・病院滞在日数の効果量は，MD 19.74日（−20.84～60.31日）・MD −7.76日（−27.86～12.34日）であった．効果量の幅が広く，より低侵襲的なインターベンション治療で感染源のコントロールによる望ましくない効果はわからない．

益と害のバランス：本CQの介入における望ましい効果は「中」，望ましくない効果はわからないと判断した．その効果のバランスは介入あるいは比較対照のいずれも支持しない．

5. アウトカム全般に関するエビデンスの確実性

今回採用したすべてのアウトカムの効果推定値の方向性は一致しているため，一番高いアウトカムの確実性「中」とした．

6. 価値観

各アウトカムにおける患者・家族の価値観に関するデータはない．一般的に，死亡率が低下することを患者・家族は重視し，不確実性やばらつきはないと考える．

7. 容認性

より低侵襲的な方法で感染源のコントロールを行う場合，ドレナージ手技の回数が増し，医療従事者の仕事量が増大する可能性があるが，集中治療に伴う仕事の範疇であり，影響は少ない．有害事象に有意差はなかった．介入により，手技回数や入院期間が延長するとコスト増大の可能性があり，その個人負担額は患者・家族の個人の視点からおそらく許容できるだろう．

8. 実行可能性

より低侵襲的なインターベンション治療を行うことは，敗血症診療を行う多くの施設で実行可能であるが，施設のハード面およびソフト面の技量を要する．

9. 推奨グレーディング決定の工程

修正Delphi法を用いた投票によって，中央値7，見解不一致指数0.164の結果となり，委員会で採択された（7点以上：83.3%）．

10. 関連する他の診療ガイドラインにおける推奨

急性膵炎診療ガイドライン2015では，低侵襲ドレナージである，経皮的（後腹膜経路）あるいは内視鏡的経消化管的ドレナージを最初に行うことを推奨している．

11. 実施に関わる検討事項

感染源のコントロールとして手技の侵襲度，手技のタイミング，デブリードマンを行う範囲，繰り返すデブリードマン術の必要性などについて，患者の全身状態と合わせて検討が必要である．

画像診断と感染源のコントロール

CQ3-5
尿管閉塞を原因とする急性腎盂腎炎による敗血症患者に対して，侵襲的ドレナージ術による感染源コントロールを行うか？

Answer
尿管閉塞を原因とする急性腎盂腎炎による敗血症患者に対して，可及的速やかに経尿道的尿管ステント留置術あるいは経皮的腎ろう造設術による感染源のコントロールを行うことを弱く推奨する（エキスパートコンセンサス：エビデンス不十分）．

1. 背景および本 CQ の重要度

尿管閉塞に起因する急性腎盂腎炎は感染源のコントロールが必要な疾患である．尿路感染の兆候を伴う尿管閉塞では，尿管ステント留置術・腎ろう造設術などを用いた緊急の減圧術により，感染を伴う水腎症に起因する合併症の予防がしばしば必要である．したがって，尿管閉塞を原因とする急性腎盂腎炎に対し，感染源コントロールを行うか否かは重要な問題と考えられる．

2. PICO

P（患者）：尿管閉塞に起因する急性腎盂腎炎による敗血症患者．

I（介入）：感染源コントロール（尿管ステント留置術・腎ろう造設術）を行う．

C（対照）：感染源コントロール（尿管ステント留置術・腎ろう造設術）を行わない．

O（アウトカム）：死亡（28 日，病院），ICU 滞在日数，病院滞在日数，感染源のコントロールに伴う合併症．

3. エビデンスの要約

システマティックレビューの結果，PICO に合致する RCT は存在しなかった．

4. 益と害のバランス

望ましい効果：尿管閉塞に起因する急性腎盂腎炎は経尿道的尿管ステント留置術あるいは経皮的腎ろう造設術を行い，迅速な感染源のコントロールを行うことは患者に益する可能性が高いと考える．

望ましくない効果：侵襲的な処置に伴う害として，出血，臓器損傷や後腹膜（腔）への感染の波及などが考えられる．

益と害のバランス：PICO に合致する RCT は存在せず，効果のバランスは不明であるが，尿管閉塞に起因する急性腎盂腎炎は経尿道的尿管ステント留置術あるいは経皮的腎ろう造設術を行って得られる利益と，出血などの合併症や専門施設への移送

費用などの害を考慮しても益が害を上回ると考えられる.

5. アウトカム全般に関するエビデンスの確実性

システマティックレビューを行ったが，PICO に合致する RCT は存在しなかった.

6. 価値観

死亡率が低下することは患者および患者・家族は一般的に重視すると考えられ，不確実性やばらつきはないと思われる.

7. 容認性

本介入（経尿道的尿管ステント留置術あるいは経皮的腎ろう造設術）は保険診療で認められた標準的治療法であり，迅速な感染源のコントロールを行うことは患者にとって益が害を上回る可能性が高いと考えることから，容認性はおそらく妥当なものと考える.

8. 実行可能性

本介入（経尿道的尿管ステント留置術あるいは経皮的腎ろう造設術）は保険診療で認められた標準的治療法であるため実効性は高いといえる．しかし，迅速に専門性のある処置を行うには，施行可能な施設への移送などの負担が生じる可能性がある.

9. 推奨グレーディング決定の工程

修正 Delphi 法を用いた投票によって，中央値 8，見解不一致指数 0.164 の結果となり，委員会で採択された（7 点以上：95.8%）.

10. 関連する他の診療ガイドラインにおける推奨

AUA ガイドライン[1]では，尿管閉塞に起因する腎盂腎炎や膿腎症では迅速な閉塞の解除が推奨されている（強い推奨 Evidence Level Grade C）．後方視的研究であるが，尿路結石による敗血症 1,724 名を対象とした多変量解析結果では，外科的閉塞解除を行わなかった群は，閉塞解除を行った群と比較し，死亡率が有意に高かった（19.2% vs 8.82%，$P<0.001$)[2]．AUA ガイドラインでもこの報告が支持されている．EAU ガイドライン[3]においても，速やかな閉塞の解除が強く推奨されている（Grade A）．また，尿管閉塞の緊急解除の方法には有意な差は認められない．Pearle ら[4]の小規模 RCT は敗血症患者ではなく結石性尿管閉塞による感染患者での研究であるが，いずれの方法も同等に効果的であると報告し，前述のガイドライン[1,3]でもこの結果が支持されている.

11. 実施に関わる検討事項

感染源のコントロールが行われたタイミングにより結果が異なる可能性がある．本ガイドラインでは可及的速やかに感染源のコントロールを行うことを弱く推奨する.

● 文 献 ●

1) Assimos D, et al, J Urol 2016；196：1153-60
2) Borofsky MS, et al, J Urol 2013；189：946-51
3) Türk C, et al, Eur Urol 2016；69：475-82
4) Pearle MS, et al, J Urol 1998；160：1260-4

画像診断と感染源のコントロール

CQ3-6

壊死性軟部組織感染症による敗血症患者に対して，外科的デブリードマン術による感染源のコントロールを行うか？

Answer

壊死性軟部組織感染症による敗血症患者に対して，可及的速やかに外科的デブリードマン術による感染源のコントロールを行うことを弱く推奨する（エキスパートコンセンサス：エビデンス不十分）．

1. 背景および本CQの重要度

壊死性軟部組織感染症は，早期の感染源の外科的コントロールが必要な疾患である．デブリードマンの必要性の有無が画像検査では困難であることなども知られており，本ガイドラインのCQとして取り上げた．

2. PICO

P（患者）：壊死性軟部組織感染症による敗血症患者．

I（介入）：外科的デブリードマン術を行う．

C（対照）：外科的デブリードマン術を行わない．

O（アウトカム）：死亡（28日，病院），ICU滞在日数，病院滞在日数，感染源のコントロールに伴う合併症．

3. エビデンスの要約

システマティックレビューの結果，PICOに合致したRCTは存在しなかった．

4. 益と害のバランス

望ましい効果：敗血症の原因となっている壊死組織（軟部組織）に対し外科的デブリードマン術を行うことで，感染源の確実なコントロールが可能となり，生命予後や治療日数の短縮などの望ましい効果が得られる可能性が高いと考えられる．

望ましくない効果：多くは全身麻酔下での手術が必要である．循環動態の不安定例では麻酔導入によるさらなる不安定化や，出血などでの循環動態への影響も懸念される．複数回の外科的デブリードマン術が必要となることもある．

益と害のバランス：PICOに合致するRCTは存在せず不明であるが，感染源を外科的に除去することは，外科的治療を行わない場合よりも益が害を上回るものと考えられる．

5. アウトカム全般に関するエビデンスの確実性

システマティックレビューを行ったが，

PICO に合致する RCT は存在しなかった.

6. 価値観

死亡率が低下することは，患者・家族は一般的に重視すると考えられ，不確実性やばらつきはないと考える.

7. 容認性

手術室への移動を伴うため，医師，看護師など医療従事者の仕事量が増大するが ICU での仕事の範疇であり，特にその影響は少ないと考えられる．外科的治療に伴うコストの増大はあるが，全体の診療に占める割合は小さく容認性は妥当なものといえる.

8. 実行可能性

外科的デブリードマン術は，敗血症診療を行う多くの施設で実行可能であると考えられる．しかしながら，状況によっては実行不可能な場合は，迅速に施行可能な施設への移送などの負担が存在する.

9. 推奨グレーディング決定の工程

修正 Delphi 法を用いた投票によって，中央値 8，見解不一致指数 0.178 の結果となり，委員会で採択された（7 点以上：87.5％）.

10. 関連する他の診療ガイドラインにおける推奨

SSCG 2016 においては，敗血症や敗血症性ショックの患者においては，緊急で感染源のコントロールを要する特定の解剖学的部位がないかどうかの診断を速やかに行うことが推奨されており，診断後は可能な限り速やかに感染源のコントロールのためのインターベンションを行うことを推奨する "Best Practice Statement" となっている[1].

筋膜や筋区画などの深部感染をきたしているかどうかの判断が重要となるが，IDSA（Infectious Diseases Society of America）のガイドラインにおいては，CT や MRI などの画像診断が診断に有用ではあるが，画像診断のために治療介入が遅れる可能性がある場合には，早期に外科的デブリードマン術を行って筋膜組織まで感染が及んでいるかどうかを直接目視で確認することが推奨されている[2].

11. 実施に関わる検討事項

一度に広範囲に外科的デブリードマン術を行う場合と，段階的に外科的デブリードマン術を行う場合とで，益と害のバランスが異なる可能性がある.

● 文 献 ●

1) Rhodes A, et al, Crit Care Med 2017；45：486-552
2) Stevens DL, et al, Clin Infect Dis 2014；59：e10-52

画像診断と感染源のコントロール

CQ3-7 カテーテル関連血流感染が疑われる敗血症患者に対して，カテーテル抜去による感染源のコントロールを行うか？

Answer

カテーテル関連血流感染が疑われる敗血症患者に対して，可及的速やかにカテーテル抜去による感染源のコントロールを行うことを弱く推奨する（エキスパートコンセンサス：エビデンス不十分）．

1. 背景および本 CQ の重要度

カテーテル関連血流感染（CRBSI）では，覚知と対処の遅れは転帰悪化につながり得る．CRBSI 予防が重要であることは周知の事実であるが，カテーテルの留置期間や抜去のタイミングについては，最終的なコンセンサスを得られていない．そのため，本ガイドラインの CQ として取り上げた．

2. PICO

P（患者）：血管カテーテル感染による敗血症を疑う患者．

I（介入）：感染源のコントロール（カテーテル抜去）を行う．

C（対照）：感染源のコントロール（カテーテル抜去）を行わない．

O（アウトカム）：28 日死亡，病院死亡，ICU 滞在日数，病院滞在日数，感染源のコントロールに伴う合併症．

3. エビデンスの要約

システマティックレビューの結果，PICO に合致した RCT は存在しなかった．

4. 益と害のバランス

望ましい効果：血管カテーテル感染は，感染源のコントロールを行わずに通常の抗菌薬治療のみでは改善しない可能性がある．原因の解消を行わなければ，予後や死亡率の悪化につながる症例があるため，迅速な感染源のコントロールを行うことは患者に益する可能性が高いと考える．この望ましい効果はカテーテル感染診断の正確性の影響を受ける．

望ましくない効果：血管カテーテルが必要な患者は，感染源のコントロールとして血管カテーテルを抜去するのみではなく，血管カテーテルの再挿入が必要であり，血管カテーテル挿入に関連する合併症が考えられ，再挿入に関する状況に影響を受ける．頻回なルート交換は，コスト・作業負担を増加させる．

益と害のバランス：PICO に合致する RCT は存在せず，効果のバランスは不明である．血管カテーテル感染の場合，感染源

のコントロール（カテーテル抜去）を行って得られる利益と，血管カテーテル挿入に関連する合併症による害を比較しても，おそらく益が害を上回ると考えられる．

5. アウトカム全般に関するエビデンスの確実性

システマティックレビューを行ったが，PICO に合致する RCT は存在しなかった．

6. 価値観

死亡率が低下することを患者・家族は一般的に重視すると考えられ，不確実性やばらつきはないと考える．

7. 容認性

感染源のコントロール（カテーテル抜去）は標準的治療法であり，原因の解消を行わなければ，敗血症から回復する可能性は低く，迅速な感染源のコントロールを行うことは患者にとって益が害を上回る可能性が高いと考えることから，容認性はおそらく妥当なものと考える．カテーテルの再挿入に関連する負担が存在する．

8. 実行可能性

感染源のコントロール（カテーテル抜去）は，敗血症診療を行う多くの施設で実行可能であると考えられる．

9. 推奨グレーディング決定の工程

修正 Delphi 法を用いた投票によって，中央値 8，見解不一致指数 0.178 の結果となり，委員会で採択された（7 点以上：87.5％）．

10. 関連する他の診療ガイドラインにおける推奨

SSCG 2016 においては，敗血症や敗血症性ショックの感染源の可能性がある血管カテーテルは，他の血管カテーテルを挿入後，直ちに抜去することを推奨する "Best Practice Statement" となっている[1]．

11. 実施に関わる検討事項

血管カテーテル留置の必要度，再留置の難易度による益と害のバランスが異なる可能性がある．

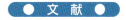
文　献

1) Rhodes A, et al. Crit Care Med 2017；45：486-552

画像診断と感染源のコントロール

CQ3-8 膿胸による敗血症患者に対して，侵襲的ドレナージ術による感染源のコントロールを行うか？

Answer

膿胸による敗血症患者に対して，可及的速やかに開胸ドレナージまたは経皮的胸腔ドレナージによる感染源のコントロールを行うことを弱く推奨する（エキスパートコンセンサス：エビデンス不十分）．

1. 背景および本CQの重要度

膿胸は，開胸ドレナージまたは経皮的胸腔ドレナージによる感染源のコントロールが行われる．しかしながら，臨床現場においては，タイミングや処置法について最終的なコンセンサスを得ていない．侵襲的処置（開胸・経皮的ドレナージ術）の有効性，有害性の評価は定まっておらず，侵襲的処置に関する本CQの優先度は高いと考える．

2. PICO

P（患者）：膿胸，気管支断端ろう，胸膜炎，肺炎随伴性胸水を伴う敗血症患者．

I（介入）：感染源のコントロール（開胸・経皮的ドレナージ術）を行う．

C（対照）：感染源のコントロール（開胸・経皮的ドレナージ術）を行わない．

O（アウトカム）：死亡（28日，病院），ICU滞在日数，病院滞在日数，感染源のコントロールに伴う合併症．

3. エビデンスの要約

システマティックレビューの結果，PICOに合致するRCTは存在しないことが確認された．

4. 益と害のバランス

望ましい効果：被包化を伴った膿胸は通常の抗菌薬治療では改善しないため，迅速な感染源のコントロールを行うことは患者に益する可能性が高いと考える．

望ましくない効果：侵襲的な処置に伴う害として，出血や肺損傷，創部やドレーンの痛みなどが考えられる．開胸術は経皮的ドレナージ術に比して侵襲が大きく，望ましくない効果の程度は大きいと考えられる．

益と害のバランス：PICOに合致するRCTは存在せず，効果のバランスは不明であるが，膿胸による敗血症では，開胸・経皮的ドレナージ術を行って得られる利益と，出血や肺損傷などの合併症を考慮してもおそらく益が害を上回ると考えられる．

5. アウトカム全般に関する エビデンスの確実性

システマティックレビューを行ったが，PICO に合致する RCT は存在しなかった．

6. 価 値 観

死亡率が低下することを患者および患者・家族は一般的に重視すると考えられ，不確実性やばらつきはないと思われる．

7. 容 認 性

本介入（開胸・経皮的ドレナージ術）は保険診療で認められた標準治療であり，迅速な感染源のコントロールを行うことは患者にとって益が害を上回る可能性が高いと考えることから，容認性はおそらく妥当と考える．癒着などによりドレナージの経路に実質臓器が存在し，経皮的ドレナージが困難な場合には，開胸ドレナージも考慮して迅速に施行可能な施設への移送などの負担が存在する．

8. 実行可能性

開胸・経皮的ドレナージ術の実行可能性は高い．実行できない場合は，実行可能な施設に移送により実行可能と考えられる．

9. 推奨グレーディング決定の 工程

修正 Delphi 法を用いた投票によって，中央値 8，見解不一致指数 0.014 の結果となり，委員会で採択された（7 点以上：95.8%）．

10. 関連する他の診療ガイド ラインにおける推奨

BTS ガイドライン[1]や ACCP ガイドライン[2]では，膿胸の患者には経皮的胸腔ドレナージを施行し，胸部レントゲンや全身状態を観察することが推奨されている．BTS ガイドライン[1]では厚さ 10 mm を超える胸水や胸水の増量を認める場合や症状が軽快しない場合は，診断のためのサンプリングを推奨している．膿胸の診断には画像所見のみならず検体をサンプリングし，細菌培養，グラム染色，生化学的検査（pH や血糖値）からの総合的診断が有用である．胸膜感染患者では血液培養以外に細菌を認めない場合もあることから，血液培養の施行も重要である．抗菌薬の投与とドレナージで 5〜7 日以内に改善がみられない（胸水の増量や症状が軽快しない）場合には外科的手術も考慮する[1]．

膿胸に対する侵襲的処置である経皮的ドレナージと開胸ドレナージについて，Redden ら[3]はシステマティックレビューを行い，いずれの方法も合併症に有意差を認めなかったことを報告している．

11. 実施に関わる検討事項

膿胸の形状（単房性，多房性），大きさや肺実質の胸膜への癒着ならびに患者の重篤度により，侵襲的処置（開胸・経皮的ドレナージ）により，益と害のバランスが異なる可能性がある．

● 文 献 ●

1) Davies HE, et al, Thorax 2010；65：ii41-53
2) Colice GL, et al, Chest 2000；118：1158-71
3) Redden MD et al, Cochrane Database Syst Rev 2017；3：CD010651

抗菌薬治療

CQ4-1 経験的抗菌薬はどのようにして選択するか？

Answer

疑わしい感染巣ごとに，患者背景，疫学や迅速微生物診断法に基づいて原因微生物を推定し，臓器移行性と耐性菌の可能性も考慮して選択する方法がある（表1，表2を参照）（BQに対する情報提示）．

1. 背景および本CQの重要度

抗菌薬選択に関する原則は，敗血症においても一般的な感染症診療と同様であるが，一刻を争う敗血症診療では必要な情報収集に割ける時間に制約があり困難を伴う．そこで，敗血症患者に対する経験的抗菌薬の選択の方法についてCQとして設定し，各感染症別の選択肢一覧とともに示すことは臨床現場の意思決定にとって重要と考えた．選択薬リスト作成にあたっては，2012年日本版敗血症診療ガイドラインに示された類似の表と，各感染症のガイドラインおよび抗菌薬感受性試験のための標準検査法を参照して作成した[1-3]．

2. 解　説

表1（各感染症別の経験的治療薬）に，頻度の高い感染巣と患者背景の組み合わせごとに，敗血症を前提とした経験的抗菌薬の選択肢リストを専門家の意見として示した．本表は，個別の状況や地域の疫学などの情報を加味し，各地域・施設における抗菌薬ガイドラインとともに利用すること

で，意思決定の参考になることを想定している．

原因微生物は感染巣ごとの疫学により想定される．本邦の2つの疫学研究によると，敗血症の感染巣は，呼吸器感染症，腹腔内感染症，尿路感染症，軟部組織感染症が多く，これらで約90%を占めていた[4,5]．

一方，敗血症患者の約1/6は感染巣が同定されないとも報告されている[6,7]．特異的な所見を認めない場合には，特異的な所見を捉えにくい感染症（感染性心内膜炎，カテーテル関連血流感染症，人工物関連感染症など）や全身感染症（劇症型脾摘後感染症，電撃性紫斑病，リケッチア感染症，感染巣のない発熱性好中球減少症など）を考慮する．

原因微生物は，患者背景によっても想定される．患者背景として，① 外的因子：患者周囲環境からの曝露歴（医療関連，渡航歴を含む）と，② 内的因子：患者自身の状態（年齢，性別，基礎疾患を含む）の2つを把握する．市中感染症では例外はあるが緑膿菌をルーチンにカバーする必要はない．医療関連感染症の危険因子には，侵襲

的手技またはデバイスや抗菌薬治療歴があ
る．海外渡航歴のある敗血症では，マラリ
アや髄膜炎菌感染症，ウイルス性出血熱，
レプトスピラ症，リケッチア症などの全身
性感染症や，薬剤耐性菌による感染症を考
慮する[8,9]．国内でもダニ媒介感染症流行地
への旅行歴があれば，リケッチア感染症
（日本紅斑熱，ツツガムシ病）や重症熱性
血小板減少症候群（SFTS）を鑑別に含め
る[10]．また，宿主要因として年齢は重要で
ある．たとえば，髄膜炎の原因菌は50歳以
上か否かで異なっている[11]．レジオネラ症
の約90%は50歳以上での発生である[12]．

　感染巣と患者背景から原因微生物を想定
した後，適宜迅速微生物診断法を実施す
る．グラム染色が実施可能なら，検体の質
を踏まえた上で，カバーの過不足がないか
を確認する[13]．

　原因微生物の想定・確認をした後に，臓
器移行性やスペクトラム（耐性菌の可能性
を含む）および臨床的なエビデンスを踏ま
えて抗菌薬を選択する．

　世界的に薬剤耐性の問題が大きくなって
きており[14,15]，各地域・施設のローカル・
データの把握が重要である[1,2]．アンチバイ
オグラムは種々の目的で提出された検体の
集計なので，抗菌薬開始前の検体のみを集
めた実際の感受性率よりも耐性度が高く示
されるという報告があり注意して使用す
る[16]．また，患者自身の検査歴に耐性菌検
出歴がある場合は，必ずしも原因微生物に
なるとは限らないが，カバーすべきかの判
断を要する．

　敗血症における経験的抗菌薬は，想定さ
れる原因微生物のカバー漏れを少なくする
ように選択するが，原因微生物が確定すれ
ば標的抗菌薬に移行することが前提の治療
でもある．そこで，**表2**（原因微生物別の
標的治療薬）に，敗血症診療で遭遇する
可能性が高い標的抗菌薬リストを感受性
パターン別に示した．

● 文　献 ●

1) Oda S, et al, J Intensive Care 2014；2：
55
2) 日本版 敗血症治療ガイドライン．日集中
医誌 2013；20：124-73
3) Patel JB, et al, Clinical and Laboratory
Standards Institute, Performance Standards for Antimicrobial Susceptibility
Testing (27th ed). CLSI M100-S27,
2017
https://webstore.ansi.org/standards/
clsi/clsim100s27（参照 2020-10-02）
4) Ogura H, et al, J Infect Chemother
2014；20：157-62
5) Abe T, et al, J Intensive Care 2019；7：
28
6) van Vught LA, et al, JAMA 2016；
315：1469-79
7) Leligdowicz A, et al, Am J Respir Crit
Care Med 2014；189：1204-13
8) Hayakawa K, et al, Am J Infect Control
2016；44：e257-9
9) Southeast Asia Infectious Disease
Clinical Research Network, Lancet Glob
Health 2017；5：e157-67
10) Yamaji K, et al, J Infect Chemother
2018；24：499-504
11) van de Beek D, et al, Clin Microbiol
Infect 2016；22：S37-62
12) (Topic) Legionellosis, January 2008-
December 2012. IASR 2013；34：155-
7
https://www.niid.go.jp/niid/en/iasr-
vol34-e/865-iasr/4237-tpc400.html（参照
2020-10-02）
13) Stevens DL, et al, Clin Infect Dis 2014；
59：147-59
14) Bretonnière C, et al, Intensive Care Med
2015；41：1181-96
15) National Action Plan on Antimicrobial
Resistance（AMR）. 2016
16) Ti TY, et al, Eur J Clin Microbiol Infect
Dis 2003；22：242-5

抗菌薬治療

CQ4-1　表1　各感染症別の経験的治療薬

◆利用にあたって◆

　本表は，各種感染症に関するガイドラインおよび日本感染症学会/日本化学療法学会感染症治療ガイドを参照し，下記の考え方を加味して，敗血症に関係するものを一覧にまとめたものである．実践的にするために，代表的な選択肢を提示した．

　経験的治療薬は，その性格上唯一絶対的な選択肢として提示することは難しく，各種ガイドラインにおいてもエビデンスと専門家の意見による提案として提示されるが，作成された年代および地域のアンチバイオグラムによっても，各施設で利用可能な採用抗菌薬の種類によっても左右される．本表は，各施設の敗血症および抗菌薬適性使用支援チームの専門家が，施設ごとの抗菌薬ガイドラインを作成する際の参考にできる．

感染巣	患者背景・病態		主に想定される原因菌	薬剤の例 (VCM の用量は注釈＊k を参照)	備考
肺炎＊a	市中	下記以外	肺炎球菌，インフルエンザ桿菌，クレブシエラ，マイコプラズマ，レジオネラ	CTRX 2 g 24 時間毎[1] ±AZM 500 mg 24 時間毎[1]	レジオネラリスクは CQ4-3 を参照
		インフルエンザ後，壊死性肺炎	上記＋黄色ブドウ球菌（市中型 MRSA を含む）	CTRX 2 g 24 時間毎[1,2] ±VCM[1,2]＊k	MRSA リスクは CQ4-3 を参照
	医療関連・人工呼吸器関連		肺炎球菌，大腸菌，緑膿菌，黄色ブドウ球菌	「CFPM 2 g 8 時間毎 or TAZ/PIPC 4.5 g 8 時間毎」±VCM[1]＊k	早期あるいは耐性菌リスクがない場合には市中肺炎の選択肢が適用可能 MRSA リスクは CQ4-3 を参照
	細胞性免疫低下＋ニューモシスチス予防なし＋両側陰影		ニューモシスチス	ST トリメトプリムとして 240〜320 mg 8 時間毎 or ペンタミジン 4 mg/kg 24 時間毎[1]	ST：トリメトプリムとして 15 mg/kg/日 ≒ 本邦の ST 合剤（1 錠または 1 g 中のトリメトプリムは 80 mg）で 1 回 3〜4 錠または 3〜4 g 8 時間毎
尿路感染症＊b	市中（ESBL 産生菌リスク低い）		大腸菌	CTRX 1〜2 g 24 時間毎[1]	ESBL 産生菌リスクは CQ4-2 を参照
	市中（ESBL 産生菌リスク高い）			CMZ 1〜2 g 8 時間毎[3,4] or TAZ/PIPC 4.5 g 8 時間毎[5] or MEPM 1 g 8 時間毎[1]	
	医療関連		大腸菌，クレブシエラ，エンテロバクター，緑膿菌，腸球菌	「TAZ/PIPC 4.5 g 8 時間毎 or MEPM 1 g 8 時間毎」±VCM[1]＊k	VCM はグラム染色でレンサ状グラム陽性球菌を認める場合などに追加

抗菌薬治療

胆道・腹腔内感染症[*c]	市中（ESBL産生菌リスク低い）	大腸菌，バクテロイデスなどの嫌気性菌	SBT/ABPC 3 g 6 時間毎[6] or「CTRX 2 g 24 時間毎＋MNZ 500 mg 8 時間毎」[6]	ESBL 産生菌リスクは CQ4-2 を参照 SBT/ABPC を選択肢にしてよいか，施設・地域のアンチバイオグラムを確認する
	市中（ESBL産生菌リスク高い）		CMZ 1〜2 g 8 時間毎[6] or TAZ/PIPC 4.5 g 8 時間毎[1]	
	医療関連	大腸菌，バクテロイデスなどの嫌気性菌，エンテロバクター，緑膿菌，腸球菌±カンジダ	「TAZ/PIPC 4.5 g 8 時間毎 or（CFPM 2 g 8 時間毎＋MNZ 500 mg 8 時間毎）or MEPM 1 g 8 時間毎」[1,6]±MCFG 100 mg 24 時間毎[1]	カンジダリスクは CQ4-3 を参照
壊死性軟部組織感染症[*d]	単一菌疑い（グラム陽性球菌あるいはグラム陽性桿菌）	β溶血性レンサ球菌，クロストリジウム，稀に黄色ブドウ球菌（市中型MRSA を含む）	「CTRX 2 g 24 時間毎 or SBT/ABPC 3 g 6 時間毎」±VCM[1]*[k]±CLDM 600 mg 8 時間毎[1]	MRSA リスクは CQ4-3 を参照 CLDM は，トキシックショック症候群におけるトキシン産生の抑制目的
	複数菌疑い（糖尿病性，フルニエ壊疽）	黄色ブドウ球菌，大腸菌，嫌気性菌	TAZ/PIPC 4.5 g 8 時間毎[1]±VCM[1]*[k]	
	海水・淡水への曝露	アエロモナス，ビブリオ	CTRX 2 g 24 時間毎＋MINO 100 mg 12 時間毎[1]	
脊椎炎[*e]	市中	MSSA，レンサ球菌，稀に肺炎球菌，グラム陰性桿菌	CEZ 2 g 8 時間毎[1] or CTRX 2 g 24 時間毎[1]	MRSA リスクは CQ4-3 を参照
	医療関連	黄色ブドウ球菌，グラム陰性桿菌	CFPM 2 g 12 時間毎＋VCM[1]*[k]	
心内膜炎[*f]	自己弁：MRSA リスクなし	MSSA，レンサ球菌，腸球菌	SBT/ABPC 3 g 6 時間毎[1] or「CTRX 2 g 24 時間毎＋ABPC 2 g 4 時間毎」[1,7]	腸球菌の可能性が高い場合は「CTRX＋ABPC」を選択 頭蓋内播種病変がある場合は CTRX は 2 g 12 時間毎
	自己弁：MRSA リスクあり	上記＋MRSA	CTRX 2 g 24 時間毎＋VCM[1,7]*[k]	頭蓋内播種病変がある場合は CTRX は 2 g 12 時間毎 MRSA リスクは CQ4-3 を参照
	人工弁 orペースメーカ	上記＋表皮ブドウ球菌，グラム陰性桿菌	「CTRX 2 g 24 時間毎 or CFPM 2 g 12 時間毎」＋VCM[1,7]*[k]	
感染性動脈瘤[*g]	市中	黄色ブドウ球菌，サルモネラ，グラム陰性桿菌	「CFPM 2 g 12 時間毎 or TAZ/PIPC 4.5 g 8 時間毎」±VCM*[k]	MRSA リスクは CQ4-3 を参照
	人工血管	黄色ブドウ球菌，表皮ブドウ球菌，緑膿菌	「CFPM 1 g 8 時間毎 or TAZ/PIPC 4.5 g 8 時間毎 or MEPM 1 g 8 時間毎」＋VCM*[k]	

85

カテーテル関連血流感染症*h	血管内カテーテル	表皮ブドウ球菌，黄色ブドウ球菌（MRSA を含む），大腸菌，緑膿菌，±カンジダ	VCM*k ＋CFPM 2 g 8〜12 時間毎 ±MCFG 100 mg 24 時間毎[1]	カンジダリスクは CQ4-3 を参照
髄膜炎*i	市中（50 歳未満）	肺炎球菌，髄膜炎菌	CTRX 2 g 12 時間毎 ＋VCM[1,8]*k	
	市中（50 歳以上，細胞性免疫不全）	肺炎球菌，髄膜炎菌，リステリア	ABPC 2 g 4 時間毎 ＋CTRX 2 g 12 時間毎 ＋VCM[1,8]*k	
	脳外科術後 or シャント関連髄膜炎	MRSA，緑膿菌	「CAZ or CFPM or MEPM（2 g 8 時間毎）」 ＋VCM[1,8]*k	
感染巣不明または全身性*j	市中（下記のいずれでもない）	肺炎球菌，髄膜炎菌，β 溶血性レンサ球菌，大腸菌	CTRX 2 g 24 時間毎[1]	髄膜炎の可能性がある場合は，髄膜炎の項目を参照
	医療関連（下記のいずれでもない）	緑膿菌，MRSA	「CFPM 2 g 8 時間毎 or TAZ/PIPC 4.5 g 8 時間毎 or MEPM 2 g 8 時間毎」 ＋VCM*k	
	トキシックショック症候群	黄色ブドウ球菌，β 溶血性レンサ球菌，クロストリジウム	「CTRX 2 g 24 時間毎 or SBT/ABPC 3 g 6 時間毎」 ＋CLDM 600 mg 8 時間毎 ±VCM*k	MRSA リスクは CQ4-3 を参照
	リケッチア流行地	日本紅斑熱，ツツガムシ病	MINO 100 mg 12 時間毎[9]	
	発熱性好中球減少症	緑膿菌，MRSA	CFPM 2 g 12 時間毎 ＋VCM[1]*k	抗緑膿菌薬の併用は CQ4-2 を参照
	脾臓摘出後	肺炎球菌，髄膜炎菌，インフルエンザ桿菌，カプノサイトファーガ	髄膜炎の可能性がない場合： CTRX 2 g 24 時間毎[1]	髄膜炎の可能性がある場合は，髄膜炎の項を参照
	ショック＋発疹	電撃性紫斑病（髄膜炎菌，肺炎球菌），リケッチア	CTRX 2 g 12 時間毎 ＋VCM[1]*k ＋MINO 100 mg 12 時間毎[9,10]	心内膜炎の可能性がある場合は，心内膜炎の項目を参照

【略語】

ABPC：アンピシリン，AZM：アジスロマイシン，CAZ：セフタジジム，CFPM：セフェピム，CLDM：クリンダマイシン，CMZ：セフメタゾール，CTRX：セフトリアキソン，GM：ゲンタマイシン，MCFG：ミカファンギン，MEPM：メロペネム，MINO：ミノサイクリン，MNZ：メトロニダゾール，SBT/ABPC：スルバクタム/アンピシリン，ST：スルファメトキサゾール/トリメトプリム，TAZ/PIPC：タゾバクタム/ピペラシリン，VCM：バンコマイシン（抗菌薬の略語は JAID/JSC 感染症治療ガイドに準じた）.

【注釈】

＊a　肺炎：インフルエンザウイルス感染後や壊死性肺炎は，通常の市中肺炎の原因に加えて黄色ブドウ球菌（MRSA を含む）が問題になるため，別項を作成して記載した.

＊b　尿路感染症：本邦の ESBL 産生菌の疫学および治療の報告を加味して提示した.

＊c　胆道・腹腔内感染症：本邦の ESBL 産生菌の疫学および治療の報告を加味して提示した.

＊d　壊死性軟部組織感染症：患者背景（曝露歴，基礎疾患）や経過などから（場合によっては試験

切開検体の迅速検査結果も加味する）原因菌を推定できる場合の選択肢として 3 種類を提示した．

*e 脊椎炎：血行動態的および神経学的に安定している脊椎炎では経験的治療薬は控えることが推奨されているが，敗血症を合併した場合は経験的治療の適応である[11]．経験的治療のレジメンは確立してはいないが，JAID/JSC 感染症治療ガイドを参考に選択肢を提示した[1]．

*f 心内膜炎：自然弁の心内膜炎における GM の併用は，黄色ブドウ球菌の場合，以前は推奨されていたが[1]，近年推奨されなくなっている[7]．腸球菌の場合には，GM の代わりに CTRX を ABPC と併用するレジメンが示された．これらのことを加味して経験的治療として GM を併用しないレジメンを提示した[7]．また，心内膜炎で高率に合併する頭蓋内播種を有する場合について，JAID/JSC 感染症治療ガイドなどに記載がなかったが，本表では髄液移行性を加味して提示した．人工弁の心内膜炎では，GM の腎毒性を考慮して，原因菌が未確定な段階での経験的治療としては GM を含まない選択肢を提示した．

*g 感染性動脈瘤：JAID/JSC 感染症治療ガイドなどに記載がなく確立した推奨はないが[1,12]，選択肢として提示した．

*h カテーテル関連血流感染症：JAID/JSC 感染症治療ガイドを参考に選択肢を提示した[1]．

*i 髄膜炎：JAID/JSC 感染症治療ガイドなどを参考に選択肢を提示した[1,8]．

*j 感染巣不明または全身性：JAID/JSC 感染症治療ガイドなどに記載がないが，敗血症では感染巣不明の場合が少なくないため，想定される病態ごとの選択肢を提示した．

*k VCM の用量は，TDM ガイドライン 2016 などの記載〔初回ローディング：25〜30 mg/kg 静注，その後，維持量（腎機能正常）：15〜20 mg/kg 静注 12 時間毎〕が参考になる[13]．

【文献】

1) JAID/JSC 感染症治療ガイド・ガイドライン作成委員会 編：JAID/JSC 感染症治療ガイド 2019．日本感染症学会・日本化学療法学会（発行），東京，ライフサイエンス出版（制作・販売），2019
http//www.chemotherapy.or.jp/publications/publications.html#jaidjsc2019（参照 2010-10-06）

2) Chertow DS, Memoli MJ：Bacterial coinfection in influenza：A grand rounds review. JAMA 2013；309：275-82

3) Matsumura Y, Yamamoto M, Nagao M, et al：Multicenter retrospective study of cefmetazole and flomoxef for treatment of extended-spectrum-β-lactamase-producing Escherichia coli bacteremia. Antimicrob Agents Chemother 2015；59：5107-13

4) Doi A, Shimada T, Harada S, et al：The efficacy of cefmetazole against pyelonephritis caused by extended-spectrum beta-lactamase-producing Enterobacteriaceae. Int J Infect Dis 2013；17：e159-63

5) Harris PNA, Tambyah PA, Lye DC, et al：Effect of piperacillin-tazobactam vs meropenem on 30-day mortality for patients with E coli or Klebsiella pneumoniae bloodstream infection and ceftriaxone resistance. JAMA 2018；320：984-94

6) Gomi H, Solomkin JS, Schlossberg D, et al：Tokyo Guidelines 2018：antimicrobial therapy for acute cholangitis and cholecystitis. J Hepatobiliary Pancreat Sci 2018；25：3-16

7) 日本循環器学会：感染性心内膜炎の予防と治療に関するガイドライン（2017 年改訂版）．2017

8)「細菌性髄膜炎診療ガイドライン」作成委員会 編：細菌性髄膜炎診療ガイドライン 2014．日本神経学会，日本神経治療学会，日本神経感染症学会 監，2014

9) 山藤栄一郎：リケッチア感染症．Hospitalist 2017；5：519-28

10) IASR 31-5 日本紅斑熱，Rickettsia japonica，急性感染性電撃性紫斑病の合併，DIC，間接蛍光抗体法，PCR（急性感染性電撃性紫斑病を合併した日本紅斑熱の 1 例）．IASR 2010；31：135-6
http//idsc.nih.go.jp/iasr/31/363/dj363b.html（参照 2010-10-06）

11) Berbari EF, et al：2015 Infectious Diseases Society of America（IDSA）Clinical Practice Guidelines for the Diagnosis and Treatment of Native Vertebral Osteomyelitis in Adults. Clin Infect Dis 2015；61：e26-46

12) Wilson WR, Bower TC, Creager MA, et al：Vascular Graft Infections, Mycotic Aneurysms, and Endovascular Infections：a scientific statement from the American Heart Association. Circulation 2016；134：e412-60

13) 日本化学療法学会：抗菌薬 TDM ガイドライン 2016．2016
http//www.chemotherapy.or.jp/guideline/tdm_es.html（参照 2010-10-06）

抗菌薬治療

CQ4-1　表2　原因微生物別の標的治療薬

◆利用にあたって◆

　本表は，各種感染症に関するガイドラインおよび日本感染症学会/日本化学療法学会感染症治療ガイドを参照し，感受性検査の基準[1]および抗菌薬適性使用の考え方[2]を加味して，敗血症に関係するものを一覧にまとめたものである．実践的にするために，代表的な選択肢を提示した．

　各施設の敗血症および抗菌薬適性使用支援チームの専門家は，デエスカレーションを推進する際に，各施設の状況（利用可能な採用抗菌薬など）を加味して本表を利用できる．

原因微生物	感染巣	感受性結果	選択肢	代替薬	備　考
グラム陽性球菌（ブドウ状）＜GPC in clusters＞					
Staphylo-coccus aureus 黄色ブドウ球菌	カテーテル関連血流感染症，脊椎炎・関節炎・腸腰筋膿瘍，自己弁心内膜炎（頭蓋内播種の合併なし），肺炎	MSSA（PCG：S & CEZ：S）※PCG：Sとは，ペニシリナーゼ非産生が確認できた場合	PCG 400万単位 4〜6時間毎[3-5] or ABPC 2 g 4〜6時間毎[6]（心内膜炎：4時間毎，他：4〜6時間毎）	CEZ	
		MSSA（PCG：R & CEZ：S）	CEZ 2 g 8時間毎[6-8]		GM併用は推奨されない[7]
		MRSA（CEZ：R & VCM：S）	VCM 初回 25〜30 mg/kg，その後 15〜20 mg/kg 12時間毎[6-11]	DAP（肺炎は除く）or TEIC or LZD[6,7,9,10]	VCM目標トラフ値は 15〜20 μg/mL[7,9,10]
	自己弁心内膜炎（頭蓋内播種の合併あり），術後髄膜炎（髄液シャント感染症を含む）	MSSA（PCG：S & CEZ：S）※PCG：Sとは，ペニシリナーゼ非産生が確認できた場合	PCG 400万単位 4〜6時間毎[3-5] or ABPC 2 g 4〜6時間毎[6]（心内膜炎：4時間毎，他：4〜6時間毎）	CEZは避ける	
		MSSA（CEZ：S）	CTRX 2 g 12時間毎 or CFPM 2 g 8時間毎 or MEPM 2 g 8時間毎[7,12]	CEZは避ける	ESC2015では CTX の記載あり[8]
		MRSA（CEZ：R & VCM：S）	VCM 初回 25〜30 mg/kg，その後 15〜20 mg/kg 12時間毎[6-11]	DAP or TEIC or LZD[7,9,10]	VCM目標トラフ値は 15〜20 μg/mL[7,9,10] BSAC2012では ＶＣＭ＋ＲＦＰ など[13]
	人工弁心内膜炎	GM：S & RFP：S	自己弁心内膜炎の各レジメン（上記）＋GM 2〜3 mg/kg 24時間毎±RFP 600 mg 経口 1日 1回（3剤併用）[7,8,10,11]		GM は 2週間併用 GM目標濃度は，ピークは 3〜5 μg/mL，トラフは 1 μg/mL 未満[7,9] RFP の追加について「Coagulase Negative *Staphy-lococcus*（CNS）」の項目（次項）を参照
		GM：R，AMK or LVFX：S	前項のGMの代わり：AMK or LVFX		
	トキシックショック症候群	CLDM：S	上記各レジメン＋CLDM 600 mg 8時間毎[14]		
		CLDM：R & LZD：S	上記各レジメン＋CLDM 600 mg 8時間毎 or 上記各レジメン＋LZD 600 mg 12時間毎[14]		CLDM はトキシン産生抑制目的（Rでも抑制できる）[15]

89

Coagulase Negative Staphylococcus (CNS) コアグラーゼ陰性ブドウ球菌	カテーテル関連血流感染症，人工弁心内膜炎，人工関節感染症	・感受性別の選択は *Staphylococcus aureus* と同様. → 「*Staphylococcus aureus*」の項目（上記）を参照 ・人工弁心内膜炎や人工関節感染症で温存療法を行う場合は，RFP の追加を考慮する 　→RFP は耐性化しやすいため単剤で使用しない. 菌量が多い時は避けたほうがよいとする専門家の意見がある. 感受性検査結果が参考になる[6-8,11]		
グラム陽性球菌 （レンサ状）＜GPC in chains＞					
Streptococcus pneumoniae 肺炎球菌 ※ PCG の感受性基準は，髄膜炎と非髄膜炎で異なるので注意	髄膜炎以外（肺炎など）	ＰＣＧ：Ｓ（MIC≦2 µg/mL）	PCG 200 万単位 4 時間毎 or ABPC 2 g 6～8 時間毎[6]（心内膜炎・侵襲性感染症は，PCG 400 万単位 4 時間毎 or ABPC 2 g 4 時間毎）	CTRX	
		ＰＣＧ：I or R（MIC≧4 µg/mL）	CTRX 2 g 24 時間毎[6]	VCM or LVFX（S なら）	
	髄膜炎	ＰＣＧ：Ｓ（MIC≦0.06 µg/mL）	PCG 400 万単位 4 時間毎[6,16] or ABPC 2 g 4 時間毎[6,17]	CTRX	
		ＰＣＧ：R（MIC≧0.12 µg/mL）& CTRX：Ｓ（MIC≦0.5 µg/mL）	CTRX 2 g 12 時間毎[6,16]	CFPM[12]	
		ＰＣＧ：R（MIC≧0.12 µg/mL）& CTRX：I or R（MIC≧1.0 µg/mL）	VCM 初回 25～30 mg/kg, その後 15～20 mg/kg 12 時間毎＋CTRX 2 g 12 時間毎[6,9,16]（CTRX MIC＞2 µg/mL & RFP：Ｓ で，RFP の追加を考慮）[6,17]		VCM 目標トラフ値は 15～20 µg/mL[9,16]
Group A, B, C, F, G Streptococcus β 溶血性レンサ球菌	菌血症，軟部組織感染症	PCG：Ｓ	PCG 200～400 万単位 4 時間毎[6] or ABPC 2 g 4～6 時間毎	CEZ or CTRX	CLDM はトキシン産生抑制目的（R でもよく使用される）
	トキシックショック症候群	PCG：Ｓ	上記各レジメン＋CLDM 600 mg 8 時間毎[6,18]		
Viridans Streptococcus, *S. gallolyticus* (*S. bovis*)	心内膜炎	PCG の MIC ≦0.12 µg/mL	PCG 400 万単位 4 時間毎[6] or ABPC 2 g 4～6 時間毎[7]	CTRX[6]	PCG は，24 時間持続静注や[6]，6 時間毎に分割する方法もあり[8,11] PCG 200～300 万単位 4 時間毎も選択肢（自然弁[8,11]，人工弁[8]）
		PCG の MIC ＝0.25 µg/mL	「PCG 400 万単位 4 時間毎 or ABPC 2 g 4 時間毎」＋GM 3 mg/kg 24 時間毎（or 1 mg/kg 1 日 2～3 回）[6-9,11]	CTRX（MIC≦0.5 µg/mL なら）＋GM	PCG は，24 時間持続静注する方法もあり[6] GM 目標濃度は，ピークは 3～5 µg/mL，トラフは 1 µg/mL 未満[7,9] GM は自然弁 2wk, 人工弁 6wk 併用
		PCG の MIC≧0.5	感染症専門家に相談[7,8,11]		

抗菌薬治療

Viridans Strepto-coccus, *S. gallolyt-icus* (*S. bovis*) (続き)	心内膜炎以外（肺炎, 菌血症, 発熱性好中球減少症など）	PCG：S	PCG 200～300 万単位 4～6 時間毎 or ABPC 2 g 6～8 時間毎[6,19]	CTRX	PCG は, 1 日量を, 24 時間持続静注する方法もあり[6]
		PCG：I/R & CTRX：S	CTRX 2 g 24 時間毎[19]		
		PCG：I/R & CTRX：R & VCM：S	VCM 初回 25～30 mg/kg, その後 15～20 mg/kg 12 時間毎[19]		
Enterococ-cus sp.	心内膜炎	PCG：S	① GM 高度耐性試験で MIC≦500 µg/mL の場合：「PCG 400 万単位 4 時間毎 or ABPC 2 g 4 時間毎」＋GM 3 mg/kg 24 時間毎 (or 1 mg/kg 1 日 2～3 回)[6-8,11] ② GM MIC＞500 µg/mL, または GM を併用しない場合：ABPC 2 g 4 時間毎＋CTRX 2 g 12 時間毎[6-8,11]		心内膜炎では GM の高度耐性試験を実施 GM 目標濃度は, ピークは 3～5 µg/mL, トラフは 1 µg/mL 未満[7,9]
		PCG：R（MIC≧16 µg/mL）& VCM：S	GM 高度耐性試験で MIC≦500 µg/mL の場合：VCM 初回 25～30 mg/kg, その後 15～20 mg/kg 12 時間毎[9] ＋GM 3 mg/kg 24 時間毎(or 1 mg/kg 1 日 2～3 回)[6,7]	SBT/ABPC：S なら SBT/ABPC＋GM[8,11]	GM 目標濃度は, ピークは 3～5 µg/mL, トラフは 1 µg/mL 未満[7,9] VCM 目標トラフ値 15～20 µg/mL[7,9]
		VCM：R（VRE）	DAP＋ABPC[8,11,20]		感染症専門家に相談も必要
	心内膜炎以外	PCG：S	PCG 300 万単位 4 時間毎 or ABPC 2 g 4～6 時間毎[6]		
		PCG：R & VCM：S	VCM 初回 25～30 mg/kg, その後 15～20 mg/kg 12 時間毎[9]		
グラム陽性桿菌＜GPR＞					
Bacillus sp. (*Bacillus anthracis* 以外)	カテーテル関連血流感染症など	VCM：S	VCM 初回 25～30 mg/kg, その後 15～20 mg/kg 12 時間毎[6,9]	CLDM[6]	
Coryne-bacterium sp.	カテーテル関連血流感染症, 人工物感染症など	VCM：S	VCM 初回 25～30 mg/kg, その後 15～20 mg/kg 12 時間毎[6,9]	PCG（S なら）or TEIC or LZD（S なら）[6]	
Listeria monocyto-genes	髄膜炎	ABPC：S	ABPC 2 g 4 時間毎[6]±GM 1.7 mg/kg 8 時間毎	ST or「ABPC＋ST」	併用などは感染症専門家に相談も必要
Nocardia sp.	重症肺炎・脳膿瘍・播種性感染症	（ルーチンの感受性検査実施は困難なので, Nocardia 疑いでの重症例における抗菌薬選択肢を示す）	「ST トリメトプリムとして 240～320 mg 8 時間毎＋IPM/CS 0.5 g 6 時間毎」or「IPM/CS 0.5 g 6 時間毎＋AMK 15 mg/kg 24 時間毎」[6,21]	LZD, MEPM, CTRX, MINO	感染症専門家に相談も必要 LZD は基本的に S, ST は稀に R だが, 感受性結果と臨床効果の相関は議論あり ST：トリメトプリムとして 15 mg/kg/日≒本邦の ST 合剤（1 錠または 1 g 中のトリメトプリムは 80 mg）で 1 回 3～4 錠または 3～4 g 8 時間毎

91

グラム陰性球菌＜GNC＞

菌種	感染症	感受性	投与	代替	備考
Neisseria meningitidis	髄膜炎, 菌血症	PCG：S (MIC<0.1 mg/mL)	PCG 400万単位 4時間毎 or ABPC 2g 4時間毎[6,17]	CTRX	
		PCG：R	CTRX 2g 12時間毎[6,17]		

グラム陰性桿菌（腸内細菌科）＜GNR①＞

菌種	感染症	感受性	投与	代替	備考
Escherichia coli, *Proteus mirabilis* (注：*Proteus vulgaris* は「*Enterobacter*」の項目を参照)	尿路感染症, 菌血症など（髄膜炎は除く）	ABPC：S	ABPC 1～2g 6時間毎[22]	CPFX（S なら）or ST（S なら）	
		ABPC：R & CEZ：S	CEZ 2g 8時間毎[1,6,23]		
		ABPC：R & CEZ：R & CTRX (CTX)：S	CTRX 1～2g 24時間毎[1,6,24]		
		ESBL産生菌「CTRX (CTX)：R or CAZ：R」&「MEPM：S & TAZ/PIPC：S & CMZ：S」	CMZ 1～2g 8時間毎[25-27] TAZ/PIPC 4.5g 6～8時間毎[28,29] MEPM 1g 8時間毎[1,6,24]		CMZ, TAZ/PIPC は臨床的安定, 腎盂腎炎などで選択肢になるという報告あり
		MEPM or IPM/CS のいずれかが S でない	感染症専門家に相談		
	髄膜炎	CTRX：S	CTRX 2g 12時間毎[6,12]		髄膜炎では CEZ は避ける
		CTRX：R & MEPM：S	MEPM 2g 8時間毎[12]		
		MEPM or IPM/CS のいずれかが S でない	感染症専門家に相談.		
Klebsiella sp.	尿路感染症, 肺炎, 肝膿瘍など	・ABPC：S でも自然耐性なので ABPC は選択しない ・ABPC 以外は, *Escherichia coli* と同様なので, 上記「*Escherichia coli*, *Proteus*」の項目を参照 ・侵襲性肝膿瘍症候群では, CEZ：S であっても, CEZ より CTRX のほうが成績がよいとする観察研究あり[30]			
Enterobacter sp., *Citrobacter* sp., *Serratia marcescens*, *Proteus vulgaris*, *Morganella* sp.	菌血症, 肺炎など（髄膜炎は除く）	「CTRX (CTX)：S & CAZ：S」& CFPM：S	CFPM (1g 8時間毎 or 2g 8～12時間毎)[2,6,31,32] TAZ/PIPC 4.5g 6～8時間毎[23] or CTRX 1～2g 24時間毎[2,6,32]	MEPM or CPFX（S なら）or ST（S なら）	ABPC は自然耐性 CTRX, CAZ, TAZ/PIPC は治療中に AmpC セファロスポリナーゼ産生により耐性化する可能性がある 胆道系悪性腫瘍に伴う胆管炎などでは注意[32]
		「CTRX (CTX)：R or CAZ：R」 CFPM：S & MEPM：S	CFPM (1g 8時間毎 or 2g 8～12時間毎)[2,6,32]	CPFX（S なら）or ST（S なら）	
		CFPM：R & MEPM：S	MEPM 1g 8時間毎[2,6,32]		
		MEPM or IPM/CS のいずれかが S でない	感染症専門家に相談		*Serratia* はコリスチンに自然耐性
	髄膜炎	CFPM：S	CFPM 2g 8時間毎[12]		感染症専門家に相談も必要 *C. koseri* は CTRX も選択肢
		MEPM：S	MEPM 2g 8時間毎[12,33]		
		MEPM or IPM/CS のいずれかが S でない	感染症専門家に相談		*Serratia* はコリスチンに自然耐性
Salmonella sp. (腸チフス以外)	菌血症, 腸管外感染症（感染性大動脈瘤など）	ABPC：S	ABPC 2g 6時間毎[33]	CPFX（S なら）	
		ABPC：R & CTRX：S	CTRX 2g 24時間毎[33]		髄膜炎では2g 12時間毎
		ABPC：R & CTRX：R & MEPM：S	MEPM 1g 8時間毎[33]		髄膜炎では2g 8時間毎

グラム陰性桿菌（ブドウ糖非発酵菌）＜GNR②＞					
Pseudomonas aeruginosa	肺炎，尿路感染症，菌血症，発熱性好中球減少症など（髄膜炎は除く）	CAZ：S	CAZ 2 g 8 時間毎（or 1 g 6 時間毎）[1,6]	MEPM（Sなら）or CPFX（Sなら）	
		CFPM：S	CFPM 2 g 8～12 時間毎（or 1 g 8 時間毎）[1,6]		PIPC の感受性基準は最低 3 g 6 時間毎以上用いた場合で設定されている[1]
		PIPC：S	PIPC 4 g 6 時間毎[6]		
		上記いずれも R & MEPM：S	MEPM 1 g 8 時間毎[1,6]	CPFX（Sなら）	
		MEPM or IPM/CS のいずれかが S でない	感染症専門家に相談		
	髄膜炎	CAZ：S or CFPM：S	CAZ 2 g 8 時間毎or CFPM 2 g 8 時間毎[12]		
		MEPM：S	MEPM 2 g 8 時間毎[12]		
Acinetobacter baumannii	院内肺炎・人工呼吸器関連肺炎，創傷感染	CFPM：S	CFPM 2 g 8 時間毎[6]	CPFX（Sなら）or MINO（Sなら）	SBT の部分が抗菌作用を発揮
		SBT/ABPC：S	SBT/ABPC 3 g 6 時間毎以上（重症例は用量を感染症専門家に相談）[6,34]		
		MEPM：S	MEPM 1 g 8 時間毎[1]		
		MEPM or IPM/CS のいずれかが S でない	感染症専門家に相談		
Stenotrophomonas maltophilia	菌血症，肺炎	ST：S	ST トリメトプリムとして 240～320 mg 8 時間毎[6]	MINO[6] or CPFX（Sなら）	カルバペネム系に自然耐性 ST：トリメトプリムとして 15 mg/kg/日≒本邦の ST 合剤（1 錠または 1 g 中のトリメトプリムは 80 mg）で 1 回 3～4 錠または 3～4 g 8 時間毎
グラム陰性桿菌（その他）＜GNR③＞					
Haemophilus influenzae	髄膜炎	ABPC：S	ABPC 2 g 4 時間毎[16,17]	CTRX[12]	
		ABPC：R & CTRX（CTX）：S	CTRX 2 g 12 時間毎[6,17]	CFPM[12]	
	肺炎，喉頭蓋炎	ABPC：S	ABPC 2 g 6 時間毎[6]		
		ABPC：R & SBT/ABPC：S	SBT/ABPC 3 g 6 時間毎[6]		
		ABPC：R & CTRX（CTX）：S	CTRX 1～2 g 24 時間毎[6]		
Pasteurella multocida, Capnocytophaga canimorsus	動物咬傷	PCG：S	SBT/ABPC 3 g 6 時間毎[18]	CTRX	単一菌による感染症では PCG 400 万単位 4 時間毎
		PCG：R & SBT/ABPC：S	SBT/ABPC 3 g 6 時間毎[18]	CTRX	
Aeromonas sp.	軟部組織感染症，菌血症	CTRX：S or MINO：S	CTRX 2 g 24 時間毎＋MINO 100 mg 12 時間毎[18]	CPFX+MINO, LVFX	
Vibrio vulnificus	軟部組織感染症，菌血症	CTRX：S & MINO：S	CTRX 2 g 24 時間毎＋MINO 100 mg 12 時間毎[18]	CTX+CPFX, LVFX	βラクタム単剤は併用療法より死亡率が高かったとする観察研究あり[35]

偏性嫌気性菌 （*C. difficile* 以外）

偏性嫌気性菌	複数菌感染症	・検出できていない偏性嫌気性菌も含めてどこまでカバーするかは，ドレナージが十分かどうかに左右される ・偏性嫌気性菌が原因になる複数菌感染症の抗菌薬選択では，検出された嫌気性菌の感受性結果のみにより判断するのではなく，複数の嫌気性菌・好気性菌の混合感染を想定する ・偏性嫌気性菌は，感受性率により次の 3 つの特徴がある 　① 横隔膜より上の偏性嫌気性菌（*Peptostreptococcus* sp., *Prevotella* sp. など）の大部分は，PCG（に代表される β ラクタム系薬）や CLDM が感性である．ただし，一部には β ラクタマーゼ産生菌や CLDM 耐性菌（*Prevotella* の一部など）がある 　② 横隔膜より下の偏性嫌気性菌（*Bacteroides* sp. など）は，β ラクタマーゼ産生菌である．特に，non-fragilis Bacteroides（*B. fragilis* 以外）の CLDM, CMZ の耐性率が増加している 　③ ①②をあわせた偏性嫌気性菌のほとんどは，SBT/ABPC, TAZ/PIPC, MEPM, MNZ に対して感性である ・したがって，偏性嫌気性菌が関与する複数菌感染症の標的治療薬を選択する際には， 　(1) 横隔膜より上か下か，ドレナージが十分かという情報から，偏性嫌気性菌カバーをどこまでするか， 　(2) 偏性嫌気性菌以外の原因菌をカバーするか， 　の 2 点を考慮する			
Peptost-reptococc-us sp., *Prevotella* sp.（横隔膜より上の偏性嫌気性菌）	肺化膿症，深頸部感染症など	右記では代表的な選択肢を示す偏性嫌気性菌以外に検出されている細菌の感受性結果も，選択の参考になる	SBT/ABPC 3 g 6 時間毎 or CLDM 600 mg 8 時間毎 or「MNZ 500 mg 8 時間毎＋（PCG 200～300 万単位 4 時間毎 or CTRX 2 g 24 時間毎）」[36]	TAZ/PIPC	
	脳膿瘍		「（PCG 400 万単位 4 時間毎 or CTRX 2 g 12 時間毎 or CFPM 2 g 8 時間毎）＋MNZ 500 mg 8 時間毎」[37]		
Bacteroi-des sp.（横隔膜より下の偏性嫌気性菌）	腹腔内の複数菌感染症（二次性腹膜炎，腹腔内膿瘍，胆管炎）	ドレナージ不十分	右記では代表的な選択肢を示す偏性嫌気性菌以外に検出されている細菌の感受性結果も，選択の参考になる	SBT/ABPC 3 g 8 時間毎 or TAZ/PIPC 4.5 g 8 時間毎 or「MNZ 500 mg 8 時間毎＋（CEZ 2 g 8 時間毎 or CTRX 2 g 24 時間毎 or CFPM 2 g 12 時間毎 or CPFX 400 mg 12 時間毎）」[6]	MEPM	CMZ：R, CLDM：R が増えている[6]
		ドレナージ十分		CMZ 1 g 8 時間毎 or「CLDM 600 mg 8 時間毎＋（CEZ 2 g 8 時間毎 or CTRX 2 g 24 時間毎 or CFPM 2 g 12 時間毎 or CPFX 400 mg 12 時間毎）」or 前項の「ドレナージ不十分」の選択肢[6]		
Clostrid-ium sp.（*C. perfrin-gens* など）	ガス壊疽	PCG：S		PCG 400 万単位 4 時間毎＋CLDM 600 mg 8 時間毎[6,18]		CLDM はトキシン産生抑制目的（R でもよく使用される）[6]

94

抗菌薬治療

Clostridioides（Clostridium）difficile					
Clostridioides（Clostridium）difficile	*Clostridioides difficile* 感染症（CDI）	初発	VCM 125 mg 1 日 4 回（経口または経鼻胃管）[6,38]	非重症：MNZ経口	VCM 静注は無効
		再発	VCM 漸減レジメン（125 mg 1 日 4 回から開始）or FDX 200 mg 1 日 2 回[38]	初発治療がMNZ の時：VCM	
		ショック，低血圧，巨大結腸症，イレウス，VCM 125 mg レジメン不応の時	「VCM 500 mg 6 時間毎（経口 or 経鼻胃管）or イレウスでは 500 mg/生食 100 mL 停留浣腸として経肛門注入」±MNZ 500 mg 静注 8 時間毎[38]		

その他の細菌					
Legionella sp.	肺炎		LVFX 500〜750 mg 24 時間毎[6] or AZM 500 mg 24 時間毎[6]	MINO[6]	
Myco-plasma pneumo-niae	肺炎		MINO 100 mg 12 時間毎[6]	AZM or LVFX	
Rickettsia japonica	日本紅斑熱		MINO 100 mg 12 時間毎[39]	CPFX	
Orientia tsutsuga-mushi	ツツガムシ病		MINO 100 mg 12 時間毎[39]	AZM	CPFX は無効
Leptospira interro-gans	レプトスピラ症		PCG 150 万単位 6 時間毎[40]	CTRX or MINO	

真　菌				
Candida	カンジダ血症，播種性カンジダ症（発熱性好中球減少症を含む）	・経験的治療（通常は MCFG）は，血液培養の陰性化と臨床的安定が確認されれば，下記の FLCZ または VRCZ 経口へのステップダウン ・眼内炎の合併があれば，MCFG は眼内移行性が悪いため，FLCZ または VRCZ への変更（両方とも耐性の場合は，L-AMB±5-FC） ・*C. albicans, parapsilosis, tropicalis* の大部分は FLCZ に感性，*C. glabrata* は感性または耐性，*C. krusei* は自然耐性である．同定が難しい *C. auris*（FLCZ に耐性，多剤耐性のことあり）が近年報告されている ・カンジダ尿の大部分は治療対象ではないが，カンジダ尿を契機としてカンジダ血症・播種性カンジダ症と診断される場合がある．また，稀だがカンジダ性尿路感染症として治療を要する場合は，感染症専門家に相談（MCFG や L-AMB は尿路移行性が悪い）		
Candida albicans, C. parapsilosis, C. tropicalis	カンジダ血症の安定後	FLCZ：S	FLCZ 初回 800 mg（その後 400 mg）24 時間毎[41]	
C. glabrata		FLCZ：S	FLCZ 初回 800 mg（その後 400 mg）24 時間毎[41]	MCFG のまま治療を完遂するのも選択肢 感染症専門家に相談
		FLCZ：R & VRCZ：S	VRCZ 初日 6 mg/kg 12 時間毎（その後 4 mg/kg 12 時間毎）[41]	
C. krusei		FLCZ：R & VRCZ：S	VRCZ 初日 6 mg/kg 12 時間毎（その後 4 mg/kg 12 時間毎）[41]	

95

Aspergillus sp.	侵襲性肺アスペルギルス症		VRCZ 初日 6 mg/kg 12 時間毎（その後 4 mg/kg 12 時間毎）[6,41]	L-AMB[6]	
Pneumocystis jirovecii	ニューモシスチス肺炎		ST トリメトプリムとして 240〜320 mg 8 時間毎[6]	ペンタミジン点滴静注[6]	ST：トリメトプリムとして 15 mg/kg/日≒本邦の ST 合剤（1 錠または 1 g 中のトリメトプリムは 80 mg）で 1 回 3〜4 錠または 3〜4 g 8 時間毎
Cryptococcus sp.	髄膜炎（非 HIV）		L-AMB 3〜4 mg/kg 24 時間毎＋5-FC 25 mg/kg 経口 6 時間毎[41]	FLCZ（高用量）	
Mucor sp. など	ムコール症		L-AMB 5〜10 mg/kg 24 時間毎[41]		

ウイルス					
インフルエンザ	肺炎など		オセルタミビル 75 mg 経口 1 日 2 回[42]	ペラミビル	
SFTS	重症血小板減少症候群		研究中[43]		
CMV	肺炎など		ガンシクロビル 5 mg/kg 12 時間毎[6]	ホスカルネット	
HSV	脳炎など		アシクロビル 10 mg/kg 8 時間毎[44]		

【略語】

PCG：ペニシリン G，ABPC：アンピシリン，AMK：アミカシン，AZM：アジスロマイシン，CAZ：セフタジジム，CEZ：セファゾリン，CFPM：セフェピム，CLDM：クリンダマイシン，CMZ：セフメタゾール，CPFX：シプロフロキサシン，CTRX：セフトリアキソン，CTX：セフォタキシム，DAP：ダプトマイシン，5-FC：フルシトシン，FDX：フィダキソマイシン，FLCZ：フルコナゾール，GM：ゲンタマイシン，IPM/CS：イミペネム/シラスタチン，L-AMB：リポソーマル・アムホテリシン B，LVFX：レボフロキサシン，LZD：リネゾリド，MCFG：ミカファンギン，MEPM：メロペネム，MINO：ミノサイクリン，MNZ：メトロニダゾール，PIPC：ピペラシリン，RFP：リファピシン，SBT/ABPC：スルバクタム/アンピシリン，ST：スルファメトキサゾール/トリメトプリム，TAZ/PIPC：タゾバクタム/ピペラシリン，TEIC：テイコプラニン，VCM：バンコマイシン，VRCZ：ボリコナゾール（抗菌薬の略語は JAID/JSC 感染症治療ガイドに準じた）．

抗菌薬治療

【文献】

1) Patel JB, Patel R, Weinstein MP, et al, Clinical and Laboratory Standards Institute：Performance Standards for Antimicrobial Susceptibility Testing (27th ed). CLSI M100-S27, 2017

2) 8学会合同抗微生物薬適正使用推進検討委員会：抗菌薬適正使用支援プログラム実践のためのガイダンス．2017

3) Fraimow HS：Systemic antimicrobial therapy in osteomyelitis. Semin Plast Surg 2009；23：90-9

4) Bille J：Medical treatment of staphylococcal infective endocarditis. Eur Heart J 1995；16：80-3

5) Sandra LP, Pharm D, Drusano GL：Penicillins-Infectious Disease and Antimicrobial Agents. http://www.antimicrobe.org/d24.asp（参照 2020-10-07）

6) JAID/JSC 感染症治療ガイド・ガイドライン作成委員会 編：JAID/JSC 感染症治療ガイド 2019．日本感染症学会・日本化学療法学会，2019
http://www.kansensho.or.jp/modules/journal/index.php?content_id=11（参照 2010-10-07）

7) 日本循環器学会：感染性心内膜炎の予防と治療に関するガイドライン（2017 年改訂版）．2017

8) Habib G, Lancellotti P, Antunes MJ, et al：2015 ESC Guidelines for the management of infective endocarditis：The task force for the management of infective endocarditis of the European society of cardiology (ESC)：Endorsed by：European association for cardio-thoracic surgery (EACTS), the European association of nuclear medicine (EANM). Eur Heart J 2015；36：3075-128

9) 日本化学療法学会：抗菌薬 TDM ガイドライン 2016．
http://www.chemotherapy.or.jp/guideline/tdm_es.html（参照 2020-10-08）

10) MRSA 感染症の治療ガイドライン作成委員会 編：MRSA 感染症の治療ガイドライン-改訂版-2019．日本化学療法学会，日本感染症学会，2019

11) Baddour LM, Wilson WR, Bayer AS, et al：Infective endocarditis in adults：Diagnosis, antimicrobial therapy, and management of complications：A scientific statement for healthcare professionals from the American Heart Association. Circulation 2015；132：1435-86

12) Tunkel AR, Hasbun R, Bhimraj A, et al：2017 Infectious Diseases Society of America's Clinical Practice Guidelines for Healthcare-associated ventriculitis and meningitis. Clin Infect Dis 2017；64：e34-65

13) Gould FK, Denning DW, Elliott TS, et al：Guidelines for the diagnosis and antibiotic treatment of endocarditis in adults：A report of the working party of the british society for antimicrobial chemotherapy. J Antimicrob Chemother 2012；67：269-89

14) Lappin E, Ferguson AJ：Gram-positive toxic shock syndromes. Lancet Infect Dis 2009；9：281-90

15) Schlievert PM, Kelly JA：Clindamycin-induced suppression of toxic-shock syndrome-associated exotoxin production. J Infect Dis 1984；149：471

16) 「細菌性髄膜炎診療ガイドライン」作成委員会 編：細菌性髄膜炎診療ガイドライン 2014．日本神経学会・日本神経治療学会・日本神経感染症学会 監，2014

17) Tunkel AR. Hartman BJ, Kaplan SL, et al：Practice Guidelines for the management of bacterial meningitis. Clin Infect Dis 2004；39：1267-84

18) Stevens DL, Bisno AL, Chambers HF, et al：Practice Guidelines for the diagnosis and management of skin and soft tissue infections：2014 update by the Infectious Diseases Society of America. Clin Infect Dis 2014；59：147-59

19) Han SB, Bae EY, Lee JW, et al：Clinical characteristics and antimicrobial susceptibilities of viridans streptococcal bacteremia during febrile neutropenia in patients with hematologic

malignancies：a comparison between adults and children. BMC Infect Dis 2013；13：273

20) Nigo M, Munita JM, Arias CA, et al：What's new in the treatment of enterococcal endocarditis? Curr Infect Dis Rep 2014；16：431

21) Restrepo A, Clark NM：Nocardia infections in solid organ transplantation：Guidelines from the Infectious Diseases Community of Practice of the American Society of Transplantation. Clin Transplant 2019；33：e13509

22) National Institute for Health and Care Excellence：Pyelonephritis（acute）：antimicrobial prescribing guideline（Evidence review）NICE guideline 111 October 2018. 2018

23) Wang KC, Liu MF, Lin CF, et al：The impact of revised CLSI cefazolin breakpoints on the clinical outcomes of Escherichia coli bacteremia. J Microbiol Immunol Infect；2016；49：768-74

24) European Association of Urology：EAU Guidelines on Urological Infections. 2018

25) Fukuchi T, Iwata K, Kobayashi S, et al：Cefmetazole for bacteremia caused by ESBL-producing enterobacteriaceae comparing with carbapenems. BMC Infect Dis 2016；16：427

26) Matsumura Y, Yamamoto M, Nagao M, et al：Multicenter retrospective study of cefmetazole and flomoxef for treatment of extended-spectrum-β-lactamase-producing Escherichia coli bacteremia. Antimicrob Agents Chemother. 2015；59：5107-13

27) Doi A, Shimada T, Harada S, et al：The efficacy of cefmetazole against pyelonephritis caused by extended-spectrum beta-lactamase-producing Enterobacteriaceae. Int J Infect Dis 2013；17：e159-63

28) Harris PNA, Tambyah PA, Lye DC, et al：Effect of piperacillin-tazobactam vs meropenem on 30-day mortality for patients with e coli or Klebsiella pneumoniae bloodstream infection and ceftriaxone resistance. JAMA 2018；320：984-94

29) Harris PNA, Tambyah PA, Paterson DL：β-lactam and β-lactamase inhibitor combinations in the treatment of extended-spectrum β-lactamase producing Enterobacteriaceae：Time for a reappraisal in the era of few antibiotic options? Lancet Infect Dis 2015；15：475-85

30) Cheng HP, Siu LK, Chang FY：Extended-spectrum cephalosporin compared to cefazolin for treatment of Klebsiella pneumoniae-caused liver abscess. Antimicrob Agents Chemother 2003；47：2088-92

31) Tamma PD, Girdwood SC, Gopaul R, et al：The use of cefepime for treating AmpC β-lactamase-producing enterobacteriaceae. Clin Infect Dis 2013；57：781-8

32) Choi SH, Lee JE, Park SJ, et al：Emergence of antibiotic resistance during therapy for infections caused by Enterobacteriaceae producing AmpC β-lactamase：Implications for antibiotic use. Antimicrob Agents Chemother 2008；52：995-1000

33) Pegues DA, Miller SI：Salmonella Species. Mandell, Douglas, and Bennett's Principles and Practice of Infectious Diseases（9th ed）. Bennett JE, Dolin R, Blasé MJ eds, Elsevier, 2019

34) Chu H, Zhao L, Wang M, et al：Sulbactam-based therapy for Acinetobacter baumannii infection：A systematic review and meta-analysis. Braz J Infect Dis 2013；17：389-94

35) Wong KC, Brown AM, Luscombe GM, et al：Antibiotic use for Vibrio infections：important insights from surveillance data. BMC Infect Dis 2015；15：226

36) Desai H, Agrawal A：Pulmonary emergencies：Pneumonia, acute respiratory distress syndrome, lung abscess, and empyema. Med Clin North Am 2012；96：1127-48

37) Brouwer MC, Tunkel AR, McKhann GM et al：Brain abscess. N Engl J Med 2014；371：447-56

38) 日本化学療法学会・日本感染症学会 CDI 診療ガイドライン作成委員会：Clostridioides（Clostridium）difficile 感染症診療ガイドライン．2018

39) 山藤栄一郎：リケッチア感染症．Hospitalist 2017；5：519-28

40) Haake DA, Levett PN：Leptospirosis in humans. Curr Top Microbiol Immunol 2015；387：

65-97

41) 日本医真菌学会：侵襲性カンジダ症の診断・治療ガイドライン．2013

42) Infectious Diseases Society of America：Clinical Practice Guidelines by the Infectious Diseases Society of America：2018 Update on Diagnosis, Treatment, Chemoprophylaxis, and Institutional Outbreak Management of Seasonal Influenza. Clin Infect Dis 2019；30：97-8

43) 国立国際医療研究センター 国際感染症センター 国際感染症対策室：重症熱性血小板減少症（SFTS）診療の手引き 改訂版（第4版）．2016

44) 「単純ヘルペス脳炎診療ガイドライン」作成委員会 編：単純ヘルペス脳炎診療ガイドライン 2017．日本神経感染症学会・日本神経学会・日本神経治療学会 監，2017

抗菌薬治療

CQ4-2　経験的抗菌薬にカルバペネム系抗菌薬を含めるのはどのような場合か？

Answer

ESBL 産生菌，あるいはカルバペネムのみに感受性を持つ耐性緑膿菌，耐性アシネトバクターなど，カルバペネム系薬剤が特に有効と考えられる微生物が原因として想定される場合である（BQに対する情報提示）．

1. 背景および本 CQ の重要度

カルバペネム系薬剤は最も広域のスペクトラムを有する薬剤であるが，その過剰使用は，カルバペネム耐性菌の増加のほか，抗菌薬関連の副作用やコストを高める危険性を伴う．カルバペネムを日常的に使用するのではなく，適切な症例に対して選択的に使用することは，抗菌薬スチュワードシップの観点から望ましく，本ガイドラインの CQ として取り上げた．

2. 解　説

カルバペネムと他の広域βラクタム系薬剤の効果の比較では，敗血症を対象とした2001 年頃までの研究を集めたレビューやランダム化比較試験（RCT），重症感染症患者を対象とした複数の RCT において，カルバペネムといずれも対照薬と同等の効果であり，カルバペネムを日常的に使用することの優位性は示されていない．

基質拡張型βラクタマーゼ（ESBL）を産生する腸内細菌科グラム陰性桿菌株に対しては，カルバペネム系薬剤の治療優位性が指摘されており[1]，特に，敗血症/敗血症性ショックなどの重症病態での経験的治療ではカルバペネムが第 1 選択となり得る．

また，カルバペネムのみに感受性を有する緑膿菌やアシネトバクター株が想定される時に，カルバペネム系薬剤を選択することは理にかなっているが，現時点の本邦の臨床現場において，このような耐性株に出会うことは稀である．

カルバペネムの使用は多剤耐性緑膿菌あるいは多剤耐性アシネトバクターの最大の危険因子である[2]．本邦においてカルバペネム耐性緑膿菌の割合はメロペネム 11%，イミペネム 17%と高い．また，カルバペネムはカルバペネマーゼ産生菌を含めたカルバペネム耐性腸内細菌科グラム陰性桿菌の危険因子でもある[3]．そのため，カルバペネムの使用に際しては耐性菌選択の危険性を意識した適正使用の観点が必要で，カルバペネムは他の薬剤では代替し難い上記の微生物が病原菌であると想定される稀な状況においてのみ使用する戦略が成り立つ．

抗菌薬スチュワードシップを重視する観点から，また，本邦においてカルバペネムが頻用されているという現状を踏まえ，本ガイドラインはこの保守的選択を支持する．

ESBL 産生菌，第 3 世代セフェム耐性腸内細菌科あるいは耐性緑膿菌感染症に共通する最も主要な危険因子は，① 抗菌薬の投与歴，② 耐性菌の保菌/定着，である．これらの危険因子を評価し，耐性菌の保菌定着が存在する場合のみにカルバペネムを使用すると，適切率を下げることなくカルバペネムやアミノグリコシドの過剰使用を回避でき[4]，経験的治療の適切性が高まる[5]．

① 各耐性菌の保菌/定着あるいは感染/分離既往，に加えて，② 抗菌薬の投与歴を，「ESBL 産生菌，あるいはカルバペネムのみに感受性を持つ耐性緑膿菌，耐性アシネトバクターなどが想定される場合」の危険因子として設定し，カルバペネムを経験的治療に用いることを考慮する．

● 文　献 ●

1) Tamma PD, et al, Clin Infect Dis 2017；64：972-80
2) Voor In't Holt AF, et al, Antimirob Agents Chemother 2014；58：2626-37
3) Liu P, et al, Microb Drug Resist 2018；24：190-8
4) Rottier WC, et al, Clin Infect Dis 2015；60：1622-30
5) Lambregts MMC, et al, Antimicrob Resist Infect Control 2019；8：19

抗菌薬治療

CQ4-3
どのような場合に，MRSAや一般細菌以外（カンジダ，ウイルス，レジオネラ，リケッチア，クロストリジオイデス ディフィシルなど）に対する経験的抗微生物薬を選択するか？

Answer
感染巣，患者背景および検査結果などから，それぞれの微生物が原因として想定される場合である（BQに対する情報提示）．

1. 背景および本CQの重要度

敗血症の抗菌療法において，経験的治療の適切性が死亡率低下に関連するとの観察研究が多数存在する[1]．

一般的な細菌感染症診療で用いられる抗菌療法では治療が難しい病原体による感染症に対して適切な抗微生物薬を選択的に使用することは望ましいと考え，本ガイドラインのCQとして取り上げた．

2. 解　説

MRSAや一般細菌以外に対して，考慮するべき発症のリスク，重症化のリスクを記載する．

1 MRSA

黄色ブドウ球菌（*Staphylococcus aureus*）による感染症を起こすリスクは血液透析，腹膜透析，糖尿病，心疾患，脳卒中，担がん患者，SLE，関節リウマチ，HIV感染症，固形臓器移植後，アルコール依存症が知られている[2]．

2 *Legionella pneumophila*

水系の環境に存在し，汚染した水が重要な供給源となる[2,3]．発症リスクが高いのは，男性，喫煙，慢性心疾患，肺疾患，糖尿病，末期腎不全，固形臓器移植，免疫不全，担がん，50歳以上である[2]．

3 リケッチア属

本邦で報告されているリケッチア症は，ツツガムシ病と日本紅斑熱である．ともにダニ媒介性疾患である．

ツツガムシ病では発熱（95%），発疹（86%），黒色の痂皮/刺し口（eschar）（85%）が3主徴である[4]．治療介入が遅くなると，肝逸脱酵素の上昇や血小板減少などの症状が出現し，死亡率は0.5%である．

日本紅斑熱は発熱（99%），皮疹（94%）を高率に認めるが，痂皮を伴う頻度は少ない．肝逸脱酵素の上昇（73%），頭痛（31%），播種性血管内凝固（DIC）（20%）を多く認め，死亡率は0.9%である[4]．

4 *Clostridioides difficile*

毒素産生型の *C. difficile* による感染症（*C. difficile* infection：CDI）の生命予後に

関わる重症例では高熱，腹痛，高白血球血症（≧25,000/μL），低アルブミン血症，腎不全，ショック，中毒性巨大結腸症などの所見がみられる[2]．

抗菌薬曝露は最も重要な CDI 発症のリスク因子であり，制酸薬もリスクとして知られている[5]．その他，高齢，入院の既往，基礎疾患の重症度，腹部手術後，経鼻カテーテル留置，長期入院などもリスクである[6]．

5 *Candida* 属

免疫抑制状態では侵襲性感染症を起こすことがある[2]．発症リスクは，広域抗菌薬の使用，血管内カテーテル留置，人工物留置，絶食/経静脈栄養的高カロリー輸液，細胞毒性のある抗がん剤使用，固形臓器移植後，カンジダ定着などである．

6 ウイルス感染症

a インフルエンザウイルス

季節性インフルエンザは一部で肺炎，心筋炎や脳炎・脳症を合併し重篤化する症例もある[2]．重症化リスクとして，65歳以上，流行期の妊婦，喘息を含む慢性呼吸器疾患，心・腎・肝・血液障害や糖尿病，免疫不全，呼吸機能低下，誤嚥のリスクが高い患者，または気道分泌物を扱う職業，BMI 40 以上の肥満，長期ケア病棟入院などである[7]．

b 単純ヘルペスウイルス（HSV）

HSV は免疫不全状態の患者では致死的な重症 HSV 感染症を起こすことがある．

脳炎は免疫能が低下していない状態での発症も報告されている[8]．

免疫抑制状態では広範な粘膜疹や，肝不全などの内臓の障害を伴う致死性播種性感染症となり得る．

c サイトメガロウイルス（CMV）

CMV は免疫抑制状態の患者では脳炎，網脈絡膜炎，腸炎，肺炎などの cytomegalovirus disease を起こし致死的となる．そのため定期的に血液中の CMV 量を評価して，症状出現時に治療が開始できるようにしておくことが望ましいとの意見がある[9]．

d 重症熱性血小板減少症候群（SFTS）ウイルス

本邦では西日本を中心に報告があり[10]，症状は発熱，消化器症状，頭痛，筋肉痛など非特異的であるが，27％が死亡しており，死亡例では悪性腫瘍の合併が多かったと報告されている[10]．

● 文 献 ●

1) Paul M, et al, Antimicrob Agents Chemother 2010；54：4851-63
2) Que Y, et al, Mandell, Douglas, and Bennett's Principles and Practice of Infectious Diseases（9th ed）. Elsevier, 2019
3) Edelstein PH, J Clin Microbiol 1982；16：697-9
4) National Institute of Infectious Diseases. Infect Agents Surveillance Rep 2017；38：109-12
5) Janarthanan S, et al, Am J Gastroenterol 2012；107：1001-10
6) Loo VG, et al, N Engl J Med 2011；365：1693-703
7) Uyeki TM, et al, Clin Infect Dis 2019；68：e1-47
8) Whitley RJ. Clin Infect Dis 1995；20：414-20
9) Ljungman P, et al, Lancet Infect Dis 2019；19：e260-72
10) National Institute of Infectious Diseases, Infect Agents Surveillance Rep 2019；40：111-2

抗菌薬治療

CQ4-4

敗血症が疑われて経験的抗菌薬を使用する患者において，投与前の各種培養陰性の確認をしたら抗菌薬を中止するか？

Answer

敗血症が疑われて経験的抗菌薬を使用する患者において，投与前の各種培養陰性の確認をしたら，臨床経過を慎重に考慮した上で抗菌薬を中止することを弱く推奨する（エキスパートコンセンサス：エビデンス不十分）．

1. 背景および本CQの重要度

臨床的に敗血症と診断し，しかるべき培養を行っても，3〜6割は培養陰性となり"culture negative sepsis"と称される[1]．敗血症の診断に基づき経験的抗菌薬を開始した後，培養が陰性であった場合，安全に抗菌薬を終了可能かどうかを評価したRCTはなく，culture negative sepsisの疫学や予後を評価した観察研究は少ない．

2. PICO

P（患者）：成人敗血症あるいは敗血症性ショックまたは，それに準じる重症感染症疑い患者．

I（介入）：培養陰性判明時，抗菌薬治療を中止する．

C（対照）：培養陰性判明時，抗菌薬治療を中止しない．

O（アウトカム）：死亡，病院滞在日数，新たな感染症発生．

3. エビデンスの要約

システマティックレビューの結果，1件のRCTが検索された[2]．抗菌薬を48時間で終了する群を介入群とし，7日間投与する群をコントロール群として行われたオープンラベル，単施設の小規模（対象患者計46人）パイロット研究である[2]．本研究は培養陰性かどうかで抗菌薬治療の中止を決定しているわけではなく，正確にはPICOに合致せず，本CQに直接的に答える内容のRCTではなかった．したがって，本CQにおけるシステマティックレビューにおいて該当する研究はないとした．

Sepsis-1，2では，当初敗血症と診断し抗菌薬を開始しても，結果として敗血症や感染症ですらない症例が多く含まれていた[3]．一方，culture negative sepsisとculture positive sepsisを比較した観察研究では生命予後に関して，両群に差はないか，やや culture positive sepsis のほうが悪い

と報告されている[4,5]．培養結果が陰性と確認できた時点で，臨床的に敗血症ではないと総合的に判断された場合，可及的速やかに抗菌薬投与の終了を考慮することは，抗微生物薬耐性（antimicrobial resistance：AMR）対策としても重要であると考えた．

4. 益と害のバランス

望ましい効果：抗菌薬の中止により耐性菌の発生リスクおよび続発性感染症や*Clostridioides difficile*の発生リスクを減少できる可能性があり，病院滞在日数短縮あるいは死亡減少に関与するかもしれない．

望ましくない効果：経験的抗菌薬が有効な感染症が存在した場合には，死亡や病院滞在日数増加などの予後悪化が生じる可能性がある．しかし，培養の陰性結果とともに，臨床経過を考慮して慎重に判断すれば，抗菌薬中止に伴う望ましくない効果はわずかと考えられる．

益と害のバランス：望ましい効果は小さく，望ましくない効果はわずかであり，おそらく介入が優位と評価した．

5. アウトカム全般に関するエビデンスの確実性

システマティックレビューでは，最終的にPICOに合致するRCTは認めなかった．

6. 価 値 観

培養陰性時抗菌薬中止における，各アウトカムに置く患者・家族の価値観に関するデータはない．一般的に，死亡アウトカムに対して置く相対的価値は高く，そのばらつきは少ないことが予想される．

7. 容 認 性

培養陰性時に抗菌薬を中止するという

介入は，患者の状態を十分にモニタリングした状況においては可能であり，医療者にとっての容認性は高い．

8. 実行可能性

介入は抗菌薬の中止のみであり，多くの医療施設において問題なく実行可能である．

9. 推奨グレーディング決定の工程

修正Delphi法を用いた投票によって，中央値7，見解不一致指数0.018となり，委員会で採択された（7点以上：79.2%）．

10. 関連する他の診療ガイドラインにおける推奨

SSCG 2016においては，本CQは取り上げられていない．

11. 実施に関わる検討事項

評価対象となる微生物検体は経験的抗菌薬投与開始前に適切に採取された検体であることが前提である．培養困難微生物や嫌気性菌の関与，あるいは抗菌薬の先行投与などにより培養陽性とならない可能性について注意し，臨床的な感染症の蓋然性を合わせて評価する必要がある．培養陰性に基づき抗菌薬を中止した場合に，患者の状態が悪化しないかを適切に把握できる環境も必要である．

● 文 献 ●

1) Sigakis MJG, et al, Anesth Analg 2019；129：1300-9
2) Scawn N, et al, Health Technol Assess 2012；16：i-xiii, 1-70
3) Churpek MM, et al, Am J Respir Crit Care Med 2015；192：958-64
4) Phua J, et al, Crit Care 2013；17：R202
5) Gupta S, et al, Chest 2016；150：1251-9

抗菌薬治療

CQ4-5 感染症専門家あるいは抗菌薬適正使用支援チームに相談するのはどのような場合か？

Answer
敗血症の原因が不明の場合，高度薬剤耐性菌の関与が疑われる場合，新興・再興あるいは輸入感染症を疑う場合，黄色ブドウ球菌菌血症およびカンジダ血症と判明した場合などである（BQ に対する情報提示）．

1. 背景および本 CQ の重要度

　敗血症の診療において，抗菌薬の選択や投与経路，投与間隔，投与期間の決定は患者の予後に影響を与える重要な介入である．そのため，敗血症診療においては，想定される原因微生物を十分カバーする抗菌薬の選択が求められる．一方で，一律にすべての病原体を考慮した経験的抗菌薬の選択や治療期間の決定を行った場合，薬剤耐性菌の出現（または蔓延）を助長し，副作用やコストを高める危険性が伴う．そのため，感染症専門家あるいは抗菌薬適正使用支援チーム（Antimicrobial Stewardship Team：AST）への相談は，敗血症診療における抗菌薬の適正使用において重要であるため，本ガイドラインの CQ として取り上げた．

2. 解　説

　敗血症診療において，適切な初期抗菌薬の選択と患者の死亡率低下の関連が報告されており，想定される微生物を十分にカバーする抗菌薬の選択が重要となる[1]．

しかしながら，敗血症の初期抗菌薬として何を選択するべきかに関しては，画一的な回答はなく，実際には個々の症例に応じて抗菌薬を選択する必要があるため，対応する医師の大きな負担となり得る．Raineri ら[2]は，感染症専門医への抗菌薬選択の相談を開始する前後での ICU 患者の感染症治療を比較し，相談によって適切な抗菌薬の選択率とガイドライン遵守率が上昇し，死亡率が低下すると報告した．特に，敗血症の原因が特定できない場合，高度薬剤耐性菌の関与が疑われる場合，診療機会が少ない新興・再興あるいは輸入感染症を疑う場合は，抗菌薬選択がより難しくなるため，感染症専門家あるいは AST へ相談することで，抗菌薬選択を行う医師の負担を軽減するとともに，適切な抗菌薬を選択できる頻度の向上が期待できる．

敗血症患者では菌血症を呈することが多いが，一部の菌血症では，菌種に応じた感染巣の精査が必要となることが知られている．黄色ブドウ球菌菌血症であれば，心エコー検査による感染性心内膜炎合併の評価が[3]，カンジダ血症では，眼内炎合併の評価が必要となる[4]．さらに，血液培養の陰性化の確認や前記の感染巣の有無に応じて抗菌薬投与期間を設定する必要がある．しかしながら，敗血症を診療するすべての診療部門においてこれらの診療に関する十分な知識や経験が備わっているとはいえないのが現状である．これまで黄色ブドウ球菌菌血症を対象としたいくつかの観察研究において，感染症専門家あるいは AST に相談することで，ガイドラインに基づく診療（血液培養の再検，心エコー検査）の遵守率の向上と，患者の予後の改善が報告された[5,6]．また，カンジダ血症を対象とした観察研究においても同様にガイドライン遵守率の向上と患者予後の改善が報告されている[7-9]．これらの研究結果から，黄色ブドウ球菌菌血症やカンジダ血症と診断された敗血症患者に対しては，感染症専門家あるいは AST に相談し，適切な感染巣の評価と抗菌薬の投与期間を設定することが妥当であろう．

● 文　献 ●

1) Paul M, et al, Antimicrob Agents Chemother 2010；54：4851-63
2) Raineri E, et al, Am J Infect Control 2008；36：283-90
3) Zou H, et al, Chinese J Infect Chemother 2010；10：81-4
4) Pappas PG, et al, Clin Infect Dis 2016；62：e1-50
5) Vogel M, et al, J Infect 2016；72：19-28
6) Bai AD, et al, Clin Infect Dis 2015；60：1451-61
7) Ishikane M, et al, PLoS One 2019；14：1-15
8) Mejia-Chew C, et al, Lancet Infect Dis 2019；19：1336-44
9) Lee RA, et al, Clin Infect Dis 2019；68：1585-7

抗菌薬治療

CQ4-6 敗血症に対する経験的抗菌薬は，敗血症認知後1時間以内を目標に投与開始するか？

Answer
敗血症あるいは敗血症性ショックと認知した後，抗菌薬は可及的早期に開始するが，必ずしも1時間以内という目標は用いないことを弱く推奨する（GRADE 2C：エビデンスの確実性＝「低」）．

1. 背景および本CQの重要度

敗血症に対する抗菌薬投与のタイミングについては，多くの観察研究の結果から，SSCG 2016，J-SSCG 2016ともに1時間以内の投与が推奨されており，世界的にも受け入れられた投与開始目標となっている．

2. PICO

P（患者）：成人敗血症あるいは敗血症性ショック患者．
I（介入）：敗血症あるいは敗血症性ショック認知後，抗菌薬開始が1時間以内．
C（対照）：敗血症あるいは敗血症性ショック認知後，抗菌薬開始が1時間より遅い．
O（アウトカム）：死亡．

3. エビデンスの要約

システマティックレビューの結果，PICOに合致したRCTは認めなかった．観察研究については7件[1-7]試行されており，観察研究を用いたメタ解析を行った．

4. 益と害のバランス

望ましい効果：7つの観察研究から得られる全死亡に関する効果推定値は，リスク差（RD）1,000人当たり10人少ない（95% CI：23人少ない〜7人多い）であり，望ましい効果は限定的であった．

望ましくない効果：抗菌薬の早期投与による望ましくないアウトカムについては評価し得た範囲で発生しなかった．

益と害のバランス：本CQにおいては，死亡に関するリスク差（RD）の推定効果値が小さく，95% CIは0をまたいでいる．介入による重大または重要な害や，想定される望ましくない効果は評価できていないため，介入も比較対象もいずれも優位でないと判断した．

5. アウトカム全般に関するエビデンスの確実性

今回採用したアウトカムの内，効果推定値を評価できたものは死亡のみであった．同アウトカムの確実性は「低」であったた

め，アウトカム全体にわたるエビデンスの確実性は「低」である．

6. 価 値 観

敗血症患者に対する抗菌薬を，1時間以内を目標に投与するかに関して，各アウトカムにおける患者・家族の価値観に関するデータはない．一般的に，死亡アウトカムに対する相対価値は高く，そのばらつきは少ないことが予想される．

7. 容 認 性

介入による有害事象のリスクは低い可能性が高い．1時間に拘泥した抗菌薬の早期投与企図によって原因微生物診断の推定が不十分となり，不必要かつ過剰に広域・多剤の抗菌薬投与が増えるという潜在的な害が否定できず，これは抗菌薬適正使用の観点からの容認性が低い．

8. 実行可能性

国内外における観察研究結果からは，多くの施設においてその実行可能性は高くない．

9. 推奨グレーディング決定の工程

修正 Delphi 法を用いた投票によって，中央値 7，見解不一致指数 0.164 の結果となり，委員会で採択された（7点以上：83.3％）．

10. 関連する他の診療ガイドラインにおける推奨

J–SSCG 2016[8]においては，1時間以内の抗菌薬開始をエキスパートコンセンサス/エビデンスなしとして推奨している（同意

率 100％）．SSCG 2016[9]でも，敗血症または敗血症性ショックを認識してから 1 時間以内の抗菌薬投与を推奨している．これらは，メタ解析では抗菌薬の速やかな投与による死亡率の低下を証明することができなかったが，大規模で質の高い研究において速やかな抗菌薬投与の有効性が示唆されたためであった[3,4,10-12]．

11. 実施に関わる検討事項

予想される標的微生物をカバーする適切な抗菌薬を選択し，これを可及的速やかに投与する方向性そのものを否定するものではないことに注意が必要である．

● 文 献 ●

1) Andersson M, et al, Eur J Clin Microbiol Infect Dis 2019；38：1223-34
2) Ferrer R, et al, Am J Respir Crit Care Med 2009；180：861-6
3) Ferrer R, et al, Crit Care Med 2014；42：1749-55
4) Gaieski DF, et al, Crit Care Med 2010；38：1045-53
5) Puskarich MA, et al, Crit Care Med 2011；39：2066-71
6) Ryoo SM, et al, Am J Med Sci 2015；349：328-33
7) Yokota PKO, et al, PLoS One 2014；9：1-10
8) Nishida O, et al, Acute Med Surg 2018；5：3-89
9) Rhodes A, et al, Crit Care Med 2017；45：486-552
10) Barie PS, et al, Surg Infect（Larchmt）2005；6：41-54
11) Barochia AV, et al, Crit Care Med 2010；38：668-78
12) Kumar A, et al, Crit Care Med 2006；34：1589-96

抗菌薬治療

CQ4 7 敗血症に対して，βラクタム系薬の持続投与または投与時間の延長を行うか？

Answer
敗血症に対するβラクタム系抗菌薬治療において，抗菌薬の持続投与もしくは投与時間の延長を行うことを弱く推奨する（GRADE 2B：エビデンスの確実性＝「中」）．

1. 背景および本CQの重要度

抗菌薬の投与は，これまで間欠投与で行われることが多かったが，PK/PDの観点からは時間依存性のβラクタム薬は持続投与もしくは投与時間の延長において有効性が高いかもしれない．βラクタム薬の持続投与の有効性を検証することは，敗血症のアウトカムの改善につながる可能性があり，重要な臨床課題の1つと考える．

2. PICO

P（患者）：敗血症あるいは敗血症性ショック患者．

I（介入）：βラクタム系薬の持続投与または投与時間の延長．

C（対照）：βラクタム系薬の間欠投与．

O（アウトカム）：死亡・ターゲット血中濃度達成率・臨床的治癒率・副作用発現率・薬剤耐性菌の検出（CDI，MRSA，耐性グラム陰性桿菌など）．

3. エビデンスの要約

システマティックレビューの結果，PICOに合致したRCTが13件施行されており，これらを用いたメタ解析を実施した[1-13]．

4. 益と害のバランス

死亡（10 RCT，n＝844）に対する効果推定値はリスク差（RD）1,000人当たり69人少ない（95％CI：135人少ない～32人多い）であり，臨床的治癒（9 RCT，n＝886）に対する効果推定値はRD 1,000人当たり113人多い（95％CI：9人多い～241人多い）である．副作用発現率（3 RCT，n＝691）に対する効果推定値はRD 1,000人当たり0人（95％CI：41人少ない～59人多い）であり，副作用発現の上昇は認められなかった．また，薬剤耐性菌の検出（1 RCT，n＝198）に対する効果推定値はRD 1,000人当たり18人少ない（95％CI：35人少ない～72人多い）である．

5. アウトカム全般に関する エビデンスの確実性

望ましい帰結に関与するターゲット血中濃度達成率は「中」のエビデンス，望ましくない帰結に関与する副作用は「中」のエビデンスとなった．

6. 価 値 観

敗血症患者に対する抗菌薬の持続投与もしくは投与時間延長に関して，各アウトカムにおける患者・家族の価値観に関するデータはない．しかしながら，ターゲット血中濃度達成率は高く，医師，薬剤師などの医療者からの価値観は高いであろう．

7. 容 認 性

シリンジポンプが必要となるものの，ICU においてその施行は比較的容易であり，医療者にとっての容認性は高いだろう．コストの面では個人負担額は変わらず，患者・家族の個人の視点からもおそらく許容できる．

8. 実行可能性

介入は多くの医療施設において実行可能であると考えられる．

9. 推奨グレーディング決定の 工程

修正 Delphi 法を用いた投票によって，中央値 8，見解不一致指数 0.164 の結果となり，委員会で採択された（7 点以上：83.3％）．

10. 関連する他の診療ガイド ラインにおける推奨

J-SSCG 2016 ではターゲット血中濃度達成率に差がなく〔オッズ比 1.88（CI 0.89〜3.98），$P = 0.10$〕，副作用の評価ができなかったことから，β ラクタム薬の持続投与もしくは投与時間の延長を行わないことを弱く推奨している．

11. 実施に関わる検討事項

抗菌薬の持続投与または投与時間の延長を実践している施設は少なく，実施前に各医療機関において看護師への教育，薬剤部の協力や監視，院内のコンセンサスが必要となる可能性がある．

● 文 献 ●

1) Abdul-Aziz MH, et al, Intensive Care Med 2016；42：1535-45
2) Angus BJ, et al, Br J Clin Pharmacol 2000；49：445-52
3) Chytra I, et al, Crit Care 2012；16：R113
4) Dulhunty JM, et al, Clin Infect Dis 2013；56：236-44
5) Georges B, et al, Int J Clin Pharmacol Ther 2005；43：360-9
6) Laterre PF, et al, J Antimicrob Chemother 2015；70：891-8
7) Lau WK, et al, Antimicrob Agents Chemother 2006；50：3556-61
8) Fahimi F, et al, Indian J Crit Care Med 2012；16：141-7
9) Dulhunty JM, et al, Am J Respir Crit Care Med 2015；192：1298-305
10) Rafati MR, et al, Int J Antimicrob Agents 2006；28：122-7
11) Roberts JA, et al, J Antimicrob Chemother 2007；59：285-91
12) Roberts JA, et al, J Antimicrob Chemother 2009；64：142-50
13) Zhao HY, et al, Chin Med J(Engl)2017；130：1139-45

抗菌薬治療

CQ4-8　敗血症に対する抗菌薬治療において，デエスカレーションを行うか？

Answer
敗血症に対する抗菌薬治療において，デエスカレーションを行うことを弱く推奨する（GRADE 2D：エビデンスの確実性＝「非常に低」）．

1. 背景および本 CQ の重要度

　敗血症診療では初期の広域抗菌薬を狭域抗菌薬に変更すること（デエスカレーション）は，広域抗菌薬の適正使用を通じ，抗菌薬耐性（AMR）対策や医療経済に貢献する重要な診療戦略である．患者の安全性を損なうことなくデエスカレーションが可能であるかどうか検討する価値がある．

2. PICO

P（患者）：成人敗血症あるいは敗血症性ショック患者．

I（介入）：培養結果に基づいた抗菌薬デエスカレーション．

C（対照）：抗菌薬デエスカレーションを行わない．

O（アウトカム）：死亡，重複感染率．

3. エビデンスの要約

　システマティックレビューの結果，敗血症患者のみを対象とした RCT は過去に 1 件施行されており[1]，この 1 論文と別途 13 件の観察研究を用いたメタ解析を行った．

4. 益と害のバランス

　望ましい効果：広域抗菌薬の使用量減少，AMR 減少，コスト減少などの望ましい効果については検討できず，望ましい効果はわからない．

　望ましくない効果：1 つの RCT（n＝116）では[1]，90 日死亡は 1,000 人当たり 78 人多い（95％ CI：64 人少ない～335 人多い）である．13 の観察研究（n＝3,635）において長期フォローアップによる死亡は 1,000 人当たり 80 人少ない（95％ CI：114 人少ない～40 人少ない）である．エビデンスの質はいずれも「非常に低い」．重複感染の発生は RCT では 1,000 人当たり 166 人多い（95％ CI：8 人多い～539 人多い）が，観察研究において同アウトカムを評価した論文はなく解析はなされていない．以上より，望ましくない効果はわずかである．

　益と害のバランス：デエスカレーション介入による望ましい効果は評価できておらず，望ましくない効果は死亡率に関しては評価が困難で，重複感染率を高める可能性があり，効果のバランスはどちらかといえばわずかに望ましくない方向性を示す．アウトカム全般にわたるエビデンスの確実性

は「非常に低い」である．重複感染率を評価した1つの小規模RCTでは，重複感染症の発生率は介入群16/59（27%），対照群6/57（11%）であるが，これは介入群において抗菌薬の総投与期間が延長したためと考察されている．つまり，重複感染率の上昇がデエスカレーションによるものか投与期間延長によるものかが正確に評価できていない．加えて，重複感染症は死亡など重要転帰に影響しなかったと記載されている．抗菌薬デエスカレーションにより投与日数が延長することは標準的な臨床実践とは解離している．また，デエスカレーションは抗菌薬スチュワードシップの観点より推奨され広く普及している実践である．以上を踏まえると，このエビデンス総体のみでデエスカレーションを推奨しないとする方向付けを行うことは困難と評価する．

5. アウトカム全般に関するエビデンスの確実性

望ましくない効果についてRCTと観察研究の方向性は相反している．アウトカムの確実性はいずれも非常に低い．アウトカム全体にわたるエビデンスの確実性は「非常に低」である．

6. 価値観

抗菌薬デエスカレーションに関して，各アウトカムにおける患者・家族の価値観に関するデータはない．一般的に，死亡アウトカムに対する相対的価値は高く，そのばらつきは少ないことが予想される．

7. 容認性

デエスカレーションは一般的に普及した常識的な診療手法で，その施行は容易であり，医療者にとっての容認性は高い．介入に伴う広域抗菌薬投与量の変化および，これに伴うコストへの影響は評価できていないが，個人負担額を考えると，患者・家族の個人の視点からは問題なく許容できる．耐性菌感染症の問題について，患者・家族の個人の視点で利害を判断することは不可能と考える．

8. 実行可能性

介入は抗菌薬の変更のみであり，多くの医療施設において問題なく実行可能である．

9. 推奨グレーディング決定の工程

修正Delphi法を用いた投票によって，中央値7，見解不一致指数0.164の結果となり，委員会で採択された（7点以上：83.3%）．

10. 関連する他の診療ガイドラインにおける推奨

J-SSCG 2016[2]においては，デエスカレーションの実施は本ガイドラインと同様「弱い推奨」となっている．SSCG 2016[3]では，best practice statementとして行うことを推奨されている．

11. 実施に関わる検討事項

デエスカレーションを行った場合に，抗菌薬の総投与期間が延長しないように留意する必要がある．

● 文 献 ●

1) Leone M, et al, Intensive Care Med 2014；40：1399-408
2) Nishida O, et al, Acute Med Surg 2018；5：3-89
3) Rhodes A, et al, Intensive Care Med 2017；43：304-77

抗菌薬治療

CQ4-9 敗血症に対する抗菌薬治療において，プロカルシトニンを指標とした治療終了を行うか？

Answer
敗血症に対する抗菌薬治療において，プロカルシトニンを指標とした治療終了を行うことを弱く推奨する（GRADE 2B：エビデンスの確実性＝「中」）．

1. 背景および本CQの重要度

抗菌薬総使用量は，薬剤耐性菌の出現と関連しており，抗菌薬曝露歴は次の新たな敗血症のリスクになり得ることが報告されている[1,2]．また，敗血症の経過におけるプロカルシトニンの低下は，死亡リスクの減少と関連していることが報告されている[3,4]．したがって，「プロカルシトニンを用いて抗菌薬中止の意思決定を行うことにより患者の転帰を悪化させることなく抗菌薬日数を短縮できるか」という臨床的疑問は，重要な臨床課題である．

2. PICO

P（患者）：成人の敗血症，敗血症性ショック患者．

I（介入）：プロカルシトニンをガイドとした抗菌薬終了．

C（対照）：担当医の判断，あるいはプロカルシトニンを含まないプロトコルに準じた抗菌薬終了．

O（アウトカム）：28日死亡，院内死亡，敗血症の再燃，薬剤耐性菌の検出，抗菌薬投与日数．

3. エビデンスの要約

システマティックレビューの結果，PICOに合致したRCTが12件施行されており[5-16]，これらを用いたメタ解析を実施した．その結果，28日死亡および院内死亡は介入群で対照群と比較して低く，抗菌薬投与日数が短かった．

4. 益と害のバランス

望ましい効果：介入における28日の死亡アウトカム（5RCT：n＝2,867）の効果推定値とその信頼区間（CI）は，1,000人当たり42人少ない（11人少ない〜69人少ない）であり，院内の死亡アウトカム（9RCT：n＝2,422）の効果推定値とそのCIは，1,000人当たり50人少ない（18人少ない〜79人少ない）であった．抗菌薬投与日数のアウトカム（3RCT：n＝231）の効果推定値とそのCIは，介入により平均差（MD）が1.16日（0日〜2.33日）短かった．

望ましくない効果：介入における敗血症再燃アウトカム（4RCT：n＝261）の効果推定値とそのCIは，1,000人当たり8人多い（27人少ない〜113人多い）であった．

CI が臨床的決断の閾値をまたいでいたため，望ましくない効果はわずかとした.

益と害のバランス：望ましくない効果はわずかであり，また死亡に関しては28日死亡および院内死亡ともに中程度の確実性を持ちながら望ましい効果を示したことから，価値観によらず介入を支持できると考えられる.

5. アウトカム全般に関するエビデンスの確実性

28 日死亡および院内死亡ともに望ましい効果を示す方向性は同一であり，割付の隠蔽化の懸念および不完全なアウトカム報告の懸念がある研究はあったものの全体としてのバイアスリスクは低く，結果として確実性は「中」と判断した.

6. 価 値 観

一般的に，死亡アウトカムに対する相対的価値は高く，そのばらつきは少ないことが予想される.

7. 容 認 性

プロカルシトニンの測定頻度が増加することは検査技師の負担増加に寄与し得ると考えられる.

8. 実行可能性

プロカルシトニンの測定が院内で施行され速やかに結果が得られるかどうかについては施設間差がある.

9. 推奨グレーディング決定の工程

修正 Delphi 法を用いた投票によって，中央値8，見解不一致指数0.164の結果となり，委員会で採択された（7点以上：100%）.

10. 関連する他の診療ガイドラインにおける推奨

J-SSCG 2016 では，「抗菌薬はプロカルシトニンを指標に中止してよいか？」という CQ に対して，「敗血症において，PCT を利用した抗菌薬の中止を行うことを弱く推奨する」としている.

11. 実施に関わる検討事項

プロカルシトニンの測定結果を迅速に得られる施設が限られることに留意する必要がある.

● 文 献 ●

1) Micek S, et al, BMC Infect Dis 2012；12：56
2) Baggs J, et al, Clin Infect Dis 2018；66：1004-12
3) Charles PE, et al, Crit Care 2009；13：R38
4) Karlsson S, et al, Crit Care 2010；14：R205
5) Annane D, et al, BMJ Open 2013；3：e002186
6) Bloos F, et al, JAMA Intern Med 2016；176：1266-76
7) De Jong E, et al, Lancet Infect Dis 2016；16：819-27
8) Deliberato RO, et al, Diagn Microbiol Infect Dis 2013；76：266-71
9) Hochreiter M, et al, Crit Care 2009；13：R83
10) Kip MMA, et al, Crit Care 2018；22：293
11) Najafi A, et al, Acta Med Iran 2015；53：562-7
12) Nobre V, et al, Am J Respir Crit Care Med 2008；177：498-505
13) Oliveira CF, et al, Crit Care Med 2013；41：2336-43
14) Schroeder S, et al, Langenbeck's Arch Surg 2009；394：221-6
15) Shehabi Y, et al, Am J Respir Crit Care Med 2014；190：1102-10
16) Svoboda P, et al, Hepatogastroenterology 2007；54：359-63

抗菌薬治療

CQ4-10 敗血症に対して，比較的短期間（7日間以内）の抗菌薬治療を行うか？

Answer
敗血症に対して，比較的短期間（7日間以内）の抗菌薬治療を行うことを弱く推奨する（GRADE 2D：エビデンスの確実性＝「非常に低」）．

1. 背景および本CQの重要度

抗菌薬治療に伴う害として，投与期間が長いほど耐性菌や *Clostridioides difficile*，真菌のリスクが高まり，次の新たな敗血症リスクになる[1,2]．近年，薬剤耐性（AMR）は世界的に脅威であり[3]短期間治療の研究が増えてきた[4,5]．敗血症診療においても，転帰を悪化させずに抗菌薬期間を短縮できるかという臨床的疑問は重要と判断した．

2. PICO

P（患者）：成人敗血症あるいは敗血症性ショック，または集中治療を要する感染症患者※．

※ 4週間以上の投与が必要な感染症（心内膜炎，化膿性脊椎炎）を対象外とするために，① 市中肺炎，② 院内肺炎/人工呼吸器関連肺炎，③ 急性腎盂腎炎/敗血症性尿路感染症，④ 腹腔内感染症/腹膜炎，⑤ 胆管炎，⑥ 菌血症を対象に指定した．

I（介入）：7日（8日）以内の短期間抗菌薬治療．

C（対照）：7日を超える長期間抗菌薬治療．

O（アウトカム）：死亡，臨床的治癒率，新たなイベント発生率，薬剤耐性菌の検出率．

3. エビデンスの要約

システマティックレビューの結果，RCTはPICOに示す各感染症のうち，② 人工呼吸器関連肺炎に関して3件，④ 腹腔内感染症に関して1件認めた[6-9]．

この4論文を用いたメタ解析の結果，28日死亡は3つのRCTで評価され，リスク差（RD）は1,000人当たり12人多い（95% CI：34人少ない〜78人多い）であった．最長フォローアップにおける死亡は4つのRCTで評価され，RDは1,000人当たり11人多い（95% CI：27人少ない〜62人多い）であった．臨床的治癒率は2つのRCTで評価され，RDは1,000人当たり50人少ない（95% CI：202人少ない〜144人多い）であり，新たなイベント率（再発・再感染率）は3つのRCTで評価され，RDは1,000人当たり77人多い（95% CI：0人少ない〜185人多い）であった．薬剤耐性菌の検出は2つのRCTで評価され，RDは1,000人当たり132人少ない（95% CI：292人少ない〜166人多い）であった．

4. 益と害のバランス

望ましい効果：死亡，臨床的治癒率，薬剤

耐性菌の検出はわずかで成績に差は認められなかった.

望ましくない効果：新たなイベント率（再発・再感染）はわずかで差は認められなかった.

益と害のバランス：益と害はともにわずかである.

全体的なエビデンスの確実性は非常に低い. よって，効果のバランスは介入あるいは比較対象のいずれも支持しない.

5. アウトカム全般に関するエビデンスの確実性

アウトカムごとに効果の方向性は同一ではなく，確実性は「非常に低い」から「中」であった. 全体的な確実性は，最も低いものを採用し「非常に低い」とした.

6. 価 値 観

死亡アウトカムや臨床的治癒率，新たなイベント率，薬剤耐性菌の検出に対する相対的価値は高く，そのばらつきは少ないと予想される.

7. 容 認 性

抗菌薬治療期間を1週間以内に短縮する介入は，患者状態のモニタリング下に施行可能であり，医療者の仕事量と患者侵襲を減らすので容認性は高い.

8. 実行可能性

介入は抗菌薬の治療期間短縮であり多くの医療施設において実行可能である.

9. 推奨グレーディング決定の工程

修正 Delphi 法を用いた投票によって，

中央値7，見解不一致指数0.018の結果となり，委員会で採択された（7点以上：75%）.

10. 関連する他の診療ガイドラインにおける推奨

J-SSCG 2016 においては，抗菌薬の治療期間に関するCQ はない. SSCG 2016 においては，敗血症と敗血症性ショックを伴うほとんどの重症感染症で抗菌薬治療期間を 7〜10 日間とすることが「弱い推奨」とされている.

11. 実施に関わる検討事項

敗血症でエビデンスがあるのは肺炎と腹腔内感染症に限られるが，各種感染症に対する抗菌化学療法の治療期間も参考になる. 短期間治療とする場合は再発/再燃リスクに注意する.

● 文 献 ●

1) Micek S, et al, BMC Infect Dis 2012；12：56
2) Baggs J, et al, Clin Infect Dis 2018；66：1004-12
3) The Government of Japan, National Action Plan on Antimicrobial Resistance (AMR). 2016
4) Royer S, et al, J Hosp Med 2018；13：336-42
5) Onakpoya IJ, et al, PLoS One 2018；13：e0194858
6) Capellier G, et al, PLoS One 2012；7：e41290
7) Chastre J, et al, JAMA 2003；290：2588-98
8) Kollef MH, et al, Crit Care 2012；16：R218
9) Montravers P, et al, Intensive Care Med 2018；44：300-10

抗菌薬治療

CQ4-11 腎排泄型の抗微生物薬の用量調整に際して，何が参考になるか？

Answer
複数の時点で測定された腎機能検査値（血清 Cr 値，eGFR 値など）に加えて，体液量の変動，腎代替療法や他の体外循環治療の有無などが参考になる（BQ に対する情報提示）.

1. 背景および本 CQ の重要度

敗血症・敗血症性ショックの治療において，適切な抗微生物薬の投与設計を行うことは極めて重要である．腎障害時に腎排泄型の抗微生物薬は用量調整を行う必要があると考えられるが，一方で，敗血症の初期には体液量の変動や分布容積（volume of distribution：Vd）の変化が起こるほか，腎代替療法などの体外循環治療が導入されることも多く，用量調整に影響する因子は多岐にわたる．不適切な抗微生物薬投与は患者の不良な転帰に関連するため[1-5]，本 CQ の重要度は高い．

2. 解　説

腎排泄型の抗微生物薬では腎障害時にクリアランスが低下し血中濃度が上昇するため，敗血症による腎障害においても抗微生物薬投与量の調整が必要と考えられる[6-9]．この場合，一般的な腎障害のために作成された腎機能別の推奨用量では，特に敗血症の初期において抗微生物薬濃度が不十分となり得るため，注意が必要である[10,11]．

腎機能の指標として Cr 値や，Cr 値に加えて年齢・性別などを考慮して算出される eGFR 値が一般的に使用されている．一方，急性期の病態では真の腎機能を正確に反映しない可能性が高いため，複数回の測定による Cr 値の変動を参考に GFR 値を予想する必要がある．

また，敗血症患者では抗微生物薬の投与に関連して，以下の ①，② に示すような変化から，Cr 値や eGFR 値による腎機能評価に基づく薬剤投与量では不十分となる可能性があるため，特に水溶性抗微生物薬の投与に際しては，体液量の変動の把握が重要である[12-22]．

① 毛細管漏出およびそれによる浮腫，輸液療法，胸腹水，体液ドレナージ，低アルブミン血症，蛋白結合率低下などに伴う分布容積の増加と血漿や細胞外液における抗微生物薬の希釈．

② 心拍出量増加，腎血流増加，血管拡張・毛細血管漏出・低アルブミン血症による腎クリアランスの増加（augmented renal clearance：ARC）.

抗菌薬治療

体外循環によっても抗微生物薬の濃度は影響を受ける[19,23-25]．また，腎代替療法が導入された場合も抗微生物薬の濃度が変動する[26-32]．多くの場合は推奨されている腎代替療法中の抗菌薬投与方法では不十分となる可能性が指摘されている[33-40]．

● 文　献 ●

1) Bagshaw SM, et al, Crit Care 2008；12：R47

2) Kollef MH, et al, Chest 1999；115：462-74

3) Ibrahim EH, et al, Chest 2000；118：146-55

4) Shorr AF, et al, Crit Care Med 2011；39：46-51

5) Roberts JA, et al, Clin Infect Dis 2014；58：1072-83

6) Roberts JA, et al, Lancet Infect Dis 2014；14：498-509

7) Godin M, et al, Semin Nephrol 2015；35：12-22

8) Sime FB, et al, Clin Microbiol Infect 2015；21：886-93

9) Lewis SJ, et al, J Intensive Care Med 2016；31：164-76

10) Blot S, et al, Diagn Microbiol Infect Dis 2014；79：77-84

11) De Waele JJ, et al, Intensive Care Med 2014；40：1340-51

12) Hoste EAJ, et al, Nephrol Dial Transplant 2005；20：747-53

13) Herrera-Gutiérrez ME, et al, Intensive Care Med 2007；33：1900-6

14) Baptista JP, et al, Crit Care 2011；15：R139

15) Martin JH, et al, Intern Med J 2011；41：537-43

16) Gonçalves-Pereira J, et al, Crit Care 2011；15：R206

17) Udy AA, et al, Chest 2012；142：30-9

18) Grootaert V, et al, Ann Pharmacother 2012；46：925-59

19) Udy AA, et al, Intensive Care Med 2013；39：2070-82

20) Udy AA, et al, Crit Care 2013；17：R35

21) Udy AA, et al, Crit Care Med 2014；42：520-7

22) Carlier M, et al, Crit Care 2013；17：R84

23) Shekar K, et al, J Crit Care 2012；27：741, e9-18

24) Shekar K, et al, Crit Care 2012；16：R194

25) Dzierba AL, et al, Crit Care 2017；21：66

26) Heintz BH, et al, Pharmacotherapy 2009；29：562-77

27) Choi G, et al, Crit Care Med 2009；37：2268-82

28) Bogard KN, et al, Crit Care Med 2011；39：560-70

29) Eyler RF, et al, Nat Rev Nephrol 2011；7：226-35

30) Scoville BA, et al, Am J Kidney Dis 2013；61：490-500

31) Ulldemolins M, et al, Crit Care 2014；18：227

32) Veiga RP, et al, Crit Care 2018；22：233

33) Fiaccadori E, et al, Crit Care Med 2004；32：2437-42

34) Kielstein JT, et al, Crit Care Med 2006；34：51-6

35) Burkhardt O, et al, J Antimicrob Chemother 2008；61：224-5

36) Seyler L, et al, Crit Care 2011；15：R137

37) Wilson FP, et al, Clin Nephrol 2012；77：329-31

38) Roberts DM, et al, Crit Care Med 2012；40：1523-8

39) Zoller M, et al, Crit Care 2014；18：R148

40) Euteneuer JC, et al, J Clin Pharmacol 2019；59：168-76

免疫グロブリン（IVIG）療法

CQ5-1 敗血症に対して，免疫グロブリン（IVIG）投与を行うか？

Answer
敗血症に対して，免疫グロブリン（IVIG）投与を行わないことを弱く推奨する（GRADE 2B：エビデンスの確実性＝「中」）．

1. 背景および本CQの重要度

免疫グロブリン（IVIG）には種々の病原微生物や毒素に対する特異抗体が含まれ，抗原と結合するとオプソニン効果や補体の活性化のほか，毒素・ウイルスの中和作用，炎症性サイトカインの産生抑制作用を有する[1]．敗血症患者では，産生抑制や漏出・消耗により発症早期から血清IgGは低値となるため，適切な循環管理と抗菌薬の早期投与とともに，IVIG投与が予後を改善する可能性がある．

敗血症患者の致死率は依然として高く，治療成績を向上させる介入法の確立は急務である．現状では，IVIG投与の有効性・有害性の評価は定まっておらず，臨床現場でもその投与判断については多様性がある．以上より，本CQは重要度の高いものと考えられる．

2. PICO

P（患者）：感染症，敗血症あるいは敗血症性ショック患者．

I（介入）：IVIG投与．

C（対照）：プラセボ投与あるいはIVIG非投与．

O（アウトカム）：全原因死亡（Low RoBの研究限定），全原因死亡（全RCT対象），ICU滞在日数，あらゆる重篤な副作用．

3. エビデンスの要約

システマティックレビューの結果，PICOに合致したRCTが9件施行されており，これらを用いたメタ解析を実施した．

4. 益と害のバランス

望ましい効果：今回，死亡アウトカムに関しては事前設定に基づいて検索した全RCTを対象としたもの，ならびにバイアスリスクが低いRCTに限定したもの，の2通りを行った．エビデンスの確実性が高いほうの解析を用いることを事前に設定していたため，Low RoBの死亡アウトカムを採用した．

Low RoBの3つのRCTから得られる全死亡に関する効果推定値は，リスク差（RD）1,000人当たり7人多い（95% CI：58人少ない〜83人多い）であり，IVIG投与による望ましい効果は限定的である．ICU滞在日数に関する効果推定値は，平均差（MD）1.1日短い（95% CI：5.44日短い〜3.25日長い）と，同様に望ましい効果

は限定的である.

望ましくない効果：あらゆる重篤な副作用に関する効果推定値は，RD 1,000 人当たり 1 人少ない（95% CI：23 人少ない～46 人多い）であり，望ましくない効果も増えない可能性が高い.

益と害のバランス：本 CQ においては，すべてのアウトカムが IVIG の効果なしを示す結果であったため，患者・家族が置く相対的価値の設定によらず，その効果のバランスは介入あるいは比較対照のいずれも支持しない.

5. アウトカム全般に関するエビデンスの確実性

今回採用したすべてのアウトカムの効果推定値の方向性は一致している（効果なし）ため，一番高いアウトカムの確実性を全体としては採用した．アウトカム全体にわたるエビデンスの確実性は「中」である.

6. 価 値 観

敗血症患者に対する IVIG 投与における，各アウトカムに置く患者・家族の価値観に関するデータはない．一般的に，死亡アウトカムに対して置く相対的価値は高く，そのばらつきは少ないことが予想される.

7. 容 認 性

有害事象はリスクが低い可能性が高い．介入に伴うコストは約 126,000 円（IVIG 5 g＝平均的な薬価約 42,000 円を 3 日間投与の場合）である．その個人負担額を考えると，患者・家族の個人の視点からおそらく許容できるだろう．また，IVIG 投与に伴う医療者の仕事量増加はわずかであると考えられる.

8. 実行可能性

介入は多くの医療施設において実行可能である.

9. 推奨グレーディング決定の工程

修正 Delphi 法を用いた投票によって，中央値 8，見解不一致指数 0.178 の結果となり，委員会で採択された（7 点以上：87.5%）.

10. 関連する他の診療ガイドラインにおける推奨

SSCG 2016 では弱い非推奨である．一方，J-SSCG 2016 ではグロブリン担当班の推奨文草案「成人の敗血症患者に対して IVIG を投与することを弱く推奨する（推奨 2C）」が 2 度の投票でいずれも 3 分の 2 以上の合意が得られず，明確な推奨を提示していない.

11. 実施に関わる検討事項

標準的治療として IVIG 投与を行うことは好ましくないが，症例に応じた適応判断を否定するものではない.

● 文　献 ●

1) Aubron C, et al, Curr Opin Crit Care 2019；25：417-22

免疫グロブリン（IVIG）療法

CQ5-2-1 劇症型溶血性レンサ球菌感染症（STSS）に対して，IVIG投与を行うか？

Answer

劇症型溶血性レンサ球菌感染症（STSS）に対して，IVIG投与を行うことを弱く推奨する（GRADE 2D：エビデンスの確実性＝「非常に低」）．

1. 背景および本CQの重要度

　敗血症は，病原微生物の種類に依存しない重症感染症であるが，特定の感染症では病原菌が産生する毒素により特有の重症病態を呈する．A群・G群レンサ球菌による劇症型溶血性レンサ球菌感染症（severe invasive streptococcal infection，または streptococcal toxic shock syndrome：STSS）の病態には，菌が産生する外毒素が関与するとされ，毒素中和やサイトカイン産生抑制の作用を持つ免疫グロブリン（IVIG）が，両病態を改善する可能性が指摘されている．

　STSSは急激に多臓器不全を呈し，死亡率は40〜50％を超えるとされる．そのため，治療成績を向上させる介入法の確立は急務である．欧米の診療指針などでは，観察研究などの結果を基にIVIG投与を推奨しているものもある[1,2]．しかし，現状では，IVIG投与の有効性・有害性の評価は定まっておらず，臨床現場でもその投与判断については多様性がある．以上より，本CQは重要度の高いものと考えられる．

2. PICO

P（患者）：レンサ球菌性敗血症（STSSを含む）の患者．

I（介入）：IVIG投与．

C（対照）：プラセボ投与あるいはIVIG非投与．

O（アウトカム）：全原因死亡（全RCT・観察研究対象），全原因死亡（CLDM投与症例限定），ICU滞在日数，あらゆる重篤な副作用．

3. エビデンスの要約

　システマティックレビューの結果，PICOに合致したRCTが1件，観察研究が4件施行されており，これらを別々に用いたメタ解析を実施した．

4. 益と害のバランス

　望ましい効果：RCT：1研究，観察研究：4研究を対象にシステマティックレビューを行った．死亡アウトカムに関しては，事前設定に基づき全症例を対象としたもの，ならびにCLDM投与症例に限定したもの，の2通りを行い，よりバイアスリスクの低いCLDM投与症例に限定したものを採用した．RCTから得られる全死亡に関する効果推定値は，リスク差（RD）1,000人当たり174人少ない（95％ CI：285人少ない〜

684人多い）であり，IVIG投与による望ましい効果は限定的である．一方，観察研究から得られる全死亡に関する効果推定値は，RD 1,000人当たり143人少ない（95% CI：214人少ない〜18人少ない）であり，IVIG投与による望ましい効果が認められた．

STSSを対象にしたRCTは，観察対象が18例の1研究のみであり，疾患頻度や重篤性を考えると今後も大規模RCTが実施される可能性は低いと思われる．したがって，例外的ではあるが観察研究のSRを実施し，その結果を踏まえて小さいながらも望ましい効果を期待できると判断した．

望ましくない効果：RCT，観察研究ともに評価は不可能であったが，敗血症の結果（CQ5-1）を踏まえ，望ましくない効果はあったとしてもわずかと判断した．

益と害のバランス：CLDM投与症例限定の観察研究において，死亡アウトカムはIVIG投与により改善している．また，IVIG投与に関連する重篤な副作用に関してはわずかであると考えられる．以上より，介入がおそらく優位であると考えられる．

5. アウトカム全般に関するエビデンスの確実性

アウトカム全体にわたるエビデンスの確実性は，「非常に低」である．

6. 価 値 観

STSSに対するIVIG投与における，各アウトカムに置く患者・家族の価値観に関するデータはない．一般的に，死亡アウトカムに対して置く相対的価値は高く，そのばらつきは少ないことが予想される．

7. 容 認 性

有害事象のリスクが低い可能性が高い．

本邦の保険適応量を遵守した場合，介入に伴うコストは約126,000円（IVIG 5 g＝平均的な薬価約42,000円を3日間投与の場合）であり，疾患の重篤性に鑑みると，医療経済学的および患者・家族の視点からおそらく許容できるであろう．また，IVIG投与に伴う医療者の仕事量増加はわずかであると考えられる．

8. 実行可能性

介入は多くの医療施設において実行可能である．

9. 推奨グレーディング決定の工程

修正Delphi法を用いた投票によって，中央値7.5，見解不一致指数0.164の結果となり，委員会で採択された（7点以上：75%）．

10. 関連する他の診療ガイドラインにおける推奨

SSCG 2016，J-SSCG 2016のいずれにも推奨の記載はない．

11. 実施に関わる検討事項

レンサ球菌性敗血症への標準的治療としてはIVIG投与を推奨するものではない．

本邦の保険適応量での有効性に関しては不明である．加えて多くの研究で使用されているIVIG量（計2 g/kg前後）を使用した場合，コストを誰がどのように負担するかについては検討する必要がある．

● 文 献 ●

1) Gilbert DN, et al, The Sanford Guide to Antimicrobial Therapy 2019. Sperryville VA, Antimicrobial Therapy, 2019
2) Parks T, et al, Clin Infect Dis 2018；67：1434-6

免疫グロブリン（IVIG）療法

CQ5-2-2　毒素性ショック症候群（TSS）に対して，IVIG 投与を行うか？

Answer

毒素性ショック症候群（TSS）に対して，IVIG 投与を行わないことを弱く推奨する（エキスパートコンセンサス：エビデンス不十分）．

1. 背景および本 CQ の重要度

　敗血症は，病原微生物の種類に依存しない重症感染症であるが，特定の感染症では病原菌が産生する毒素により特有の重症病態を呈する．黄色ブドウ球菌による毒素性ショック症候群（toxic shock syndrome：TSS）の病態には，同菌が産生する外毒素が関与するとされ，毒素中和やサイトカイン産生抑制の作用を持つ免疫グロブリン（IVIG）が，両病態を改善する可能性が指摘されている．

　TSS は急激に多臓器不全を呈し，時に致死的となる．そのため，治療成績を向上させる介入法の確立は急務である．欧米の診療指針などでは，STSS に対する観察研究などの結果を基に TSS においても IVIG 投与を推奨しているものもある[1-3]．しかし，現状では，IVIG 投与の有効性・有害性の評価は定まっておらず，臨床現場でもその投与判断については多様性がある．以上より，本 CQ は重要度の高いものと考えられる．

2. PICO

P（患者）：黄色ブドウ球菌性敗血症（TSS

を含む）の患者．

I（介入）：IVIG 投与．

C（対照）：プラセボ投与あるいは IVIG 非投与．

O（アウトカム）：全原因死亡，全原因死亡（CLDM 投与症例限定），ICU 滞在日数，あらゆる重篤な副作用．

3. エビデンスの要約

　システマティックレビューの結果，PICO に合致したランダム化比較試験（RCT），観察研究ともに認めなかった．

4. 益と害のバランス

　望ましい効果：TSS については，RCT，観察研究を認めなかった．しかし，STSS と同様に細菌が産生する毒素が重症病態の主要な原因であるため，IVIG が有効であると考える専門家も多く，効果はわずかにあると判断した．

　望ましくない効果：TSS における評価は不可能であったが，敗血症（CQ5-1）の結果を踏まえ，望ましくない効果はあったとしてもわずかと判断した．

　益と害のバランス：TSS については，RCT，観察研究を認めず，望ましい効果を

評価できなかった。望ましくない効果に関しても同様に評価は不可能であったが、敗血症の結果（CQ5-1）を踏まえ、望ましくない効果はあったとしてもわずかと考えられる。以上の結果より、効果のバランスは介入も比較対照もいずれも優位でないと判断した。

5. アウトカム全般に関するエビデンスの確実性

システマティックレビューを行ったがPICO に合致する RCT、観察研究は存在せず、確実性の評価はできなかった。

6. 価 値 観

TSS に対する IVIG 投与における、各アウトカムに置く患者・家族の価値観に関するデータはない。一般的に死亡アウトカムに対して置く相対的価値は高く、そのばらつきは少ないことが予想される。

7. 容 認 性

有害事象のリスクが低い可能性が高い。本邦の保険適応量を遵守した場合、介入に伴うコストは約 126,000 円（IVIG 5 g＝平均的な薬価約 42,000 円を 3 日間投与の場合）であり、疾患の重篤性に鑑みると、医療経済学的および患者・家族の視点からおそらく許容できるであろう。また、IVIG 投与に伴う医療者の仕事量増加はわずかであると考えられる。

8. 実行可能性

介入は多くの医療施設において実行可能である。

9. 推奨グレーディング決定の工程

修正 Delphi 法を用いた投票によって、中央値 7、見解不一致指数 0.164 の結果となり、委員会で採択された（7点以上：75%）。

10. 関連する他の診療ガイドラインにおける推奨

SSCG 2016、J-SSCG 2016 のいずれにも推奨の記載はない。

11. 実施に関わる検討事項

TSS に対して標準的治療として IVIG 投与を行うことは好ましくないが、担当医の判断による重症患者への投与を否定するものではない。欧米の診療指針などで推奨されている IVIG 量（計 2 g/kg 前後）を使用した場合、コストを誰がどのように負担するかについては検討する必要がある。

● 文 献 ●

1) Prairie Collaborative Immune Globulin Utilization Management Framework Project, Criteria for the Clinical Use of Immune Globulin. Alberta Ministry of Health, Shared Health Manitoba, and Saskatchewan Ministry of Health, 2018
2) National Blood Authority Australia, Criteria for the Clinical Use of Intravenous Immunoglobulin in Australia (ver 3). 2018
3) Gilbert DN, et al, The Sanford Guide to Antimicrobial Therapy 2019. Sperryville VA, Antimicrobial Therapy, 2019

初期蘇生・循環作動薬

CQ6-1 敗血症患者に対して，心エコーを行うか？

Answer

敗血症/敗血症性ショック患者に対して，初期蘇生中に心エコーを用いた心機能・血行動態評価を行うことを弱く推奨する（GRADE 2D：エビデンスの確実性＝「非常に低」）．

1. 背景および本CQの重要度

　敗血症/敗血症性ショックは，末梢血管拡張に伴う血液分布異常性ショックが本態をなす疾患である．その一方で，循環血液量減少，心機能低下によるショック（循環血液量減少性ショック，心原性ショック）も合併し，複雑な病態を形成し得る．したがって，初期蘇生時において心エコーを用いた心機能・血行動態評価を行うことは臨床的に重要なことであるため，重要臨床課題として取り上げた．

2. PICO

P（患者）：成人，敗血症/敗血症性ショック患者．
I（介入）：初期蘇生時に心エコーを用いた心機能・血行動態評価を行う．
C（対照）：初期蘇生時に心エコーを用いた心機能・血行動態評価を行わない．
O（アウトカム）：短期死亡（28日死亡），ICU滞在日数．

3. エビデンスの要約

　システマティックレビューの結果，PICOに合致した研究はFeasibility studyであるランダム化比較試験が1件[1]あり，これを用いたメタ解析を実施した．本研究の内容は心エコーを用いた特定のプロトコルによる介入の有効性を検討している．サンプル数も小さく，結論を裏づけるエビデンスには乏しい．

4. 益と害のバランス

望ましい効果：短期死亡のアウトカム（1RCT：n＝30）の効果推定値とその信頼区間（CI）は，1,000人当たり134人多い（104人少ない～952人多い）であり，ICU滞在日数のアウトカム（1RCT：n＝30）の効果推定値とそのCIは，平均差（MD）0.3日短い（4.46日短い～3.86日長い）であった．ただし，対象となった研究の数もサンプル数も不十分であるため，効果判定はできないと判断した．

望ましくない効果：今回検索で得られた1本のRCTでは望ましくない効果に対する検討は行われていないため，わからないと判断した．

益と害のバランス：本CQにおいて，短期死亡に関しては比較対照が優位な傾向を示

し，ICU滞在日数に関しては介入が優位な傾向を示した．しかし，今回，検索で得られた研究はサンプル数が少ない1本のRCTのみであり，効果のバランスは判定できない．

5. アウトカム全般に関する エビデンスの確実性

今回検索で得られた研究はサンプル数が少ない1本のRCTのみである．今回報告されたアウトカムの確実性がいずれも非常に低いため，エビデンスの確実性は非常に低いと判断した．

6. 価 値 観

心エコーを用いた初期蘇生に関して患者・家族の価値観に関するデータはない．一般的に，死亡アウトカムに対して置く相対的価値は高く，そのばらつきは少ないことが予想される．

7. 容 認 性

心エコーは非侵襲的・簡便な検査であり，患者への負担は小さい．心エコーの機器が必要であり，機器を有さない施設での施行は，高額な機器の購入を要する．心エコーに不慣れな施設や医療従事者には，教育やトレーニングが必要であり，初期蘇生の段階で心エコーを行うことは医療従事者に若干の負担となる．

8. 実行可能性

本邦の多くの医療施設では心エコーが可能な機器を有している．心エコーを用いた心機能や循環の評価は，集中治療を行う本邦の医療施設では広く行われており，介入の実施は可能である．

9. 推奨グレーディング決定の 工程

修正Delphi法を用いた投票によって，中央値8，見解不一致指数0.164の結果となり，委員会で採択された（7点以上：83.3%）．

10. 関連する他の診療ガイド ラインにおける推奨

SSCG 2016[2]では，初期および治療への継続的な評価を推奨しており，その方法の1つとしてベッドサイドでのエコー検査施行をBest Practice Statementとして提示している．

11. 実施に関わる検討事項

心エコーを実施する医療従事者の技量によって，結果にばらつきが出る恐れがあるため，実施に際しては一定のトレーニングや教育を要する．

● 文　献 ●

1) Lanspa MJ, et al, J Intensive Care 2018；6：50
2) Rhodes A, et al, Intensive Care Med 2017；43：304-77

初期蘇生・循環作動薬

CQ6-2 成人敗血症患者の初期蘇生に対して，EGDT を用いるか？

Answer

敗血症/敗血症性ショック患者に対して，初期蘇生としてEGDTを行わないことを弱く推奨する（GRADE 2C：エビデンスの確実性＝「低」）．

1. 背景および本CQの重要度

敗血症/敗血症性ショックにおいて，急性期の臓器灌流を保つために初期蘇生は重要な役割を担っている．敗血症治療の根幹を示す初期蘇生の具体的方法を設定するEGDT（early goal-directed therapy）の有用性を検証する意義は大きいと考える．

2. PICO

P（患者）：成人，敗血症/敗血症性ショック患者．

I（介入）：EGDTによる初期蘇生（Riversらが提唱したオリジナルEGDTのみを対象とする．modified EGDTは含まない）．

C（対照）：標準治療による初期蘇生．

O（アウトカム）：短期死亡（28日もしくは30日死亡），長期死亡（90日死亡；90日死亡がない場合は最長を用いることを考慮する），ICU滞在日数，あらゆる重篤な副作用．

3. エビデンスの要約

システマティックレビューの結果，PICOに合致したランダム化比較試験（RCT）が4件施行[1-4]されており，これらを用いたメタ解析を実施した．Riversらの RCTはオリジナルのEGDT[1]の臨床効果を検証した．ProMISe試験[2]およびARISE試験[4]は，EGDT施行群と通常治療群の比較であるのに対し，ProCESS試験[3]はEGDT施行群，EGDTほどの厳格ではないプロトコルを遵守した標準治療群，および通常利用群の3群比較試験である．短期死亡はすべてのRCTで，長期死亡，ICU滞在日数，重篤な副作用はProMISe試験[2]，ARISE試験[4]，ProCESS試験[3]で評価されていた．その結果，EGDTにおける望ましい効果と望ましくない効果は対照と比べてともに限定的であった．

4. 益と害のバランス

望ましい効果：短期死亡のアウトカム（4RCT：n＝3,993）の効果推定値とその信頼区間（CI）は，1,000人当たり8人少ない（32人少ない〜17人多い），長期死亡のアウトカム（3RCT：n＝3,648）の効果推定値とそのCIは，1,000人当たり5人少ない（31人少ない〜26人多い），ICU滞在日数のアウトカム（3RCT：n＝3,737）の効果推定値とそのCIは，平均差（MD）0.22長い（0.13短

初期蘇生・循環作動薬

い～0.58 長い）であり，EGDT による初期蘇生の望ましい効果は限定的であると判断した.

望ましくない効果：あらゆる重篤な副作用（3RCT：n＝3,734）の効果推定値とそのCI は，1,000 人当たり 1 人多い（19 人少ない～32 人多い）であり，EGDT による初期蘇生の望ましくない効果は限定的であると判断した.

益と害のバランス：望ましい効果と望ましくない効果の正味のバランスは 1,000 人当たり 12 人，介入が優位であり，短期死亡および長期死亡のアウトカムに対する相対的価値を考慮すると，効果のバランスはEGDT による介入がわずかに対照を上回るかもしれない．しかし，死亡アウトカムの不確実性を考慮し，CI の最も悪い値を採用すると 1,000 人当たり 44 人害のほうが大きくなる．以上より，効果のバランスとしては介入も比較対照もいずれも優位でないとした.

5. アウトカム全般に関するエビデンスの確実性

今回採用したすべてのアウトカムの効果推定値の方向性は一致していないため，一番低い確実性を全体の確実性として採用し，「低」とした.

6. 価 値 観

一般的に，患者や家族の死亡に対する相対的価値は高いと考えられ，そのばらつきは少ないことが予想される.

7. 容 認 性

オリジナルの EGDT を行うためには，中心静脈圧と中心静脈血酸素飽和度をモニタリングすることや赤血球輸血が必要となっ

てくる．より侵襲や負担が少ない modifiedEGDT が提唱される現在，医療従事者への負担，患者への負担となるため，容認され難いと考える.

8. 実行可能性

EGDT は中心静脈血酸素飽和度のモニタリング機器がない施設では実行は困難かもしれない.

9. 推奨グレーディング決定の工程

修正 Delphi 法を用いた投票によって，中央値 7.5，見解不一致指数 0.164 の結果となり，委員会で採択された（7 点以上：95.8％）.

10. 関連する他の診療ガイドラインにおける推奨

SSCG 2016 においては，推奨から削除されている．J-SSCG 2016 においても，敗血症，敗血症性ショックの初期蘇生に EGDTを実施しないことを弱く推奨する（2 A）とされている.

11. 実施に関わる検討事項

オリジナルの EGDT に代わる初期蘇生プロトコルの導入，または慎重なモニタリングと評価による初期蘇生を行うことが必要である.

● 文 献 ●

1) Rivers E, et al, N Engl J Med 2001；345：1368-77
2) Mouncey PR, et al, N Engl J Med 2015；372：1301-11
3) Yealy DM, et al, N Engl J Med 2014；370：1683-93
4) Peake SL, et al, N Engl J Med 2014；371：1496-506

初期蘇生・循環作動薬

CQ6-3 成人敗血症患者に対して，初期蘇生輸液と同時または早期（3 時間以内）に血管収縮薬を使用するか？

Answer

循環動態の維持が困難な敗血症/敗血症性ショック患者に対して，初期蘇生輸液と同時または早期（3 時間以内）に血管収縮薬を投与することを弱く推奨する（GRADE 2C：エビデンスの確実性＝「低」）．

1. 背景および本 CQ の重要度

敗血症/敗血症性ショック患者に対して，初期蘇生輸液のみで目標とする臓器灌流圧を維持できない場合は血管収縮薬が必要である．しかし，どのタイミングから血管収縮薬を開始するべきかについては，一定の見解が得られていない．過剰輸液は肺水腫などの合併症を増やし，死亡とも関連している．早期に血管収縮薬を投与することで，過剰輸液を減らし予後を改善する可能性があるため，この疑問を明らかにすることは重要である．

2. PICO

P（患者）：成人，敗血症/敗血症性ショック患者．

I（介入）：初期蘇生輸液と同時または早期（3 時間以内）に血管収縮薬を使用．

C（対照）：初期蘇生輸液のみ．

O（アウトカム）：短期死亡，長期死亡，重篤な有害事象（肺水腫，心筋虚血に関連する合併症）．

3. エビデンスの要約

システマティックレビューの結果，PICO に合致したランダム化比較試験（RCT）が 2 件施行[1,2]されていた．Macdonald ら[1]は，血管収縮薬を用いて輸液量を制限するレジメンを検討した非盲検の多施設 RCT を，Permpikul ら[2]は，発症 1 時間以内の敗血症性ショック患者を対象にノルアドレナリン 0.05 μg/kg/min 持続投与とプラゼボを比較検討した単施設盲検化 RCT を行った．これら 2 つの RCT を用いたメタ解析を実施した．

4. 益と害のバランス

望ましい効果：短期死亡の効果推定値は，RD 1,000 人当たり 39 人少ない（95% CI：88 人少ない～38 人多い）（2 RCT：n＝408），長期死亡の効果推定値は，RD 1,000 人当たり 10 人少ない（95% CI：73 人少ない～81 人多い）（2 RCT：n＝408）だった．肺水腫の効果推定値は，RD 1,000 人当たり 104 人少ない（95% CI：145 人少ない～39 人少な

い）（2 RCT：n＝409）であった.

望ましくない効果：心筋虚血の効果推定値は，RD 1,000 人当たり 15 人多い（95% CI：9 人少ない～95 人多い）（2 RCT：n＝409）であった.

益と害のバランス：正味の効果は 1,000 人当たり 138 人，介入の望ましい効果が上回る．死亡アウトカムの相対的価値を 3 倍とし，短期死亡に関する不確実性を考慮して CI の最悪値（1,000 人当たり 38 人の死亡増加）で検討した場合，1,000 人当たり 15 人，害が上回る．以上より，効果のバランスは「おそらく介入が優位」と判断した.

5. アウトカム全般に関する エビデンスの確実性

各アウトカムで効果は異なる方向性を示していたため，最も低いエビデンスである「低」を採用した.

6. 価 値 観

各アウトカムに置く患者・家族の価値観に関するデータはない．一般的に死亡に対して置く相対的価値は高く，ばらつきは少ないことが予想される.

7. 容 認 性

敗血症患者の初期蘇生において，血管収縮薬を投与することは，すでに広く行われている治療であり，投与のタイミングを初期蘇生輸液と同時，または早期にすることは容認されると考えるが，同時に行う処置や薬剤の準備を増やすため，医療従事者にとっては負担を増すかもしれない.

8. 実行可能性

本邦の ICU（集中治療室）であれば，介入は問題なく実行可能であると考えるが，初期蘇生輸液を開始するのが ICU 以外の場合には困難が予想される.

9. 推奨グレーディング決定の 工程

修正 Delphi 法を用いた投票によって，中央値 7.0，見解不一致指数 0.17 の結果となり，委員会で採択された.

10. 関連する他の診療ガイド ラインにおける推奨

J-SSCG 2016，SSCG 2016[3] ともに，輸液量と昇圧薬開始の時期に関する記載はない.

11. 実施に関わる検討事項

早期に血管収縮薬を投与した場合の薬剤投与量および輸液速度と量は検討を要する．また，血管内用量が不足している場合は，十分な初期蘇生輸液を投与する必要があり，輸液開始を優先する.

● 文 献 ●

1) Macdonald SPJ, et al, Intensive Care Med 2018；44：2070-8
2) Permpikul C, et al, Am J Respir Crit Care Med 2019；9：1097-5
3) Rhodes A, et al, Crit Care Med 2017；45：486-552

初期蘇生・循環作動薬

CQ6-4 成人敗血症患者の初期蘇生の指標として乳酸値を用いるか？

Answer

敗血症/敗血症性ショックの患者に対して，初期蘇生の指標として乳酸値を用いることを弱く推奨する（GRADE 2C：エビデンスの確実性＝「低」）.

1. 背景および本 CQ の重要度

敗血症/敗血症性ショックにおいて，急性期の臓器灌流を保つために初期蘇生は重要な役割を担っている．しかし，臓器灌流を維持できていることを確認する指標として何が優れているかは，一定の見解がない.

2. PICO

P（患者）：成人，敗血症/敗血症性ショック患者.

I（介入）：乳酸値，乳酸クリアランスを指標とする.

C（対照）：乳酸値以外（平均血圧，尿量，$ScvO_2/SvO_2$ のいずれか 1 つ以上）を指標とする.

O（アウトカム）：短期死亡（28 日もしくは 30 日死亡），長期死亡（90 日死亡），ICU 滞在日数，重篤な副作用（72 時間後の SOFA スコア）.

3. エビデンスの要約

システマティックレビューの結果，PICO に合致した RCT が 5 件施行[1-5]されていた．Hernández ら[1]は，成人の早期敗血症性ショック患者の初期蘇生において，乳酸値と末梢循環のいずれを指標とするのが死亡率を改善するかを評価した．Jansen ら[2]は，ICU 入室時に高乳酸血症（3.0 mEq/L 以上）を呈する患者において，乳酸値を指標とした初期蘇生と，中心静脈酸素飽和度（$ScvO_2$）や末梢循環など乳酸値以外を指標とした初期蘇生のいずれが死亡率を改善するかを評価した．Jones ら[3]は，末梢循環障害を呈する重症敗血症/敗血症性ショック患者において，乳酸クリアランスと $ScvO_2$ のいずれを指標とした初期蘇生が院内死亡率を改善するかを評価した．Puskarich ら[4]は，敗血症患者の初期蘇生において，乳酸クリアランスと $ScvO_2$ のいずれを指標とするのが死亡率を改善するかを評価した．Zhou ら[5]は，敗血症による高乳酸血症を呈する患者において，乳酸クリアランスと $ScvO_2$ のいずれを指標とした初期蘇生のいずれが死亡率を改善するかを評価した.

4. 益と害のバランス

望ましい効果：短期死亡のアウトカム（5RCT：n＝1,479）の効果推定値とその信頼区間（CI）は，1,000 人当たり 62 人少ない（133 人少ない〜43 人多い），長期死亡のアウトカム（2RCT：n＝772）の効果推定

値とその CI は，1,000 人当たり 21 人少ない（147 人少ない〜159 人多い），ICU 滞在日数のアウトカム（3RCT：n＝1,084）の効果推定値とその CI は，平均差（MD）0.03 日長い（0.66 日短い〜0.72 日長い）であった．このため，乳酸値を指標とした初期蘇生の望ましい効果は小さいと判断した．

望ましくない効果：重篤な副作用（72 時間後の SOFA スコア）のアウトカム（3RCT：n＝979）の効果推定値とその CI は，平均差（MD）0.04 高い（0.88 低い〜0.96 高い）であった．このため，乳酸値を指標とした初期蘇生の望ましくない効果はわずかであると判断した．

益と害のバランス：死亡アウトカムに対する相対的価値が高いことを考慮すると，効果のバランスはおそらく介入を支持する．

5. アウトカム全般に関するエビデンスの確実性

今回採用したすべてのアウトカムの効果推定値の方向性は一致していないため，一番低い確実性を全体の確実性として採用した．アウトカム全体にわたるエビデンスの確実性は「低」である．

6. 価 値 観

初期蘇生に対する患者・家族の価値観に関するエビデンスはない．一般的に死亡に対する相対的価値は高いと考えられ，そのばらつきは少ないことが予想される．

7. 容 認 性

乳酸値の測定ができない施設では，実施に際して検査機器と試薬の準備が必要になる．医療者の仕事量も増加するが，わずか

であり，容認されると考えた．

8. 実行可能性

乳酸値の測定は，本邦の多くの医療施設において実行可能である．

9. 推奨グレーディング決定の工程

修正 Delphi 法を用いた投票によって，中央値 8，見解不一致指数 0.146 の結果となり，委員会で採択された（7 点以上：100％）．

10. 関連する他の診療ガイドラインにおける推奨

SSCG 2016 では，組織灌流障害の指標である乳酸値が上昇している患者には，乳酸値の正常化を図る蘇生治療をすることを弱く推奨している．J-SSCG 2016 では，敗血症患者における初期蘇生において，経時的に乳酸値を測定することを弱く推奨している．

11. 実施に関わる検討事項

乳酸値の測定に必要な血液はわずかであるが，頻繁の採血による貧血には配慮が必要である．

● 文 献 ●

1) Hernández G, et al, JAMA 2019；321：654-64
2) Jansen TC, et al, Am J Respir Crit Care Med 2010；182：752-61
3) Jones AE, et al, JAMA 2010；303：739-46
4) Puskarich MA, et al, Acad Emerg Med 2012；19：252-8
5) Zhou X, et al, Crit Care 2017；21：33

初期蘇生・循環作動薬

CQ6-5 成人敗血症患者に対する初期輸液の輸液速度や輸液量は？

Answer

血管内容量減少のある敗血症患者の初期輸液は，循環血液量を適正化することを目標とし，晶質液30 mL/kg以上を3時間以内に投与することが必要との意見がある．初期輸液の最中はバイタルサインを注意深く観察し，乳酸クリアランスや心エコーなどを用いて組織酸素代謝や血行動態評価を行いながら過剰な輸液負荷を避けることが重要である（BQに対する情報提示）．

1. 背景および本CQの重要度

J-SSCG 2016では，「敗血症による組織低灌流と血管内容量減少のある患者に対し，初期輸液は晶質液を30 mL/kg以上投与する」と記載されている．しかし，2014年，2015年に相次いで報告された3つの大規模RCT（ProCESS[1]，ARISE[2]，ProMISe[3]）の結果において，初期蘇生輸液を積極的に推奨するEGDT群では予後改善効果が認められず，さらに，輸液過剰の有害性[4]が報告されている．このように初期蘇生輸液や過剰輸液の問題が注目される状況において，成人敗血症患者に対する初期輸液の輸液速度や輸液量を提示することは重要と考え，本ガイドラインのCQとして取り上げた．

2. 解 説

J-SSCG 2016において，「敗血症による組織低灌流と血管内容量減少のある患者に対し，初期輸液は晶質液を30 mL/kg以上投与する」と記載され，SSCG 2016[4]では，「敗血症に惹起された低灌流状態からの蘇生には，最初の3時間以内に晶質液を最低30 mL/kg投与することを推奨する」と記載されている．近年行われた3つの大規模RCTの結果において，初期蘇生輸液を積極的に推奨するEGDT群の予後改善効果は認められなかったが，実はプロトコル開始前（無作為化前）に初期蘇生輸液（約30 mL/kg）がすでに施行されていた．敗血症性ショックに対する初期大量輸液療法（30 mL/kg）の概念はすでに常識化しており，大規模RCTにおいても初期蘇生輸液に追加する形で行われたEGDTは，その有用性を示すことができなかったものと思われる．

一方，Boydら[5]は，輸液過剰の有害性を指摘し，Murphyら[6]は，輸液制限が予後改善につながることを報告している．敗血症性ショックを対象とした15研究（n＝31,443）のシステマティックレビュー[7]は，

過剰な輸液バランスは死亡リスクを70%増加〔pooled RR（リスク比）1.70（95％CI 1.20〜2.41；$P=0.003$）〕させるが，敗血症発症から3時間以内に限定すると大量輸液を行ったほう（2,085 mL vs 1,600 mL，$P=0.007$）が院内死亡の改善〔オッズ比0.34（95％CI 0.15〜0.75；$P=0.008$）〕につながることを示唆している．Kuttabら[8]は，1,032人の敗血症性ショック患者の観察研究から，敗血症発症から3時間以内に30 mL/kgの初期蘇生輸液を達成できない場合には，院内死亡が有意に増加〔オッズ比1.52（95％CI 1.03〜2.24）〕することを報告している．

　一方，Wardiら[9]は，駆出率40％以下の心不全を合併した敗血症性ショック症例の初期輸液に関しては，30 mL/kgよりも少ない輸液量が推奨されるとしている．敗血症/敗血症性ショックに対する初期蘇生輸液の輸液速度や輸液量に関する質の高いエビデンスはないが，相対的に減少した循環血液量を補い，組織の低灌流を改善し酸素需給バランスをできるだけ早い段階で適正化しようとする概念を否定するエビデンスも現時点では存在しない．

　以上より，敗血症性ショックにおいて輸液反応性を評価した後，血管内容量減少のある患者の初期輸液として，晶質液30 mL/kg以上を3時間以内に投与することが敗血症の予後を改善する可能性はある．しかし，重要な原則は治療の効果を継続的に評価することであり，初期輸液の最中はバイタルサインを注意深く観察し，乳酸クリアランスや心エコーなどを用いて組織酸素代謝や血行動態の評価を行いながら過剰な輸液負荷を避けることが重要である．

● 文　献 ●

1) Yealy DM, et al, N Engl J Med 2014；370：1683-93
2) Peake SL, et al, N Engl J Med 2014；371：1496-506
3) Mouncey PR, et al, N Engl J Med 2015；372：1301-11
4) Rhodes A, et al, Crit Care Med 2017；45：486-552
5) Boyd JH, et al, Crit Care Med 2011；39：259-65
6) Murphy CV, et al, Chest 2009；136：102-9
7) Tigabu BM, et al, J Crit Care 2018；48：153-9
8) Kuttab H, et al, Crit Care Med 2019；47：1582-90
9) Wardi G, et al, J Intensive Care Med 2019：885066619871247

初期蘇生・循環作動薬

CQ6-6 成人敗血症患者の輸液反応性をどのように評価するか？

Answer

輸液反応性とは，輸液を行うことで 1 回拍出量（SV）の有意な増加が見込まれることであり，静的指標や動的指標など複数の指標を必要に応じて組み合わせて評価するという意見がある．静的指標とは，ある 1 点における生体情報で中心静脈圧（CVP），肺動脈楔入圧（PCWP）などがあり，動的指標には受動的下肢挙上法（PLR）や輸液チャレンジによる心拍出量の変化，人工呼吸によって引き起こされる前負荷の呼吸性変動を用いた脈圧変動（PPV），1 回拍出量変動（SVV）などがある（BQ に対する情報提示）．

1. 背景および本 CQ の重要度

　敗血症患者のショックには，脱水による絶対的な血管内容量減少と血管拡張による相対的な血管内容量減少に加えて，敗血症性心筋障害による心機能低下も影響している．血管内容量減少に対する輸液投与は心拍出量を増加させる介入としては理にかなっているが，一方で肺水腫や腹部コンパートメント症候群など過剰輸液による害も指摘されている[1]．そのため，輸液投与を行う前に，もしくは輸液を行いながら，輸液反応性を評価することが望ましい．本 CQ は BQ として，複数のモニタリングを組み合わせて使用するために，それぞれの特徴や限界について解説することとした．

2. 解　説

　輸液反応性とは 250～500 mL の輸液を投与した際に心拍出量や 1 回拍出量が有意に増加することであり，少なくとも 10～15％以上の上昇と定義される[1,2]．輸液反応性の予測のために使用されるモニタリングは静的指標と動的指標に分けられる．静的指標とはある 1 点における生体情報で，中心静脈圧（central venous pressure：CVP），肺動脈楔入圧（pulmonary capillary wedge pressure：PCWP），経肺熱希釈法による心臓拡張末期容量（global end-diastolic volume：GEDV）や胸腔内血液容量（intra-thoracic blood volume：ITBV）などがある．動的指標とは，何らかの介入による変動を評価する方法であり，受動的下肢挙上法（passive leg raising：PLR）や輸液チャレンジによる心拍出量の変化，EEO（end-expiratory occlusion）test による 1 回拍出量の変化，人工呼吸によって引き起こされる前負荷の呼吸性変動を用いた

脈圧変動（pulse pressure variation：PPV），1回拍出量変動（stroke volume variation：SVV），下大静脈径（inferior vena cava：IVC）や上大静脈径（superior vena cava：SVC）の変動などがある．

静的指標であるCVPやPCWPは，CVP 8 mmHg以下やPCWP 12 mmHg以下の場合に輸液反応性ありと評価されてきたが，その信頼性は低い．経肺熱希釈法は，冷水の急速注入によりGEDVやITBVなどを測定でき，前負荷の指標となるが[3]，輸液反応性の評価についての信頼性は低い[4]．

動的指標は，静的指標よりも輸液反応性の予測に優れている[5]．しかし，臨床で適応できる状況はそれほど多くはない．PPVやSVVは，自発呼吸がなく，1回換気量が8 mL/kg以上である場合，陽圧換気によって12%以上の変動を認めれば輸液反応性があると評価する．しかし，自発呼吸，不整脈，腹腔内圧上昇や右心不全がある場合，変動は大きくなり，一方で，頻脈や肺保護換気で管理されている患者では変動は小さくなり得る[6]．エコーを用いた輸液反応性の評価には，IVCやSVCの径の呼吸性変動があり，CVPよりは輸液反応性の予測に優れている[7]．エコーによる評価は施行者によって結果のばらつきがあることも他のモニタリングとの相違点である．PLRは下肢挙上による心拍出量の増加を評価するもので，下肢挙上による前負荷は250〜350 mLの輸液に相当し[8]，下肢挙上により心拍出量が10%以上増加すれば輸液反応性があると評価する．PLRは自発呼吸や不整脈を認める患者においても有用である[9]．EEOは機械換気の呼気終末に気道を一時的に閉塞する試験であり，吸気時の胸腔内圧上昇がなくなるため，その間は静脈灌流量が増加する．15秒間のEEOを行い，

5%以上の心拍出量の増加が確認できれば輸液反応性があると評価する[10]．体位変換を必要としないが，気管挿管および人工呼吸管理をされており，呼気中に15秒間以上のEEOができる患者でないと測定できない[11]．EEOは肺コンプライアンスが低下している患者では，PPVよりも信頼できるという報告もある[12]．

上記のいずれも使用できない場合は，輸液負荷を行い，その前後で心拍出量を評価する．輸液量が少なければ測定誤差による影響を受けやすく，多ければ過剰輸液の恐れがある．また，輸液投与により輸液反応性を認めた患者の約半数が循環動態の改善は一過性と報告されており[13]，低灌流の所見を確認しつつ，さらなる輸液投与が必要か継続して評価を行う必要がある．

● 文　献 ●

1) Vincent JL, et al, Crit Care Med 2006；34：1333-7
2) Cecconi M, et al, Intensive Care Med 2014；40：1795-815
3) Sakka SG, et al, J Crit Care 1999；14：78-83
4) Muller L, et al, Anesth Analg 2008；107：607-13
5) Marik PE, et al, Crit Care Med 2009；37：2642-7
6) Biais M, et al, Crit Care 2014；18：587
7) Barbier C, et al, Intensive Care Med 2004；30：1740-6
8) Lafanechère A, et al, Crit Care 2006；10：R132
9) Cavallaro F, et al, Intensive Care Med 2010；36：1475-83
10) Monnet X, et al, Crit Care Med 2009；37：951-6
11) Gavelli F, et al, Crit Care 2019；23：274
12) Monnet X, et al, Crit Care Med 2012；40：152-7
13) Roger C, et al, Crit Care 2019；23：179

初期蘇生・循環作動薬

CQ6-7 成人敗血症患者の初期輸液にアルブミン製剤を投与するか？

Answer

敗血症患者に対して，初期蘇生輸液の開始時に標準治療としてアルブミン製剤の投与を行わないことを弱く推奨する（GRADE 2C：エビデンスの確実性＝「低」）．晶質液を用いた標準治療に反応せず，大量の晶質液を必要とする場合には，アルブミン製剤の投与を考慮してもよい（エキスパートコンセンサス：エビデンス不十分）．

1. 背景および本 CQ の重要度

敗血症/敗血症性ショックにおいて，初期蘇生輸液は重要な介入である．しかし，標準的な輸液製剤としてアルブミンを用いるかどうかについては一定の見解がない．

2. PICO

P（患者）：成人，敗血症/敗血症性ショック患者．

I（介入）：初期輸液に晶質液とアルブミンを用いる．

C（対照）：初期輸液にアルブミンを用いず晶質液のみを用いる．

O（アウトカム）：短期死亡（28 日もしくは 30 日死亡），ICU 滞在日数，重篤な副作用（肺傷害スコア）．

3. エビデンスの要約

システマティックレビューの結果，PICO に合致した RCT が 3 件施行[1-3]されていた．Rackow ら[1]は，循環血液量減少性ショック・敗血症性ショック患者の初期蘇生において，5％アルブミン，6％ヘタスターチ，生理食塩水の有効性を，Finfer ら[2]は，重症敗血症患者の初期蘇生において，4％アルブミンと生理食塩水の有効性を，van der Heijden ら[3]は，循環血液量減少を伴う敗血症性/非敗血症性重症患者において，5％アルブミン，6％ヒドロキシエチルスターチ，4％ゼラチン，生理食塩水の有効性を RCT で比較した．

4. 益と害のバランス

望ましい効果：短期死亡のアウトカム（3RCT：n＝1,253）に関する効果推定値とその信頼区間（CI）は，1,000 人当たり 45 人少ない（91 人少ない～7 人多い），ICU 滞在日数のアウトカム（1RCT：n＝1,218）の効果推定値とその CI は，平均差（MD）0.7 日長い（0.1 日短い～1.5 日長い）であった．このため，初期蘇生輸液にアルブミン製剤を使用することの望ましい効果はわずかである．

初期蘇生・循環作動薬

望ましくない効果：重篤な副作用のアウトカム（肺傷害スコア）（1RCT：n＝24）の効果推定値とそのCIは，MD 0.75高い（0.22高い～1.28高い）であった．なお，肺傷害スコアは0～4点で示されるスコアで，2.5点以上で高度の肺傷害があると判定される．以上から，初期蘇生輸液にアルブミン製剤を使用することの望ましくない効果はわずかと判断した．

益と害のバランス：初期蘇生輸液にアルブミン製剤を使用することの望ましい効果も，望ましくない効果もわずかであることより，効果のバランスは介入も比較対照もいずれも優位でないと判断した．

5. アウトカム全般に関するエビデンスの確実性

今回採用したすべてのアウトカムの効果推定値の方向性は一致していないため，一番低い確実性を全体の確実性として採用した．アウトカム全体にわたるエビデンスの確実性は「低」である．

6. 価　値　観

一般的に死亡に対する相対的価値は高いと考えられ，そのばらつきは少ないことが予想される．

7. 容　認　性

アルブミン製剤のコストは約4,000～5,000円/50 mL/瓶であり，医療経済に与える影響は小さくはない．また，感染症などの危険性を完全には除外できない．患者・家族の視点からは，当該介入をおそらく許容できないだろう．医療者の仕事量増加はごくわずかである．

8. 実行可能性

アルブミン製剤は多くの医療施設において使用可能である．

9. 推奨グレーディング決定の工程

修正Delphi法を用いた投票によって，中央値7，見解不一致指数0.164の結果となり，委員会で採択された（7点以上：87.5%）．

10. 関連する他の診療ガイドラインにおける推奨

SSCG 2016では，初期蘇生において相当量の晶質液輸液を必要とする場合には，アルブミンを使用することが弱く提案されている．J-SSCG 2016では，アルブミンをルーチン使用しないことを推奨している．ただし，初期蘇生で多量の晶質液を必要とする場合や，低アルブミン血症の場合には，アルブミン使用を考慮してもよいとしている．しかし，標準的な輸液としてアルブミンを用いるかについては，一定の見解がない．

11. 実施に関わる検討事項

アルブミン製剤は，コストや感染症リスクを懸念されることも多い．このため，アルブミン製剤が有益あるいは有害となる患者群が存在することも否定できない．

● 文　献 ●

1) Rackow EC, et al, Crit Care Med 1983；11：839-50
2) Finfer S, et al, Intensive Care Med 2011；37：86-96
3) van der Heijden M, et al, Crit Care Med 2009；37：1275-81

初期蘇生・循環作動薬

CQ6-8 成人敗血症患者の初期輸液に人工膠質液を投与するか？

Answer
敗血症/敗血症性ショック患者に対して，人工膠質液の投与を行わないことを弱く推奨する（GRADE 2D：エビデンスの確実性＝「非常に低」）.

1. 背景および本 CQ の重要度

敗血症性ショックにおいて，初期蘇生輸液に何を用いるかは非常に重要な問題である．標準的な輸液として人工膠質液を用いるかどうかについては一定の見解がない．したがって，初期輸液の標準的な輸液として人工膠質液を用いるかを明らかにするのは重要であり，重要臨床課題として取り上げた.

2. PICO

P（患者）：成人，初期輸液の必要な敗血症性ショック患者.

I（介入）：初期輸液に晶質液と人工膠質液を用いる.

C（対照）：初期輸液に人工膠質液を用いず晶質液のみを用いる.

O（アウトカム）：短期死亡（28日もしくは30日死亡），長期死亡（90日死亡，90日がない場合は最長を用いることを考慮する），ICU滞在日数，重篤な副作用（透析の使用），重篤な副作用(重篤な出血).

3. エビデンスの要約

システマティックレビューの結果，

PICO に合致した RCT が 4 件[1-4]施行されており，これらを用いたメタ解析を実施した.

4. 益と害のバランス

望ましい効果：短期死亡のアウトカム（4RCT：n＝2,586）の効果推定値とその信頼区間（CI）は，1,000 人当たり 9 人多い（25 人少ない〜46 人多い）であり，長期死亡のアウトカム（3RCT：n＝2,545）の効果推定値とその CI は，1,000 人当たり 19 人多い（62 人少ない〜123 人多い）である．ICU滞在日数のアウトカム（2RCT：n＝214）の効果推定値とその CI は，平均差（MD）1,000人当たり 1.13 日短い（8.28 日短い〜6.03 日長い）である．以上より，人工膠質液投与による望ましい効果はわずかであると判断した.

望ましくない効果：急性腎障害に伴う透析使用のアウトカム（4RCT：n＝3,891）の効果推定値とその CI は，1,000 人当たり 16人多い（24 人少ない〜71 人多い）であり，重篤な出血のアウトカム（2RCT：n＝994）の効果推定値とその CI は，1,000 人当たり42 人多い（3 人多い〜97 人多い）である．以上より，人工膠質液投与による望ましく

ない効果は「中」と判断した.

益と害のバランス：益と害の正味のバランスは 1,000 人当たり 86 人，害が上回る.短期死亡に関する不確実性を考慮し，CI の最小値（1,000 人当たり 25 人の死亡減少）を用いて，死亡に関連するアウトカムの相対価値を他のアウトカムの 3 倍としても，1,000 人当たり 2 人，害が上回る.以上より，効果のバランスは「比較対照がおそらく優位」と判断した.

5. アウトカム全般に関するエビデンスの確実性

今回採用したアウトカムの効果推定値の方向性は一致していないため，エビデンスの確実性は最も低いアウトカムの結果を採用し，「非常に低」とした.

6. 価 値 観

一般的に，死亡アウトカムに対して置く相対的価値は高く，そのばらつきは少ないことが予想される.

7. 容 認 性

介入による害が大きく，患者にとっては容認されないだろう.人工膠質液（約 700円/500 mL）のほうが，晶質液（約 150 円/500 mL）よりも高価であるが，いずれも医療経済に与える負担は大きくはない.医療従事者への負担はどちらの輸液を投与しても変わりはなく，介入は容認されると考える.

8. 実行可能性

人工膠質液の投与は，本邦の多くの医療施設において実行可能である.

9. 推奨グレーディング決定の工程

修正 Delphi 法を用いた投票によって，中央値 8，見解不一致指数 0.029 の結果となり，委員会で採択された（7 点以上：91.7%）.

10. 関連する他の診療ガイドラインにおける推奨

SSCG 2016[5] では，敗血症/敗血症性ショックの患者で，血管内容量の補充目的で，人工膠質液（ヒドロキシエチルスターチ製剤）の投与を行わないことを推奨している.

11. 実施に関わる検討事項

ヒドロキシエチルスターチ製剤（HES）は，濃度，分子量，置換度などにより異なり，今回の検討では，6% HES（130/0.4）（商品名：ボルベン）のような第 3 世代 HES に関する RCT がほとんどであり，実施の際には注意が必要である.本邦で他に使用可能な HES には，生食溶媒の 6% HES（70/0.5）（商品名：サリンヘス），リンゲル液が溶媒の 6% HES（70/0.5）（商品名：ヘスパンダー）がある.

● 文 献 ●

1) Perner A, et al, N Engl J Med 2012；367：124-34
2) Annane D, et al, JAMA 2013；310：1809-17
3) Guidet B, et al, Crit Care 2012；16：R94
4) McIntyre LA, et al, Can J Anesth 2008；55：819-26
5) Rhodes A, et al, Intensive Care Med 2017；43：304-77

初期蘇生・循環作動薬

CQ6-9-1 成人敗血症患者に対する血管収縮薬の第1選択として，ノルアドレナリン，ドパミン，フェニレフリンのどれを使用するか？

Answer
成人敗血症患者に対する血管収縮薬の第1選択として，ノルアドレナリンとドパミンのうち，ノルアドレナリンを投与することを弱く推奨する（GRADE 2D：エビデンスの確実性＝「非常に低」）．

1. 背景および本CQの重要度

J-SSCG 2016およびSSCG 2016では，敗血症の初期蘇生における血管収縮薬の第1選択薬はノルアドレナリンが推奨された．しかし，SSCG 2016では頻脈を呈さない患者においてはドパミンの使用も弱く推奨されている．血管収縮薬の第1選択として何を使用するかは重要であり，重要臨床課題として取り上げた．

2. PICO

P（患者）：成人，初期輸液によっても目標平均血圧まで血圧を上げることができない敗血症性ショックかつ血管収縮薬を投与していない状態の患者．すでに何らかの血管収縮薬を投与されている場合や心機能低下の患者は対象としない．

I（介入）：血管収縮薬の第1選択薬としてノルアドレナリンを使用する．

C（対照）：血管収縮薬の第1選択薬としてドパミンを使用する．

O（アウトカム）：短期死亡（28日または30日死亡），長期死亡（90日死亡，90日の評価がない場合は最長の評価日を用いることを考慮する），ショック離脱期間，臓器虚血の発生率，不整脈の発生率．

3. エビデンスの要約

システマティックレビューの結果，PICOに合致したRCTが5件施行されていた．De Backerらが行ったRCTのみ敗血症以外のショック患者も含まれていたが，その他は敗血症性ショック患者を対象にノルアドレナリンとドパミンを比較したRCTであった．これらを用いたメタ解析を実施した．

4. 益と害のバランス

望ましい効果：短期死亡のアウトカム（5RCT：n＝1,397）の効果推定値とその信頼区間（CI）は，1,000人当たり54人少ない（102人少ない～0人多い）であった．長期死亡およびショック離脱期間に関する報告はなかった．不整脈（2RCT：n＝1,931）の効果推定値とそのCIは，1,000人当たり110人少ない（138人少ない～80人少ない），心

筋虚血（1 RCT：n＝1,679）の効果推定値とその CI は，1,000 人当たり 20 人少ない（21 人少ない〜12 人少ない）であった．以上より，ノルアドレナリンによる望ましい効果は「中」と判断した．

望ましくない効果：四肢虚血（1 RCT：n＝1,679）の効果推定値とその CI は，1,000 人当たり 3 人多い（6 人少ない〜23 人多い），腸間膜虚血（1 RCT：n＝1,679）の効果推定値とその CI は，1,000 人当たり 6 人少ない（10 人少ない〜7 人多い）であった．以上より，ノルアドレナリンによる望ましくない効果はわずかと判断した．

益と害のバランス：ノルアドレナリンによる正味の利益は，1,000 人当たり 187 人望ましい効果が上回り，死亡アウトカムに関する不精確性を考慮して，CI で最も悪い値で検討を行っても，正味の利益は 1,000 人当たり 133 人望ましい効果が大きかった．以上より，効果のバランスは「介入がおそらく優位」と判断した．

5. アウトカム全般に関するエビデンスの確実性

今回採用したアウトカムの効果推定値の方向性は一致していないため，エビデンスの確実性は最も低いアウトカムの結果を採用し，「非常に低」とした．

6. 価 値 観

一般的に，死亡アウトカムに対して置く相対的価値は高く，そのばらつきは少ないことが予想される．

7. 容 認 性

ノルアドレナリンのコストは約 100 円/0.1％1 mL，ドパミンは約 100 円/100 mg であるため，医療経済への影響は少ないと考

える．患者・家族の視点からは本介入を許容できる．医療従事者にとっては，いずれの薬剤であってもシリンジポンプによる投与と循環動態のモニタリングが必要であるが，その負担は敗血症を診療する ICU やそれに準じた施設であれば容認される．

8. 実行可能性

本邦では多くの病院で採用，使用されている薬剤である．本邦において敗血症性ショックを診療する ICU またはそれに準じた施設であれば，実行可能性に関して問題ないと考える．

9. 推奨グレーディング決定の工程

修正 Delphi 法を用いた投票によって，中央値 8，見解不一致指数 0.015 となり，委員会で採択された（7 点以上：95.8％）．

10. 関連する他の診療ガイドラインにおける推奨

J-SSCG 2016[1]では，初期輸液に反応しない敗血症性ショックに対して，第 1 選択薬としてドパミンよりもノルアドレナリンの投与が推奨されている（1B）．SSCG 2016[2]でも同様に，第 1 選択薬としてノルアドレナリンが推奨されている（強い推奨，中等度のエビデンスレベル）．

11. 実施に関わる検討事項

患者の基礎疾患などによりノルアドレナリンによる臓器虚血の合併症が増すことが予想される場合には，注意を要する．

●　文　献　●

1) Nishida O, et al, J Intensive Care 2018；6：7
2) Rhodes A, et al, Intensive Care Med 2017；43：304-77

初期蘇生・循環作動薬

CQ6-9-2 成人敗血症患者に対する血管収縮薬の第1選択として，ノルアドレナリン，ドパミン，フェニレフリンのどれを使用するか？

Answer

成人敗血症患者に対する血管収縮薬の第1選択として，ノルアドレナリン，フェニレフリンのうち，ノルアドレナリンを投与することを弱く推奨する（GRADE 2D：エビデンスの確実性＝「非常に低」）.

1. 背景および本CQの重要度

J-SSCG 2016 および SSCG 2016 では，敗血症の初期蘇生における血管収縮薬の第1選択薬はノルアドレナリンが推奨された．しかし，SSCG 2016 ではフェニレフリンも第1選択薬として検討されている．血管収縮薬の選択は敗血症の初期蘇生に重要であり，重要臨床課題として取り上げた.

2. PICO

P（患者）：成人，初期輸液によっても目標平均血圧まで血圧を上げることができない敗血症性ショックかつ血管収縮薬を投与していない状態の患者．すでに何らかの血管収縮薬を投与されている場合や心機能低下の患者は対象としない.

I（介入）：血管収縮薬の第1選択薬としてノルアドレナリンを使用する.

C（対照）：血管収縮薬の第1選択薬としてフェニレフリンを使用する.

O（アウトカム）：短期死亡（28日または30日死亡），長期死亡（90日死亡，90日の

評価がない場合は最長の評価日を用いることを考慮する），ショック離脱期間，臓器虚血の発生率，不整脈の発生率.

3. エビデンスの要約

システマティックレビューの結果，PICOに合致したRCTが3件施行されていたが，このうち Keriwala らのRCTの結果はClinicalTrials.govで公表されているが，出版されていない（NCT02203630）．いずれのRCTでも，敗血症性ショック患者に対して，ノルアドレナリンとフェニレフリンが比較されていた．これらを用いたメタ解析を実施した.

4. 益と害のバランス

望ましい効果：短期死亡のアウトカム（3 RCT：n＝103）の効果推定値とその信頼区間（CI）は，1,000人当たり27人少ない（181人少ない～198人多い）であった．長期死亡およびショック離脱期間のアウトカムに関する報告はなかった．以上より，ノルアドレナリンによる望ましい効果はわずか

初期蘇生・循環作動薬

と判断した.

望ましくない効果：不整脈のアウトカム（1 RCT：n＝17）の効果推定値とそのCIは，1,000人当たり98人多い（100人少ない～1,000人多い）であった．評価対象のn数が非常に少なく，ノルアドレナリンによる望ましくない効果はわからないと判断した.

益と害のバランス：ノルアドレナリンによる望ましい効果は限定的であり，望ましくない効果もn数が少ない1本のRCTからの結果である．以上より，効果のバランスは介入も比較対照もいずれも優位でないと判断した.

5. アウトカム全般に関するエビデンスの確実性

今回採用したアウトカムの効果推定値の方向性は一致していないため，エビデンスの確実性は最も低いアウトカムの結果を採用し，「非常に低」とした.

6. 価 値 観

死亡に対する相対的価値は高いと考えられ，そのばらつきは少ないことが予想される.

7. 容 認 性

ノルアドレナリンのコストは約100円/1 mg，フェニレフリンは約60円/1 mgであるため，医療経済への影響は少ないと考える．患者・家族の視点からは本介入を許容できる．医療従事者にとっては，いずれの薬剤であってもシリンジポンプによる投与と循環動態のモニタリングが必要であるが，その負担は敗血症を診療するICUやそれに準じた施設であれば容認される.

8. 実行可能性

J-SSCG 2016およびSSCG 2016ではノルアドレナリンが第1選択薬として推奨されており，医療従事者によってはフェニレフリンを用いた初期蘇生の経験が少ないことが予想される．したがって，フェニレフリンをICUで使用する経験が少ない施設においては，第1選択薬としての実行可能性が低いかもしれない.

9. 推奨グレーディング決定の工程

修正Delphi法を用いた投票によって，中央値8，見解不一致指数0.164の結果となり，委員会で採択された（7点以上：91.7％）.

10. 関連する他の診療ガイドラインにおける推奨

J-SSCG 2016[1]では，ノルアドレナリンとドパミンの比較はあるものの，フェニレフリンとの比較はされていない．SSCG 2016[2]においてもフェニレフリンに関する推奨はなく，「より多くの臨床試験の結果が得られるまでは使用を制限すべきである」と記載されている.

11. 実施に関わる検討事項

ノルアドレナリンの使用により，不整脈がわずかに増加する可能性があり，注意を要する.

● 文　献 ●

1) Nishida O, et al. J Intensive Care 2018；6：7
2) Rhodes A, et al. Intensive Care Med 2017；43：304-77

初期蘇生・循環作動薬

CQ6-10-1 成人敗血症患者に対する血管収縮薬の第 2 選択として，アドレナリンを使用するか？

Answer

敗血症/敗血症性ショック患者に対する血管収縮薬の第 2 選択として，アドレナリンを使用しないことを弱く推奨する（GRADE 2D：エビデンスの確実性＝「非常に低」）．

1. 背景および本 CQ の重要度

J-SSCG 2016 および SSCG 2016 では，敗血症の初期蘇生においてノルアドレナリンの昇圧効果が十分でない場合の第 2 選択としてアドレナリンが推奨されている．しかし，アドレナリンには十分なエビデンスはなく，血管収縮薬の第 2 選択薬についてのコンセンサスは得られていない．血管収縮薬の選択は敗血症の初期蘇生に重要であり，第 2 選択として何を使用するかは，重要臨床課題であるといえる．

2. PICO

P（患者）：成人，初期輸液と血管収縮薬によっても循環動態が改善しない敗血症性ショック患者．

I（介入）：第 2 選択薬として，アドレナリンを使用する．

C（対照）：第 2 選択薬として，アドレナリンを使用しない．

O（アウトカム）：短期死亡，長期死亡，ショック離脱期間，不整脈，臓器虚血．

3. エビデンスの要約

システマティックレビューの結果，PICO に合致した RCT が 2 件施行[1,2]されており，いずれの RCT も血管収縮薬を使用している敗血症性ショック患者を対象とし，対照群ではドブタミンが使用されていた．これらを用いたメタ解析を実施した．

4. 益と害のバランス

望ましい効果：ICU 滞在日数の効果推定値は，MD 1 日短い（95% CI：2.98 日短い～0.98 日長い）（2RCT：n＝390）だった．以上より，望ましい効果はわずかと判断した．

望ましくない効果：28 日死亡の効果推定値は，RD 1,000 人当たり 48 人多い（95% CI：40 人少ない～165 人多い）（2RCT：n＝390），90 日死亡の効果推定値は，RD 1,000 人当たり 20 人多い（95% CI：80 人少ない～141 人多い）（1RCT：n＝330）だった．不整脈の効果推定値は，RD 1,000 人当たり 22 人多い（95% CI：44 人少ない～125 人多い）（2RCT：n＝390），四肢虚血の効

果推定値は，RD 1,000人当たり12人少ない（95% CI：33人少ない〜77人多い）（2RCT：n＝390）だった．以上より，介入による有害事象は小さいと判断した．

益と害のバランス：正味の害は1,000人当たり78人，害のほうが大きい．害が利益を上回っており，比較対照がおそらく優位と判断した．

5. アウトカム全般に関するエビデンスの確実性

採用されたすべてのアウトカムについて，益と害が異なる方向性を示していたため，最も低いエビデンスである「非常に低」を採用した．

6. 価値観

各アウトカムに置く患者・家族の価値観に関するデータはない．一般的に，死亡アウトカムに対する相対的価値は高く，ばらつきは少ないことが予想される．

7. 容認性

アドレナリンによる介入は効果が明らかではなく，不整脈が増える可能性があり，患者・家族にとって容認できないかもしれない．アドレナリン（商品名：アドレナリン）は153円（1管）であり，医療経済に与える影響は小さい．医療従事者への負担は介入も対照も変わらない．

8. 実行可能性

本邦の集中治療施設であれば，介入は問題なく実行可能である．集中治療施設以外では介入も対照も実施は困難が予想される．

9. 推奨グレーディング決定の工程

修正Delphi法を用いた投票によって，中央値8，見解不一致指数0.164の結果となり，委員会で採択された（7点以上：87.5%）．

10. 関連する他の診療ガイドラインにおける推奨

J-SSCG 2016では，十分な輸液とノルアドレナリン投与を行っても循環動態の維持が困難な敗血症性ショックには，アドレナリンの使用が弱く推奨されている（エキスパートコンセンサス）．また，SSCG 2016では[3]，目標平均血圧まで上げるために，ノルアドレナリンに加えてアドレナリンを併用することが提案されている（弱い推奨，低いエビデンスレベル）．これらは，心機能低下症例における強心薬としての効果を期待した推奨と考えられる．

11. 実施に関わる検討事項

今回の検討はアドレナリンの血管収縮薬としての効果を検証したものであり，強心薬としての効果は検討していないことを留意して推奨を利用する（心機能が低下した患者に対する強心薬としての検討はCQ6-11を参照）．

● 文献 ●

1) Annane D, et al, Lancet 2007；370：676-84
2) Mahmoud K, Indian J Crit Care Med 2012；16：75-80
3) Rhodes A, et al, Crit Care Med 2017；45：486-552

初期蘇生・循環作動薬

CQ6-10-2 成人敗血症患者に対する血管収縮薬の第2選択として，バソプレシンを使用するか？（保険適用外使用）

Answer
敗血症/敗血症性ショック患者に対する血管収縮薬の第2選択として，バソプレシンを使用することを弱く推奨する(GRADE 2D：エビデンスの確実性＝「非常に低」).

1. 背景および本CQの重要度

J-SSCG 2016およびSSCG 2016では，敗血症の初期蘇生においてノルアドレナリンの昇圧効果が十分でない場合の第2選択としてバソプレシンが推奨されている．しかし，バソプレシンには十分なエビデンスはなく，血管収縮薬の第2選択薬についてのコンセンサスは得られていない．血管収縮薬の選択は敗血症の初期蘇生に重要であり，第2選択として何を使用するかは，重要臨床課題であるといえる．

2. PICO

P（患者）：成人，初期輸液と血管収縮薬によっても循環動態が改善しない敗血症性ショック．

I（介入）：第2選択薬として，バソプレシンを使用する．

C（対照）：第2選択薬として，バソプレシンを使用しない．

O（アウトカム）：短期死亡，長期死亡，ショック離脱期間，不整脈，臓器虚血．

3. エビデンスの要約

システマティックレビューの結果，

PICOに合致したRCTが4件[1-4]施行されていた．いずれのRCTも血管収縮薬が必要な敗血症性ショック患者に対して，ノルアドレナリンとバソプレシンを比較しており，目標血圧が保てない場合にはオープンラベルの血管収縮薬を使用することができた．Gordonら[4]が行ったVANISH trialは，バソプレシンとノルアドレナリンの比較および低用量コルチコステロイドとプラセボの比較も加え，4群比較のRCTであった．これらを用いたメタ解析を実施した．

4. 益と害のバランス

望ましい効果：28日死亡の効果推定値はRD 1,000人当たり10人少ない（95% CI：56人少ない〜45人多い）（4 RCT：n＝1,260），90日死亡の効果推定値は，RD 1,000人当たり54人少ない（95% CI：114人少ない〜20人多い）（1 RCT：n＝792）だった．ICU滞在日数の効果推定値は，MD 0.16日長い（95% CI：1.84日短い〜2.17日長い）（3 RCT：n＝1,217）だった．以上より，望ましい効果は小さいと判断した．

望ましくない効果：不整脈の効果推定値

初期蘇生・循環作動薬

は，1,000人当たり5人少ない（95% CI：16人少ない～19人多い）（3 RCT：n＝1,217），心筋虚血の効果推定値は，1,000人当たり10人多い（95% CI：7人少ない～61人多い）（2 RCT：n＝1,187），四肢虚血の効果推定値は，1,000人当たり22人多い（95% CI：4人多い～69人多い）（3 RCT：n＝1,217）だった．以上より，望ましくない効果はわずかと判断した．

益と害のバランス：正味の効果は1,000人当たり37人，介入が優位である．以上より，効果のバランスは「おそらく介入が優位」と判断した．

5. アウトカム全般に関するエビデンスの確実性

益と害の各アウトカムは異なる方向性を示していたため，最も低いエビデンスである「非常に低」を採用した．

6. 価 値 観

一般的に死亡アウトカムに対して置く相対的価値は高く，ばらつきは少ないことが予想される．

7. 容 認 性

有害事象として四肢虚血が増える可能性がある．バソプレシン（商品名：ピトレシン）は，668円（1管）と医療経済に与える影響は小さい．バソプレシンは循環動態の補助に対して保険適用が得られていないが，すでに臨床現場で広く使用されており，容認性は「おそらく，はい」とした．

8. 実行可能性

本邦の集中治療施設であれば，介入は実行可能である．

9. 推奨グレーディング決定の工程

修正Delphi法を用いた投票によって，中央値7，見解不一致指数0.164の結果となり，委員会で採択された（7点以上：75%）．

10. 関連する他の診療ガイドラインにおける推奨

J-SSCG 2016では，十分な輸液とノルアドレナリン投与を行っても昇圧効果が不十分な敗血症性ショック患者に対して，バソプレシンを追加で使用することが弱く推奨されている（エキスパートコンセンサス）．また，SSCG 2016[5]では，目標平均血圧まで上げるために，ノルアドレナリンに加えてバソプレシンを併用すること（弱い推奨，中等度のエビデンスレベル）や，ノルアドレナリンを減量する目的でバソプレシンを併用することが提案されている（弱い推奨，中等度のエビデンスレベル）．

11. 実施に関わる検討事項

バソプレシンは循環動態の補助に対して保険適用が得られていないため，使用に際しては注意を要する．特に，高用量投与では虚血性合併症が増える可能性があることに留意して推奨を利用する．

● 文 献 ●

1) Lauzier F, et al. Intensive Care Med 2006；32：1782-9
2) Russell JA, et al. N Engl J Med 2008；358：877-87
3) Barzegar E, et al. Acta Med Iran 2016；54：15-23
4) Gordon AC, et al. JAMA 2016；316：509-18
5) Rhodes A, et al. Crit Care Med 2017；45：486-552

初期蘇生・循環作動薬

CQ6-11 心原性ショックを伴う成人敗血症患者に対して，強心薬を使用するか？

Answer

心機能低下を呈する成人敗血症性ショック患者に対して，強心薬（アドレナリン，ドブタミン）の投与を弱く推奨する（エキスパートコンセンサス：エビデンス不十分）．

1. 背景および本CQの重要度

敗血症性ショックでは sepsis induced myocardial dysfunction（SIMD）と呼ばれる心機能障害が約40%の患者に合併し，重症化との関連が示唆されている[1,2]．SIMD を合併している敗血症性ショックでは，血管収縮薬のノルアドレナリンに加え，強心薬であるドブタミンやアドレナリンの投与が行われてきたが，その効果に対してはまだ議論も多い．敗血症性ショックの心機能不全に対する強心薬の使用の可否は敗血症の初期蘇生において重要であり，重要臨床課題として取り上げた．

2. PICO

P（患者）：成人，心機能低下を呈する敗血症性ショック患者．

I（介入）：強心薬（ドブタミン，アドレナリン，PDE III 阻害薬，Ca 感受性増強薬）を使用する．

C（対照）：強心薬（ドブタミン，アドレナリン，PDE III 阻害薬，Ca 感受性増強薬）を使用しない．

O（アウトカム）：短期死亡（28日死亡），長期死亡（90日死亡），ショック離脱期間，合併症（臓器障害・不整脈）の発生率．

3. エビデンスの要約

システマティックレビューの結果，PICO に合致するランダム化比較試験（RCT）は認めなかった．心機能が正常または低下している敗血症性ショックを対象とした RCT は，アドレナリン投与を対照群，ドブタミン＋ノルアドレナリン投与を介入群として比較検討した報告と，アドレナリン＋ノルアドレナリン投与を対照群，ドブタミン＋ノルアドレナリン投与を介入群として比較検討した報告がある[3,4]．いずれの報告においても死亡率や合併症に差は認められていない．

4. 益と害のバランス

望ましい効果：PICO に合致する RCT は認めなかった．心機能が低下している敗血症性ショックにおいては，その死亡率が極めて高いことを鑑みると，強心薬として

150

初期蘇生・循環作動薬

ドブタミンまたはアドレナリンなどの強心薬を投与することは，投与しない場合に比べて益があると考える．

望ましくない効果：PICO に合致するエビデンスはなかった．アドレナリン，ドブタミンでは不整脈などの合併症が発生するため，心機能によっては致死的な合併症となり得る．

益と害のバランス：PICO に合致するRCTは存在せず不明であるが，心機能が低下している敗血症性ショックにおいては，その死亡率が極めて高いことを鑑みると，強心薬を投与することの望ましい効果は望ましくない効果を上回ると考える．ただし，心機能によっては強心薬の投与により，重篤な不整脈の出現が懸念され，望ましくない効果が上回る場合もある．

5. アウトカム全般に関するエビデンスの確実性

システマティックレビューでは，PICOに合致する RCT は認めなかった．

6. 価 値 観

死亡率が低下することは患者・家族は一般的に重視すると考えられる．

7. 容 認 性

強心薬のドブタミンにかかる薬価は約230 円/100 mg であり，アドレナリンは約100 円/1 mg であるため，医療経済への影響は少ないと考える．これらの薬剤は循環動態をモニタリングしながらシリンジポンプで投与するため，医療従事者への負担がやや増加する．Ca 感受性増強薬については，注射用レボシメンダンは本邦での保険適用はなく，経口薬（ピモベンダン）のみ保険適用となっており，敗血症性ショック

患者への投与は現段階では難しい．

8. 実行可能性

ドブタミン，アドレナリンは本邦では多くの病院で採用，使用されている薬剤である．本邦において敗血症性ショックを診療する ICU またはそれに準じた施設であれば，実行可能性に関して問題ないと考える．

9. 推奨グレーディング決定の工程

修正 Delphi 法を用いた投票によって，中央値7，見解不一致指数0.164 となり，委員会で採択された（7 点以上：79.2％）．

10. 関連する他の診療ガイドラインにおける推奨

SSCG 2016[5]，J-SSCG 2016[6]では，ドブタミンの推奨が示されている．

11. 実施に関わる検討事項

心機能が低下した敗血症性ショック患者の一部には，強心薬の投与により，重篤な不整脈を発症する可能性があり，慎重な投与または直ちに投与を中止することが必要となる場合がある．

● 文 献 ●

1) Bouhemad B, et al, Crit Care Med 2009；37：441-7
2) Romero-Bermejo FJ, et al, Curr Cardiol Rev 2011；7：163-83
3) Annane D, et al, Lancet 2007；370：676-84
4) Mahmoud KM, et al, Indian J Crit Care Med 2012；16：75-80
5) Rhodes A, et al, Intensive Care Med 2017；43：304-77
6) 西田　修，他，日救急医会誌2017；28：S1-232

初期蘇生・循環作動薬

CQ6-12 成人敗血症患者に対して，β遮断薬を使用するか？

Answer

敗血症/敗血症性ショック患者に対して，初期蘇生輸液などの標準治療でコントロールできない頻拍（頻脈）の管理目的に，短時間作用型 β_1 アドレナリン受容体遮断薬をモニター監視下で投与することを弱く推奨する（GRADE 2D：エビデンスの確実性＝「非常に低」）．

コメント：短時間作用型 β_1 アドレナリン受容体遮断薬の投与は循環動態の変動をきたす恐れがあるため，ICU で循環管理に熟練した医師のもとで投与することが望ましい．

1. 背景および本 CQ の重要度

敗血症性ショックにおける従来の治療戦略は，主に初期輸液と血管収縮薬，強心薬の投与であった．近年，敗血症性ショックの頻拍に対して心拍数のコントロールを目的に β_1 アドレナリン受容体遮断薬投与の効果を検討した複数の研究があり，初期蘇生における循環動態の改善や必要輸液量の減少，短期死亡率の減少などの報告がある．これは従来の治療戦略を見直すきっかけともなり，将来の標準治療となり得るため，重要臨床課題である．

2. PICO

P（患者）：成人，敗血症/敗血症性ショック患者．

I（介入）：心拍数の管理目的の β_1 アドレナリン受容体遮断薬を投与する．

C（対照）：従来治療（標準治療）．

O（アウトカム）：短期死亡（28 日もしくは 30 日死亡），長期死亡（90 日死亡，90 日がない場合は最長を用いることを考慮する），入院日数（もしくは，Hospital free days），ICU 滞在日数（もしくは，ICU free days），あらゆる重篤な有害事象（徐脈，低血圧，不整脈，臓器障害の進行）．

3. エビデンスの要約

システマティックレビューの結果，PICO に合致した RCT が 2 件施行[1,2]されていた．Morelli ら[1]の研究は，十分な補液とノルアドレナリン投与下で心拍数 95/min 以上の患者を対象に，エスモロールを使用した非盲検の単施設 RCT である．一方，Wang ら[2]の研究は，十分な補液後にもかかわらず心拍数 95/min 以上の患者を対象に，コントロール群，ミルリノンを追加使用した群，ミルリノンとエスモロールを併用した群の 3 群で比較した単施設盲検化 RCT である．これら 2 つの RCT を用いたメタ解析を実施した．

4. 益と害のバランス

望ましい効果：短期死亡のアウトカム（2RCT：n＝244）の効果推定値とその信頼区間（CI）は，1,000人当たり304人少ない（395人少ない〜190人少ない）．生存患者のICU滞在日数（1RCT：n＝42）の効果推定値とそのCIは，平均差（MD）4日短い（18.06短い〜10.06長い），ICU free days（1RCT：n＝60）はMD 4.1日長い（1.8長い〜6.4長い）．以上より，望ましい効果は大きいと判断した．

望ましくない効果：徐拍（1RCT：n＝60）は，介入群で30人中2人に認め，対照群では発生がなかった．腎代替療法（1RCT：n＝154）の効果推定値とそのCIは，1,000人当たり12人少ない（141人少ない〜175人多い）だった．以上より，望ましくない効果はわずかと判断した．

益と害のバランス：望ましい効果は大きく，望ましくない効果はわずかである．以上より，介入が優位とした．

5. アウトカム全般に関するエビデンスの確実性

益と害の各アウトカムは異なる方向性を示していたため，「非常に低」を採用した．

6. 価 値 観

敗血症における頻拍の管理に対する価値観のエビデンスはない．一般的に死亡に対する相対的価値は高く，そのばらつきは少ないことが予想される．

7. 容 認 性

採用したRCTは2本ともエスモロールを使用した研究である．β遮断薬であるランジオロールの薬価は4,730円/50 mg，プロプラノロールは83円/2 mg，エスモロールは3,368円/100 mgであり，医療経済への影響はあまり大きくないと考える．ただし，エスモロールの適応は本邦では手術時の上室性頻脈性不整脈に限定されており，使用には注意を要する．

8. 実行可能性

本邦の集中治療施設であれば，実行可能である．

9. 推奨グレーディング決定の工程

修正Delphi法を用いた投票によって，中央値7.5，見解不一致指数0.164の結果となり，委員会で採択された（7点以上：87.5％）．

10. 関連する他の診療ガイドラインにおける推奨

敗血症または敗血症性ショック患者における標準治療でコントロールできない頻拍への短時間作用型 β_1 アドレナリン受容体遮断薬の使用について，J-SSCG 2016とSSCG 2016[3]ではCQとして取り上げていない．

11. 実施に関わる検討事項

β_1 アドレナリン受容体遮断薬の投与は循環動態の変動をきたす恐れがある．モニター監視下で標準治療を十分に行った上で投与することが望ましい．

●　文　献　●

1) Morelli A, et al, JAMA 2013；310：1683-91
2) Wang Z, et al, Clin Drug Investig 2015；35：707-16
3) Rhodes A, et al, Intensive Care Med 2017；43：304-77

初期蘇生・循環作動薬

CQ6-13 成人敗血症性ショック患者に対する補助循環の適応は？

> ## Answer
>
> 敗血症性ショック患者における心機能不全に対して，静脈-動脈 膜型人工肺（V-A ECMO）や大動脈内バルーンパンピング（IABP）などの補助循環の効果に関するエビデンスは十分ではなく，適応は検討段階である（BQに対する情報提示）．

V-A ECMO：veno-arterial extracorporeal membrane oxygenation.
IABP：intra-aortic balloon pumping.

1. 背景および本CQの重要度

敗血症性ショックでは，血管拡張に伴う相対的血管内容量減少によるショックだけでなく，sepsis-induced myocardial dysfunction（SIMD）と呼ばれる心機能障害を発症し，心拍出量が低下する病態を呈することも知られている．最近，重篤な心機能低下を呈する成人敗血症患者に対して補助循環装置（V-A ECMO，IABPなど）の使用が効果的であったとする報告が散見されるが，有効性に関するエビデンスは明確ではない．敗血症性ショックにおける心機能不全に対する補助循環の適用を提示することは重要と考え，本ガイドラインのCQとして取り上げた．

2. 解　説

敗血症性ショックは，血管拡張に伴う相対的血管内容量減少によるショックだけでなく，SIMDあるいは敗血症性心筋症（septic cardiomyopathy）と呼ばれる心機能障害による心原性ショックを呈することもある[1,2]．心原性ショック症例を対象としたIABPのランダム化試験（IABP-SHOCK Ⅱ trial）[3,4]では，IABPの使用は心原性ショックの予後を改善しておらず，心原性ショックにおけるV-A ECMOとIABPを比較したメタ解析[5]では，V-A ECMOは安全に使用可能で血行動態を改善したものの，30日生存率に有意差はなく，出血に関する合併症が多かったと報告されている．一方，本邦の急性・慢性心不全診療ガイドライン（2017年改訂版）[6]では，「IABPのルーチンでの使用は推奨されないものの，一般に内科治療に反応しない重症心不全の場合，使用が考慮される」と記載されている．SIMDを呈した敗血症性ショック症例に関して，IABPの使用を検討した報告は極めて少なく，Hiromiら[7]は，敗血症患者2症例にIABPを導入し救命できたと報告しているが，Takahashiら[8]の10症例の検討では，IABP導入により循環動態は改善するものの28日生存率は30%であった．

SIMD を呈した敗血症性ショック症例に対するV-A ECMO 使用の症例報告や観察研究は散見されるが，生存率に関しては 15〜70% と大きく異なっている．Huang ら[9]は，V-A ECMO を導入した 52 症例を検討し，生存率は 15%（8 症例）であったと報告しているが，うち 40%（21 症例）の症例でV-A ECMO 導入前に心停止に陥っており，導入時期の問題が予後に大きく影響している可能性がある．Cheng ら[10]は，V-A ECMO を導入した 151 症例の成人敗血症患者の検討から，生存退院率は 29.8% であるが，75 歳以上，進行性悪性腫瘍患者，末期の心不全・腎不全患者，免疫抑制患者（計 67 人）を除いて解析すると，生存退院率は 42% であったと報告しており，年齢や免疫不全などの病態が予後に大きく影響する可能性を示唆している．一方，Bréchot ら[11]は，14 症例の敗血症性ショック患者にV-A ECMO を導入し，生存退院率は 71.4% で 1 年以上の経過観察でも良好な QOL であったと報告している．Falk ら[12]は，V-A ECMO が導入された 37 症例のうち，左室機能低下の 20 症例に限定して検討すると，病院生存率 90%，長期生存率は 75% であったと報告し，Vogel ら[13]も，敗血症性心筋症（12 例）に対して veno-arterio-venous（VAV）ECMO を導入し，6 カ月後の生存率は 75% であったと報告している．特に Vogel らの報告では，ECMO 導入前に心停止に陥った 5 症例（41.7%）も加えた検討であり，ECMO 使用の有効性を十分に示す結果だと思われる．これまでの先行研究から，V-A ECMO を導入した成人敗血症性ショック症例の予後因子として，年齢[9]，重症心筋障害[14]，ECMO 導入前の心停止[14]，ショックから ECMO 導入までの時間[15]などが挙げられているが，それ以外に

ECMO 装置の改良や医療スタッフの ECMO 装置に対する習熟度なども重要であり，それらを考慮した治療戦略が必要になると思われる．しかし，成人敗血症患者に対するV-A ECMO の報告は未だ十分とはいえず，多くが単一施設での後ろ向き観察研究である．治療の有効性を検討したランダム化比較試験は未だ行われておらず，現時点で重篤な心機能低下を呈する成人敗血症に対するV-A ECMO や IABP の有効性については依然検討段階である．

● 文 献 ●

1) Parker MM, et al, Ann Intern Med 1984；100：483-90
2) Landesberg G, et al, Eur Heart J 2012；33：895-903
3) Thiele H, et al, N Engl J Med 2012；367：1287-96
4) Thiele H, et al, Lancet 2013；382：1638-45
5) Cheng JM, et al, Eur Heart J 2009；30：2102-08
6) Tsutsui H, et al, Circ J 2019；83：2084-184
7) Hiromi T, et al, Acute Med Surg 2017；4：446-50
8) Takahashi Y, et al, Indian J Crit Care Med 2019；23：182-5
9) Huang CT, et al, J Thorac Cardiovasc Surg 2013；146：1041-6
10) Cheng A, et al, J Thorac Cardiovasc Surg 2016；152：1526-36
11) Bréchot N, et al, Crit Care Med 2013；41：1616-26
12) Falk L, et al, Crit Care Med 2019；47：1097-105
13) Vogel DJ, et al, Perfusion 2018；33（1_suppl）：57-64
14) Park TK, et al, Eur J Cardiothorac Surg 2015；47：e68-74
15) Choi MJ, et al, Ann Thorac Surg 2017；103：1246-53

ステロイド療法

CQ7-1 初期輸液と循環作動薬に反応しない敗血症性ショック患者に対して，ステロイド（ヒドロコルチゾン）を投与するか？

Answer

初期輸液と循環作動薬に反応しない成人の敗血症性ショック患者に対して，ショックからの離脱を目的として，低用量ステロイド（ヒドロコルチゾン）を投与することを弱く推奨する（GRADE 2D：エビデンスの確実性＝「非常に低」）.

1. 背景および本CQの重要度

循環作動薬に反応しない敗血症性ショック患者では，相対的副腎不全がショックの遷延に関与している可能性がある. 副腎皮質ステロイドであるヒドロコルチゾンの投与は，相対的副腎不全の改善，抗炎症作用，血管収縮作用，昇圧薬への反応性改善などの作用により，ショックからの離脱を補助することが期待される.

敗血症性ショックに対するステロイド投与の有用性については，これまで多数のランダム化比較試験（RCT），システマティックレビューが発表されているが，研究結果は必ずしも一致しておらず，個々の患者における使用の適否は，主治医の判断に委ねられている現状がある. 2018年に2つの大規模RCTが公表されており，これらも含めて検討する必要がある[1,2].

敗血症性ショックの死亡率は高く，本CQは重要度の高いものと考えられる.

2. PICO

P（患者）：初期輸液と循環作動薬に反応しない敗血症性ショック患者.

I（介入）：ステロイド（ヒドロコルチゾン）を投与する.

C（対照）：ステロイド（ヒドロコルチゾン）を投与しない.

O（アウトカム）：全原因死亡，ショック離脱，あらゆる重篤な副作用，あらゆる軽微な副作用.

3. エビデンスの要約

システマティックレビューの結果，PICOに合致したランダム化比較試験（RCT）が11件施行されており，これらを用いたメタ解析を実施した.

4. 益と害のバランス

望ましい効果：28日死亡（9RCT：n＝6,424）に関する効果推定値は1,000人当たり21人少ない（95％CI：40人少ない〜3人多い），長期死亡（5RCT：n＝5,716）に関する効果推定値は1,000人当たり23人少ない（95％CI：45人少ない〜4人多い）と限定的であった. 一方，ショックを離脱するまでに要する時間（5RCT：n＝4,661）に関する効果推定値は平均差（MD）31.53時間早い（95％CI：36.6時間早い〜26.46時間

早い）と望ましい効果を認めた．この２つのアウトカムを考慮し，望ましい効果は小さいながらあると判断された．

望ましくない効果：効果推定値は severe adverse events（3RCT：n＝5,313）で 1,000 人当たり 10 人少ない（95％ CI：23 人少ない〜4 人多い），感染症（7RCT：n＝5,825）で 1,000 人当たり 8 人多い（95％ CI：12 人少ない〜31 人多い），消化管出血（6RCT：n＝2,161）で 1,000 人当たり 6 人多い（95％ CI：13 人少ない〜32 人多い）であり，望ましくない効果はわずかである．

益と害のバランス：本 CQ では「ショック離脱」以外のアウトカムに関して望ましい効果は限定的である．一方，望ましくない効果についても，重篤な副作用のアウトカムに差は認めなかった．ショックから離脱するのに要する時間が，低く見積もっても 24 時間短縮することが期待できるという結果であり，患者・家族の個人の視点から，効果のバランスは，おそらく介入が優位とした．

5. アウトカム全般に関する エビデンスの確実性

今回採用した重大なアウトカムについて望ましい効果（効果あり）と望ましくない効果（効果なし）の両方向が見られるため，アウトカム全体にわたるエビデンスの確実性は，アウトカムの中で最も低い確実性を全体として採用し「非常に低」とした．

6. 価値観

敗血症性ショック患者に対するステロイド（ヒドロコルチゾン）投与において，各アウトカムにおける患者・家族の価値観に関するデータはない．一般的に，死亡アウトカムに対して置く相対的価値は高く，そのばらつきは少ないことが予想される．

7. 容認性

望ましくない効果のエビデンスは少なく，ヒドロコルチゾン投与に伴う費用は高額ではなく保険適用であるため，患者・家族の視点および道義的・倫理的な観点から許容されるものと考える．

8. 実行可能性

介入は多くの医療施設で実行可能である．

9. 推奨グレーディング決定の 工程

修正 Delphi 法を用いた投票によって，中央値 8，見解不一致指数 0.132 となり，委員会で採択された（7 点以上：87.5％）．

10. 関連する他の診療ガイド ラインにおける推奨

SSCG 2016 においては，適切な輸液蘇生と血管作動薬投与により血行動態の安定が得られなかった場合にのみ，1 日 200 mg のヒドロコルチゾン経静脈投与を「弱く推奨」している．J-SSCG 2016 でも同様の病態に対し「ショックの離脱を目的として」投与することが「弱く推奨」されている．

11. 実施に関わる検討事項

すべての敗血症あるいは敗血症ショック患者に対する標準的治療としては行わないことが望まれる．また，今回解析に選択されたランダム化比較試験はすべて低用量ステロイドを用いており，本推奨は低用量ステロイドの使用を前提としている．

● 文　献 ●

1) Annane D, et al, N Engl J Med 2018；378：809-18
2) Venkatesh B, et al, N Engl J Med 2018；378：797-808

ステロイド療法

CQ7-2

初期輸液と循環作動薬に反応しない敗血症性ショック患者に対して，ヒドロコルチゾンとフルドロコルチゾンを投与するか？（フルドロコルチゾン：保険適用外使用）

Answer

初期輸液と循環作動薬に反応しない成人の敗血症性ショック患者に対して，ヒドロコルチゾンとフルドロコルチゾンの併用投与を弱く推奨する（GRADE 2C：エビデンスの確実性＝「低」）．

1. 背景および本CQの重要度

循環作動薬に反応しない敗血症性ショック患者では，相対的副腎不全がショックの遷延に関与している可能性がある．CQ7-1に記載のように，副腎皮質ステロイドであるヒドロコルチゾン投与により，ショックからの離脱が期待される．また，鉱質コルチコイド受容体は各種の重要臓器に発現し，動物研究においては鉱質コルチコイド投与によるショックからの離脱促進，生存率の改善が報告されている[1]．

一方で，初期輸液と循環作動薬に反応しない敗血症に対しヒドロコルチゾンを投与する際に，強い鉱質コルチコイド作用を有する合成コルチコステロイド経口薬のフルドロコルチゾンを併用することの有効性・有害性の評価は定まっていない．

2. PICO

P（患者）：初期輸液と循環作動薬に反応しない敗血症性ショック患者．

I（介入）：ヒドロコルチゾンとフルドロコルチゾンの併用投与．

C（対照）：ヒドロコルチゾンの単独投与あるいはプラセボの投与．

O（アウトカム）：全原因死亡，ショック離脱，あらゆる重篤な合併症，あらゆる軽微な副作用．

3. エビデンスの要約

システマティックレビューの結果，PICOに合致したランダム化比較試験（RCT）が3件施行されており，これらを用いたメタ解析を実施した[2]．

4. 益と害のバランス

望ましい効果：28日死亡（2RCT：n＝1,540）に関する効果推定値は，1,000人当たり52人少ない（95％CI：4人少ない～95人少ない）であり，low risk of biasの3つのRCTから得られる長期死亡（3RCT：n＝2,049）に関する効果推定値は，1,000人当たり53人少ない（95％CI：11人少ない～90人少ない）であった．また，ショックからの離脱（1RCT：n＝299）に関する

効果推定値は 1,000 人当たり 124 人多い（95% CI：9 人多い〜271 人多い）であり，これらの結果からヒドロコルチゾンとフルドロコルチゾンの併用投与による望ましい効果は大きいと判断される．

望ましくない効果：あらゆる重篤な副作用に関する効果推定値は，新規感染症（3RCT：n＝2,048）において 1,000 人当たり 33 人多い（95% CI：35 人少ない〜119 人多い），消化管出血（2RCT：n＝1,539）において 1,000 人当たり 3 人少ない（95% CI：23 人少ない〜27 人多い）であり，ヒドロコルチゾンとフルドロコルチゾンの併用投与による望ましくない効果はわずかである．

益と害のバランス：望ましい効果は大きく，望ましくない効果はわずかである．したがって，おそらく介入が有意と考えた．これは，最悪の場合（望ましい効果で CI 下限，望ましくない効果で CI 上限）を想定しても同様の判断となる．

5. アウトカム全般に関するエビデンスの確実性

望ましい効果は「利益あり」であるが，望ましくない効果の効果推定値の 95% CI の上限は「害あり」であり，利益と害のバランスは不確実である．よって，アウトカム全体にわたるエビデンスの確実性については，アウトカムの中で最も低い確実性を全体として採用し「低」とした．

6. 価 値 観

各アウトカムにおける患者・家族の価値観に関するデータはないが，死亡アウトカムの相対的価値は高いことが予想される．

7. 容 認 性

望ましくない効果のエビデンスは少な

く，ヒドロコルチゾン投与に伴う費用は高額ではなく保険適用であるため，患者・家族の視点および道義的・倫理的な観点から許容されるものと考える．

8. 実行可能性

介入は多くの医療施設において実行可能である．

9. 推奨グレーディング決定の工程

修正 Delphi 法を用いた投票によって，中央値 8，見解不一致指数 0.164 の結果となり，委員会で採択された（7 点以上：83.3%）．

10. 関連する他の診療ガイドラインにおける推奨

SSCG 2016 には推奨の記載がない．J-SSCG 2016 では，フルドロコルチゾン併用投与について検討した RCT において，ヒドロコルチゾン単独投与と比較し予後を改善せず，感染症罹患率を有意に増加させたため投与するべきでないとしている．

11. 実施に関わる検討事項

本介入は初期輸液と循環作動薬に反応しない敗血症性ショックに対してのみ行うことが望まれる．また，フルドロコルチゾンの保険適用が塩喪失型先天性副腎皮質過形成症，アジソン病に限定されていることに考慮を要する．

● 文 献 ●

1) Hicks CW, et al. Crit Care Med 2012；40：199-207
2) Yamamoto R, et al. Acute Med Surg 2020；7：e569

ステロイド療法

CQ7-3

ショックに至っていない敗血症患者に対して，ステロイド（ヒドロコルチゾン）を投与するか？

Answer

ショックに至っていない敗血症患者に対して，ヒドロコルチゾンの投与を行わないことを弱く推奨する（GRADE 2D：エビデンスの確実性＝「非常に低」）.

1. 背景および本 CQ の重要度

ショックに至っていない敗血症患者において，ステロイド投与はショックへの進展を予防できる可能性がある．一方で，感染症，消化管出血，高血糖などの合併症を起こすリスクも有する．ショックを伴わない敗血症患者に対するステロイド投与の益と害のバランス評価は定まっておらず，同薬の使用は主治医の判断に委ねられている現状がある．

敗血症の重症化を防ぐ治療法は有益であることから，本 CQ は重要と考えられる．

2. PICO

P（患者）：ショックに至っていない敗血症患者.
I（介入）：ステロイド（ヒドロコルチゾン）投与.
C（対照）：ステロイド（ヒドロコルチゾン）の非投与あるいはプラセボの投与.
O（アウトカム）：全原因死亡，ショックへの進展，あらゆる重篤な合併症，あらゆる軽微な副作用.

3. エビデンスの要約

システマティックレビューの結果，PICO に合致したランダム化比較試験（RCT）が 3 件施行[1-3]されており，これらを用いたメタ解析を実施した．

4. 益と害のバランス

望ましい効果：28 日死亡（3RCT：n＝437）に関する効果推定値は，1,000 人当たり 2 人少ない（95％CI：48 人少ない〜74 人多い）であった．また，ショックへの進展（1RCT：n＝349）に関する効果推定値は 1,000 人当たり 27 人少ない（95％CI：94 人少ない〜71 人多い）であり，これらの結果からヒドロコルチゾンの投与による望ましい効果はわずかと判断される．

望ましくない効果：長期死亡（2RCT：n＝382）に関する効果推定値は，1,000 人当たり 26 人多い（95％CI：42 人少ない〜131 人多い）であった．また，あらゆる重篤な副作用に関する効果推定値は，新規感染症（1RCT：n＝375）において 1,000 人当たり 46 人多い（95％CI：27 人少ない〜157 人多

い），消化管出血（1RCT：n＝375）におい
て 1,000 人当たり 6 人多い（95％CI：8 人
少ない～85 人多い）であり，ヒドロコルチ
ゾンの投与による望ましくない効果はわず
かである．

益と害のバランス：本 CQ においては，
すべてのアウトカムがヒドロコルチゾン
投与の効果なしを示す結果であったため，
益と害のバランスからは，介入あるいは
比較対象のいずれも支持しない．

5. アウトカム全般に関する エビデンスの確実性

今回採用した重大なアウトカムについ
て，望ましい効果と望ましくない効果で
効果推定値の方向が異なっているため，
アウトカム全体にわたるエビデンスの確実
性については，アウトカムの中で最も低い
確実性を全体として採用し「非常に低」と
した．

6. 価 値 観

敗血症患者に対するヒドロコルチゾンの
投与において，各アウトカムにおける患
者・家族の価値観に関するデータはない．
一般的に，死亡アウトカムに対する相対的
価値は高いことが予想される．

7. 容 認 性

有害事象はリスクが低い可能性が高く，
介入に伴う費用は高額ではないため，患
者・家族の視点を考慮しても，許容できる
介入であると考えられる．

8. 実行可能性

介入は多くの医療施設において実行可能
である．

9. 推奨グレーディング決定の 工程

修正 Delphi 法を用いた投票によって，
中央値 8，見解不一致指数 0.014 の結果と
なり，委員会で採択された（7 点以上：
91.7％）．

10. 関連する他の診療ガイド ラインにおける推奨

SSCG 2016，J-SSCG 2016 のいずれにお
いても，適切な輸液蘇生と血管作動薬投与
により血行動態の安定が得られた患者への
ヒドロコルチゾン投与は非推奨となってい
る．

11. 実施に関わる検討事項

敗血症発症前からステロイド投与を行わ
れていた患者に対するステロイド継続投与
（慢性疾患に対するステロイドの継続投与）
に関しては本推奨は適用されない．

● 文 献 ●

1) Keh D, et al, JAMA 2016；316：1775-
85
2) Rinaldi S, et al, Crit Care Med 2006；
34：2334-9
3) Tongyoo S, et al, Crit Care 2016；20：
329

輸血療法

CQ8-1 敗血症性ショックの初期蘇生において，赤血球輸血はどのように行うか？

Answer

敗血症性ショック患者の初期蘇生において，赤血球輸血はヘモグロビン値 7 g/dL 未満で開始することを弱く推奨する（GRADE 2C：エビデンスの確実性＝「低」）.

1. 背景および本 CQ の重要度

敗血症性ショック期には，組織の低酸素血症や心筋障害を考慮し，より高いヘモグロビン値で組織に十分な酸素を供給したほうがよいという考えがある．J-SSCG 2016 でもヘモグロビン値 7 g/dL 未満での輸血開始を推奨しているが，ヘモグロビン値が不十分な場合に生ずると考えられる虚血性臓器障害のリスクも考慮する必要がある．敗血症性ショック患者の初期蘇生における赤血球輸血の開始時期は重要な臨床上の課題であり，本ガイドラインにおいて，再度 CQ として取り上げた．

2. PICO

P（患者）：敗血症性ショック患者.

I（介入）：ヘモグロビン値 7 g/dL 未満で赤血球輸血を行う.

C（対照）：ヘモグロビン値 10 g/dL 未満で赤血球輸血を行う.

O（アウトカム）：90 日死亡，虚血性臓器障害.

3. エビデンスの要約

システマティックレビューの結果，PICO に合致したランダム化比較試験（RCT）は 1 件のみであった.

4. 益と害のバランス

望ましい効果：対象となった RCT は 1 件の RCT（n＝998）における 90 日死亡に関する効果推定値とその 95％信頼区間（CI）は，1,000 人当たり 18 人少ない（76 人少ない～45 人多い）であり，ヘモグロビン値 7 g/dL 未満で赤血球輸血を開始することによる望ましい効果はわずかである.

望ましくない効果：対象となった RCT は 1 件の RCT（n＝977）における虚血性イベントに関する効果推定値とその CI は，1,000 人当たり 8 人少ない（33 人少ない～31 人多い）であり，ヘモグロビン値 7 g/dL 未満で赤血球輸血を開始することによる望ましくない効果は増えない可能性があり，望ましくない効果はわずかである.

益と害のバランス：赤血球輸血の開始をヘモグロビン 7 g/dL に制限することが，

アウトカム（90日死亡および虚血性イベント）に対して効果なしを示す結果であったため，その効果のバランスは介入あるいは比較対象のいずれも支持しない．

5. アウトカム全般に関するエビデンスの確実性

システマティックレビューにより対象となったRCTは1件だけであった．2つのアウトカム（90日死亡および虚血性イベント）のエビデンスの確実性は「低」である．2つのアウトカムの方向性（効果なし）は同一方向であるため，アウトカムの中で最も高い確実性を全体として採用し「低」とした．

6. 価 値 観

輸血に対する考え方は個人により様々であり，宗教上などの理由により輸血を拒む患者・家族もいるが，必要最小限の輸血を行い，輸血の合併症を避けることは，患者・家族は一般的に重視すると考えられる．

7. 容 認 性

血液型判定や投与までの管理など，輸血を行うことによる医療従事者の仕事量は増加することが予想される．また，赤血球輸血は，2020年現在，約8,600円/血液200 mL相当に由来する赤血球（140 mL）であり，赤血球輸血を行うことにより医療コストが増加する．赤血球輸血の開始をヘモグロビン7 g/dL に制限することは，これらの負荷を軽減することになる．

8. 実行可能性

赤血球輸血は供給体制の整備が必要であるが，ほぼすべてのICUにおいて利用可能であると考えられる．赤血球輸血の開始をヘモグロビン7 g/dL に制限することは可能であるが，急な出血や貧血が進行した場合に，夜間・休日の緊急輸血が困難な医療機関や地域では，ヘモグロビン7 g/dL 以上でも赤血球輸血を開始することが必要かもしれない．

9. 推奨グレーディング決定の工程

修正 Delphi 法を用いた投票によって，中央値8，見解不一致指数0.178となり，委員会で採択された（7点以上：91.7%）．

10. 関連する他の診療ガイドラインにおける推奨

SSCG 2016[1]では，成人敗血症患者（初期蘇生時や敗血症性ショックなどの記載はない）に対して，心筋虚血，重度の低酸素血症あるいは急性出血などの考慮するべき病態がない場合は，ヘモグロビン値が7 g/dL 未満となった時のみ赤血球輸血を行うことを推奨している（強い推奨/質の高いエビデンス）．J-SSCG 2016 では，敗血症性ショックの初期蘇生において，赤血球輸血はヘモグロビン値7 g/dL 未満で開始することを推奨している（強い推奨/中程度のエビデンスレベル）．

11. 実施に関わる検討事項

推奨の実施においては，虚血性合併症の有無を評価することが望まれる．右左シャントの存在など慢性的な低酸素血症の存在に伴い代償的に高ヘモグロビン血症を呈している患者などでは本推奨は適応とならず，個別対応が望まれる．

● 文 献 ●

1) Rhodes A, et al, Intensive Care Med 2017；43：304-77

輸血療法

CQ8-2 敗血症で循環動態が安定している場合に赤血球輸血はどのように行うか？

Answer

循環動態が安定している敗血症患者において，赤血球輸血はヘモグロビン値 7 g/dL 未満で開始することを弱く推奨する（エキスパートコンセンサス：エビデンス不十分）．

1. 背景および本 CQ の重要度

赤血球輸血は，貧血に伴う組織の低酸素障害への対応と予防のために行うが，必要以上の輸血はアレルギーや感染症のリスクを高める．さらに，循環への負荷，TRALI の発症（赤血球輸血による致死的 TRALI の頻度：1：25,002,000 products）などの危険性もある[1]．このため，貧血に伴う障害を防ぐ最小限の輸血を行うことが重要と考えられる．

赤血球輸血の開始基準について，循環動態が安定した状態における開始基準も明確にすることは重要な臨床課題と考え，本ガイドラインで取り上げた．

2. PICO

P（患者）：敗血症患者（敗血症性ショックの患者は除外）．

I（介入）：ヘモグロビン値 7 g/dL 未満で赤血球輸血を行う．

C（対照）：ヘモグロビン値 10 g/dL 未満で赤血球輸血を行う．

O（アウトカム）：病院死亡，ICU 滞在日数，

感染性合併症，輸血関連肺障害やアナフィラキシーなどを含むあらゆる重篤な副作用．

3. エビデンスの要約

システマティックレビューを行ったが，PICO に合致するランダム化比較試験（RCT）は存在しなかった．

4. 益と害のバランス

望ましい効果：貧血に伴う障害を防ぐ最小限の輸血を行うことは輸血の効果を得ながら合併症を最小限に抑えることになり，患者に益する可能性が高いと考える．

望ましくない効果：赤血球輸血の開始をヘモグロビン値 7 g/dL に制限することは，虚血性心疾患や心不全を有する一部の患者には，より心臓への負荷を増し有害となる可能性がある．

益と害のバランス：患者の状態によってそのバランスは異なると考えられる．高度の心不全や虚血性心疾患がなければ，赤血球輸血の開始をヘモグロビン 7 g/dL に制限することは，益が害を上回るものと考え

輸血療法

られる.

5. アウトカム全般に関する エビデンスの確実性

システマティックレビューを行ったが，PICO に合致する RCT は存在しなかった.

6. 価 値 観

輸血に対する考え方は個人により様々であり，宗教上などの理由により輸血を拒む患者・家族もいるが，必要最小限の輸血を行い，輸血の合併症を避けることは，患者・家族は一般的に重視すると考えられる.

7. 容 認 性

血液型判定や投与までの管理など，輸血を行うことによる医療従事者の仕事量は増加することが予想される. また，赤血球輸血は 2020 年現在，約 8,600 円/血液 200 mL 相当に由来する赤血球（140 mL）であり，赤血球輸血を行うことにより医療コストが増加する. このため赤血球輸血の開始をヘモグロビン 7 g/dL に制限することは，これらの負荷を軽減することになる.

8. 実行可能性

赤血球輸血は供給体制の整備が必要であるが，ほぼすべての ICU において利用可能であると考えられる. 赤血球輸血の開始をヘモグロビン 7 g/dL に制限することは可能であるが，急な出血や貧血が進行した場合に，夜間・休日の緊急輸血が困難な医療機関や地域では，ヘモグロビン 7 g/dL 以上でも赤血球輸血を開始することが必要かもしれない.

9. 推奨グレーディング決定の 工程

修正 Delphi 法を用いた投票によって，中央値 8，見解不一致指数 0.164 となり，委員会で採択された（7 点以上：87.5%）.

10. 関連する他の診療ガイド ラインにおける推奨

SSCG 2016[2]では，成人敗血症患者（循環動態が安定，不安定などの記載はない）に対して，心筋虚血，重度の低酸素血症あるいは急性出血などの考慮するべき病態がない場合は，ヘモグロビン値が 7 g/dL 未満となった時のみ赤血球輸血を行うことを推奨している（強い推奨/質の高いエビデンス）. J-SSCG 2016 では，循環動態が安定した後の輸血に関する推奨の記載はない. 厚生労働省の『血液製剤の使用指針（平成 31 年版）』[3]では，引用文献より敗血症性ショック期に関するものと推測される状態においてヘモグロビン値 7 g/dL 未満での輸血開始を推奨している.

11. 実施に関わる検討事項

推奨の実施においては，虚血性合併症の有無を評価することが望まれる. 右左シャントの存在など慢性的な低酸素血症の存在に伴い代償的に高ヘモグロビン血症を呈している患者などでは本推奨は適用とならず，個別対応が望まれる.

● 文 献 ●

1) Shaz BH, et al, Blood 2011；117：1463-71
2) Rhodes A, et al, Intensive Care Med 2017；43：304-77
3) 厚生労働省医薬・生活衛生局血液対策課，血液製剤の使用指針. 2019

輸血療法

CQ8-3 敗血症に対して，新鮮凍結血漿の投与はどのように行うか？

Answer

敗血症患者において，出血傾向を認める，あるいは外科的・侵襲的処置を要する時には，PT・APTT の延長（PT は INR 2.0 以上または活性値 30%以下，APTT は各医療機関における基準の上限の 2 倍以上または活性値 25%以下）やフィブリノゲン値 150 mg/dL 未満の場合に，新鮮凍結血漿を投与することを弱く推奨する（エキスパートコンセンサス：エビデンス不十分）.

1. 背景および本 CQ の重要度

敗血症患者において凝固障害は高率に合併し，凝固障害を合併した敗血症患者の予後は不良であるとの報告がある[1]. 敗血症患者において，出血傾向がある，または外科的処置が必要な場合，凝固異常の改善を目的として新鮮凍結血漿の投与が行われることがある. しかし，敗血症患者に対する凝固異常の改善を目的とした新鮮凍結血漿の有効性，有害性の評価は定まっておらず，臨床現場でもその投与判断には多様性がある. 以上により，本ガイドラインに取り上げるべき重要臨床課題であると考える.

2. PICO

P（患者）：敗血症患者.

I（介入）：あらゆる新鮮凍結血漿の投与（投与開始値，目標値，投与量，タイミングなどの制限はない）.

C（対照）：非介入.

O（アウトカム）：病院死亡，ICU 滞在日数，感染性合併症，輸血関連肺障害やアナフィラキシーなどを含むあらゆる重篤な副作用.

3. エビデンスの要約

システマティックレビューを行ったが，PICO に合致するランダム化比較試験（RCT）は存在しなかった.

4. 益と害のバランス

望ましい効果：凝固障害に伴う出血症状や，凝固障害が存在する状態で行う侵襲的介入に伴う出血は，臨床的に重要な問題となることがある. これらへの対応と予防をするために新鮮凍結血漿の投与を行うことは患者に益する可能性が高いと考える.

望ましくない効果：出血傾向がなく外科的処置も要しない場合に，新鮮凍結血漿を

投与することの害は証明されていないが，血液製剤投与に伴うアレルギーや感染症のリスクは高まる．血液製剤投与に伴い循環への負荷，TRALI の発症（新鮮凍結血漿による致死的 TRALI の頻度；1：2～300,000 products）などの危険性がある[2]．

益と害のバランス：患者の状態によってそのバランスは異なると考えられる．少なくとも高度の凝固障害による出血症状を伴う場合や侵襲的介入による出血が予想される場合は，新鮮凍結血漿の投与に伴う益が害を上回るものと考えられる．

5. アウトカム全般に関するエビデンスの確実性

システマティックレビューを行ったが，PICO に合致する RCT は存在しなかった．

6. 価 値 観

死亡率が低下することは患者・家族は一般的に重視すると考えられる．しかし，輸血に対する考え方は個人により様々であり，宗教上などの理由により輸血を拒む患者・家族もいる．

7. 容 認 性

血液型判定や投与までの管理など，医療従事者の仕事量が増加することが予想されるが，その影響は小さいと考えられる．また，新鮮凍結血漿製剤は，2020 年現在，9,160 円/血液 200 mL 相当に由来する血漿（120 mL）である．

8. 実行可能性

新鮮凍結血漿は供給体制の整備が必要であるが，ほぼすべての ICU において利用可能であると考えられる．しかし，夜間・休日の緊急輸血が困難な医療機関や地域も

ある．また，実施に際しては献血由来であることを考慮する必要がある．

9. 推奨グレーディング決定の工程

修正 Delphi 法を用いた投票によって，中央値 7，見解不一致指数 0 の結果となり，委員会で採択された（7 点以上：75%）．

10. 関連する他の診療ガイドラインにおける推奨

J-SSCG 2016 では，CQ9-2 において「出血傾向がなく外科的処置も要しない場合，凝固異常値を補正する目的では新鮮凍結血漿の投与は行わないことを弱く推奨する（エキスパートコンセンサス/エビデンスなし）」を示し，不随するコメントとして，「出血傾向が出現した場合または外科的処置が必要な場合は，本邦の血液製剤の使用指針[3]に沿って新鮮凍結血漿の投与を考慮する」と記載されている．

SSCG 2016 では，「We suggest against the use of fresh frozen plasma to correct clotting abnormalities in the absence of bleeding or planned invasive procedures（weak recommendation, very low quality of evidence）.」の記載がある[4]．

11. 実施に関わる検討事項

凝固障害の重症度とこれに伴う症状の重篤度により，新鮮凍結血漿の投与による益と害のバランスが異なる可能性がある．

● 文 献 ●

1) Lyons PG, et al, Crit Care Med 2018；46：736-42
2) Shaz BH, et al, Blood 2011；117：1463-71
3) 厚生労働省医薬・生活衛生局血液対策課, 血液製剤の使用指針（平成 31 年一部改正）. 2019
4) Rhodes A, et al, Intensive Care Med 2017；43：304-77

輸血療法

CQ8-4 敗血症に対して，血小板輸血はどのように行うか？

Answer

血小板数 1 万/μL 未満，あるいは出血症状を伴う血小板数 5 万/μL 未満の敗血症患者に対して，血小板輸血を行うことを弱く推奨する（エキスパートコンセンサス：エビデンス不十分）．活動性出血を認める，あるいは外科的・侵襲的処置を要する時には，血小板数 5 万/μL 以上を維持するように血小板輸血を行うことを弱く推奨する（エキスパートコンセンサス：エビデンス不十分）．

1. 背景および本 CQ の重要度

血小板減少は敗血症患者に高率に合併し，SOFA スコアにも含まれる臓器障害の1つである．血小板低下を呈した敗血症患者は，出血性有害イベントの合併が高率であり，予後は不良であるとの報告がある[1,2]．一方，血小板を投与することによる害としては，TRALI などの危険性がある（血小板による致死的 TRALI の頻度；1：3～400,000 products）[3]．以上より，敗血症患者に対する血小板輸血は本ガイドラインに取り上げるべき重要な臨床課題である．

2. PICO

P（患者）：敗血症患者．
I（介入）：あらゆる血小板輸血（投与開始値，目標値，投与量，タイミングなどの制限はない）．
C（対照）：非介入．

O（アウトカム）：病院死亡，ICU 滞在日数，感染性合併症，輸血関連肺障害やアナフィラキシーなどを含むあらゆる重篤な副作用．

3. エビデンスの要約

システマティックレビューを行ったが，PICO に合致するランダム化比較試験（RCT）は存在しなかった．

4. 益と害のバランス

望ましい効果：血小板減少に伴う出血症状や血小板減少時における侵襲的介入に伴う出血の対応と予防をするために血小板輸血を行うことは患者に益する可能性が高いと考える．

望ましくない効果：出血傾向がなく外科的処置も要しない場合に，血小板輸血をすることの害は証明されていないが，血液製剤投与に伴うアレルギーや感染症のリスク

は高まる．他の血液製剤と異なり，室温（20〜24℃）で保存されており，細菌混入による感染症などに留意する必要がある．また，血液製剤投与に伴う循環への負荷，TRALI[3]などの危険性がある．

益と害のバランス：患者の状態によってそのバランスは異なると考えられる．少なくとも高度血小板数低下による出血症状を伴う場合や侵襲的介入による出血が予想される場合は，血小板輸血に伴う益が害を上回るものと考えられる．

5. アウトカム全般に関するエビデンスの確実性

システマティックレビューを行ったが，PICO に合致する RCT は存在しなかった．

6. 価値観

死亡率が低下することは，患者・家族は一般的に重視すると考えられる．しかし，輸血に対する考え方は個人により様々であり，宗教上などの理由により輸血を拒む患者・家族もいる．

7. 容認性

血液型判定や交差適合試験，投与までの管理など，医療従事者の仕事量が増加することが予想されるが，その影響は小さいと考えられる．また，2020 年現在，濃厚血小板製剤は約 97,400 円/10 単位（200 mL）である．

8. 実行可能性

血小板輸血には供給体制の整備が必要であるが，ほぼすべての ICU において利用可能であると考えられる．しかし，夜間・休日の緊急輸血が困難な医療機関や地域もある．また，実施に際しては献血由来であ

るとともに，使用期限が短期間の限られた製剤であることを考慮する必要がある．

9. 推奨グレーディング決定の工程

修正 Delphi 法を用いた投票によって，中央値 8，見解不一致指数 0.164 となり，委員会で採択された（7 点以上：83.3%）．

10. 関連する他の診療ガイドラインにおける推奨

SSCG 2016 では，明らかな出血がない場合は 1 万/μL 未満，深刻な出血のリスクがある場合は 2 万/μL 未満であれば予防的投与を行うことが提案されている[4]．また，活動性の出血がある手術や侵襲的な処置をする場合は 5 万/μL 以上にすることを提案されている（弱い推奨/非常に低いエビデンスレベル）．

J-SSCG 2016 では，「出血傾向が出現した場合または外科的処置が必要な場合は，本邦の血液製剤の使用指針[5]に沿って血小板輸血を行うことを弱く推奨する（エキスパートコンセンサス/エビデンスなし）」としている．

11. 実施に関わる検討事項

血小板減少の重症度とこれに伴う症状の重篤度により，血小板輸血による益と害のバランスが異なる可能性がある．

●　文　献　●

1) Anderson R, et al, J Infect 2017；75：473-85
2) Chen M, et al, J Infect 2019；78：323-37
3) Shaz BH, et al, Blood 2011；117：1463-71
4) Rhodes A, et al, Intensive Care Med 2017；43：304-77
5) 厚生労働省医薬・生活衛生局血液対策課，血液製剤の使用指針（平成 31 年一部改正），2019

呼吸管理

CQ9-1 成人敗血症患者の呼吸管理において，目標 SpO₂をどの範囲にするか？

Answer

成人敗血症患者の呼吸管理において，目標 SpO₂を高め（98～100%）に設定しないことを弱く推奨する（GRADE 2B：エビデンスの確実性＝「中」）.

コメント：循環動態が安定していない場合，重度の貧血，あるいは感染症による代謝亢進などで酸素需給バランスが崩れている可能性が存在する状況ではこの限りではない.

1. 背景および本 CQ の重要度

敗血症患者の転帰が最善となる酸素療法の指標を探求することは重要な臨床課題となり得る.

2. PICO

P（患者）：成人敗血症患者.
I（介入）：目標 SpO₂を高めに設定する.
C（対照）：目標 SpO₂を低めに設定する.
O（アウトカム）：死亡，臓器障害，感染.

3. エビデンスの要約

「酸素投与を必要とする重症患者」を対象として，論文検索から 3 編を用いたメタ解析を実施した.

4. 益と害のバランス

望ましい効果：望ましい効果に関するアウトカムを報告した研究がないため「わからない」とした.

望ましくない効果：短期死亡（3RCT，n＝673）に関する効果推定値は，目標 SpO₂を高めに設定することによりリスク差（RD）1,000 人当たり 42 人多い（95% CI：38 人少ない～156 人多い）. 臓器障害（1RCT，n＝434）に関する効果推定値は RD 1,000 人当たり 66 人多い（95% CI：11 人少ない～175 人多い），感染症発生（1RCT，n＝434）に関する効果推定値は RD 1,000 人当たり 49 人多い（95% CI：22 人少ない～153 人多い）であり，望ましくない効果は「中」と考えられた. エビデンスの確実性はいずれのアウトカムでも「中」であった.

益と害のバランス：「比較対照（目標 SpO₂を低めに設定する）がおそらく優位」と判断した.

■ SR 期間後に発表された論文について

今回のシステマティックレビュー期間後から 2020 年 2 月までの間に，さらに 3 編の論文が確認された. 1 編を除いた 2 編[1,2]を追加し，計 5 編のメタ解析を施行した. 高い SpO₂を目標とすることにより，短期死

亡（5RCT，n＝1,833）に関する効果推定値は，リスク差（RD）1,000人当たり12人少ない（95％CI：81人少ない〜81人多い），臓器障害（3RCT，n＝1,600）に関してはRD 1,000人当たり12人多い（95％CI：51人少ない〜102人多い），感染症発生（2RCT，n＝635）に関してはRD 1,000人当たり48人多い（95％CI：12人少ない〜129人多い）となり，本CQに対する推奨が大きく変わることにはならないと判断した．

5. アウトカム全般に関するエビデンスの確実性

エビデンスの確実性はすべてのアウトカムについて「中」であった．

6. 価 値 観

ばらつきは少ないことが予想される．

7. 容 認 性

おそらく容認される．

8. 実行可能性

施行可能である．

9. 推奨グレーディング決定の工程

修正Delphi法を用いた投票によって，中央値7.0，見解不一致指数0.164の結果となり，委員会で採択された（7点以上：75.0％）．

10. 関連する他の診療ガイドラインにおける推奨

酸素療法マニュアル（旧酸素療法ガイドライン）（メディカルビュー社，2017），BTS guideline for oxygen use in adults（British Thoracic Society）[3]において，急性期患者での酸素投与の目標を，SpO_2 94〜98％，CO_2ナルコーシスに陥るリスクのある患者では88〜92％とすることが推奨されている．最近報告されたICU入室患者の後方視的観察研究[4]では，死亡率はSpO_2 94〜98％で最も低くなるU字型のカーブを示し，推奨を支持するデータとなっている．

11. 実施に関わる検討事項

ICUではルーチンにSpO_2が測定されており，SpO_2の値を指標に投与酸素流量やFIO_2を漫然と高い状態にしないよう調整することは比較的容易である．ただし，循環動態が安定していない場合，重度の貧血，感染症による代謝亢進などで酸素需給バランスが崩れている可能性が存在する状況も少なくない．過度に酸素需要が高まっている状態や酸素供給が低下している状態では，循環動態が安定化し酸素需給バランスが立ち直るまでの間，酸素投与を多く，または酸素濃度を高くすることは緊急時，一般的に行われている対処法であり，これを否定するものではない．

適切な目標SpO_2の範囲に関しては今後のさらなる検討が必要である．

● 文 献 ●

1) Mackle D, et al, N Engl J Med 2020；382：989-98
2) Barrot L, et al, N Engl J Med 2020；382：999-1008
3) O'Driscoll BR, et al, Thorax 2017；72（suppl 1）：ii1-ii90
4) van den Boom W, et al, Chest 2020；157：566-73

呼吸管理

CQ9-2 成人敗血症患者の初期の呼吸不全に対して，非侵襲的人工呼吸（NIV）または経鼻高流量療法（NHFT）を行うか？

Answer

成人敗血症患者の初期の呼吸不全に対して，非侵襲的人工呼吸（NIV）もしくは経鼻高流量療法（NHFT）を行うことを弱く推奨する（GRADE 2A：エビデンスの確実性＝「高」）.

1. 背景および本 CQ の重要度

急性呼吸不全に対する非侵襲的人工呼吸（non-invasive ventilation：NIV）や経鼻高流量療法（nasal high flow therapy：NHFT）の施行は，挿管に伴う不利益を回避することで患者の予後改善につながる可能性があるため，成人敗血症患者の初期の呼吸不全に対して NIV や NHFT を行うかどうかは重要な臨床課題と考える.

2. PICO

P（患者）：成人敗血症患者.
I（介入）/C（対照）：急性低酸素性呼吸不全患者に以下のいずれかを使用.
　1. NIV，2. NHFT，3. 通常の酸素投与（conventional oxygen therapy：COT）.
O（アウトカム）：短期死亡，気管挿管率，挿管までの時間（hour），感染，インターフェイスによる皮膚障害，不快感.

3. エビデンスの要約

システマティックレビューの結果，PICO に合致したランダム化比較試験（RCT）が 24 件施行されており，これらを用いたメタ解析およびネットワークメタ解析（NMA）を実施した.

4. 益と害のバランス

望ましい効果：短期死亡に関するネットワーク効果推定値は，COT と比べて，NHFT でリスク差（RD）1,000 人当たり 65 人少ない（95％CI：95 人少ない～28 人多い）（5RCT，n＝1,453），NIV で RD 1,000 人当たり 30 人少ない（95％CI：60 人少ない～3 人多い）（14RCT，n＝2,359），NHFT と比べて，NIV で RD 1,000 人当たり 8 人少ない（95％CI：35 人少ない～25 人多い）（3RCT，n＝338）であった．気管挿管の施行に関するネットワーク効果推定値は，COT と比べて，NHFT で RD 1,000 人当たり 65 人少ない（95％CI：95 人少ない～28 人少ない）（6RCT，n＝1,563），NIV で RD 1,000 人当たり 60 人少ない（95％CI：92 人少ない～29 人少ない）（17RCT，n＝2,506），NHFT と比べて，NIV で RD 1,000 人当た

呼吸管理

り5人多い（95％CI：32人少ない〜46人多い）（5RCT，n＝1,584）であった．

望ましくない効果：検討したアウトカムはすべて，「重大」ではなく「重要」との評価であったため，EtD table には含まれなかった．

益と害のバランス：NIV や NHFT を適用すれば挿管に伴う不利益は回避できる可能性がある．しかし，望ましくない効果に関しては検討できていない．よって，効果のバランスは比較対照（COT を行う）よりも「おそらく介入（NIV または NHFT を行う）が優位」と判断した．

5. アウトカム全般に関するエビデンスの確実性

エビデンスの方向性としては，気管挿管のアウトカムのみ COT に対して NIV と NHFT で気管挿管を減少させる望ましい効果があった．SUCRA（surface under the cumulative ranking）の数値を参考にエビデンスの方向性を判断すると，COT と "NIV または NHFT" の2群においてエビデンスの方向性は一致していると考え，アウトカム全体にわたるエビデンスの確実性は「高」と判断した．

6. 価 値 観

敗血症患者に対する NIV や NHFT による呼吸管理では，各アウトカムに置く患者や家族の価値観に関するデータはない．一般的に，死亡アウトカムに対して置く相対的価値は高く，そのばらつきは少ないことが予想される．

7. 容 認 性

呼吸管理を行うために必要となる要素は，デバイスの有無，デバイスや酸素の

コスト，デバイスに対する容認性が挙げられる．NIV，NHFT，COT では一般的な呼吸管理デバイスが用いられており，国内のどの病院においてもすでに導入されていることが多い．しかし，デバイスに関わる消耗品に関しては，COT のほうがコストを抑えられると考えられる．また，医療従事者の仕事量に関しては，COT に比して NHFT，NHFT に比して NIV において，それぞれの呼吸管理を維持するための仕事量は増大すると考えられる．

8. 実行可能性

人工呼吸管理が可能な病院であれば，これらの治療は一般的な呼吸管理方法であり，どの病院においても実行可能性は高いと考えられる．しかし，デバイスがない施設では実施できない．

9. 推奨グレーディング決定の工程

修正 Delphi 法を用いた投票によって，中央値8，見解不一致指数 0.164 の結果となり，委員会で採択された（7点以上：83.3％）．

10. 関連する他の診療ガイドラインにおける推奨

本 CQ と類似したテーマを扱う他のガイドラインは，検索する限り見当たらない．

11. 実施に関わる検討事項

急性呼吸不全患者の初期呼吸管理として，呼吸不全に至った原因ごとに最適な酸素療法デバイスは異なる可能性があるが，実臨床ではそれらを加味しながら症例に応じた方法を選択するのがよいと考えられる．

呼吸管理

CQ9-3 成人敗血症患者の人工呼吸管理において，肺保護換気戦略を行うか？

Answer
成人敗血症患者の人工呼吸管理において，肺保護換気戦略を行うことを弱く推奨する（GRADE 2B：エビデンスの確実性＝「中」）.

1. 背景および本CQの重要度

重症患者における人工呼吸管理において，人工呼吸器関連肺損傷をきたさない管理が患者予後改善のために必須である. 人工呼吸器関連肺損傷を引き起こす可能性のある因子として1回換気量とプラトー圧が示唆されており，それらをある一定基準以内に抑えて呼吸管理を行う肺保護換気の重要性が示唆されているが，成人敗血症患者における有効性は十分に解明されていない. それらの目標値を具体的に検討することは，敗血症診療の専門家だけでなく，非専門家にとっても重要な臨床課題と考えられる.

2. PICO

P（患者）：成人敗血症患者.

I（介入）：肺保護換気.〔低1回換気量もしくは低プラトー圧，もしくはその両者によりプラトー圧がある基準未満となった場合で，PEEPは問わない. Day 1のみ：1回換気量はおおよそ4~8 mL/kg理想体重（ideal body weight：IBW）〕

C（対照）：Conventional（上記以外，プラトー圧がある基準以上となっている場合で，PEEPは問わない：1回換気量は

おおよそ8 mL/kg IBWより多い）.

O（アウトカム）：短期死亡，人工呼吸器離脱期間（VFD），圧損傷発生率，人工呼吸関連肺炎発生率.

3. エビデンスの要約

システマティックレビューの結果，PICOに合致したランダム化比較試験（RCT）が9件施行されており，これらを用いたメタ解析を実施した.

4. 益と害のバランス

望ましい効果：短期死亡（9RCT，n＝2,422）に関する効果推定値は，conventionalと比較し，肺保護換気でリスク差（RD）1,000人当たり36人少ない（95% CI：88人少ない~24人多い）であった. VFD（3RCT，n＝1,911）に関しては平均差（MD）1.79日長い（95% CI：0.62日短い~4.20日長い）であった. 望ましい効果は小さいと判断した. 短期死亡のエビデンスの確実性は「中」，VFDのエビデンスの確実性は「非常に低」であった.

望ましくない効果：圧損傷（7RCT，n＝2,182）に関する効果推定値は，conventionalと比較し，肺保護換気でRD 1,000人

呼吸管理

当たり8人少ない（95% CI：31人少ない〜28人多い）であった．望ましくない効果はわずかと判断した．結果の確実性は「非常に低」であった．

益と害のバランス：肺保護換気はVFDに関しては同等，死亡および圧損傷に関しては減少する傾向を示し，検討したアウトカムについては介入を支持する方向であったので，効果のバランスは対照よりも「おそらく介入（肺保護換気）が優位」と判断した．

5. アウトカム全般に関するエビデンスの確実性

すべての望ましい効果と望ましくない効果の方向性は一致しており，確実性は「中」あるいは「非常に低」であった．そのため，アウトカム全体にわたるエビデンスの確実性は「中」と判断した．

6. 価 値 観

敗血症患者に対する肺保護換気においては，各アウトカムに置く患者や家族の価値観に関するデータはない．一般的に，死亡アウトカムに対して置く相対的価値は高く，そのばらつきは少ないことが予想される．

7. 容 認 性

一般的な人工呼吸の設定の違いであり，すべての人工呼吸器で実践できるため，新たな資源は必要としない．コストは増加しなくて，患者や家族の個人の視点からもおそらく許容できると判断した．また，医療従事者にとっても肺保護換気は人工呼吸設定の重要な要素であり，大きく仕事量が増加することもないため，おそらく許容できると判断した．

8. 実行可能性

肺保護換気のためのパラメータは人工呼吸で一般的に設定できる項目であり，多くの医療施設において実行可能である．新たに人工呼吸器を購入しなければならない医療施設においては実行可能性のハードルが上がる可能性がある．

9. 推奨グレーディング決定の工程

修正 Delphi 法を用いた投票によって，中央値8，見解不一致指数0.164の結果となり，委員会で採択された（7点以上：100%）．

10. 関連する他の診療ガイドラインにおける推奨

SSCG2016 では，敗血症に起因するARDS の患者では，1 回換気量の目標を 12 mL/kg IBW ではなく，6 mL/kg IBW に設定することが強く推奨されている．また，敗血症に起因する重症 ARDS 患者では，プラトー圧の上限は 30 cmH$_2$O を超えない設定を使用することが強く推奨されている．

11. 実施に関わる検討事項

今回は，プラトー圧と1回換気量に関して検討を行ったが，近年では駆動圧や経肺圧もアウトカムに影響をきたすことが示されている．しかし，本メタ解析ではそれらの圧に関しては検討できていないため，自発呼吸を伴う患者や胸郭コンプライアンスが高い患者においては十分に検討できていないことに注意を要する．

呼吸管理

CQ9-4 成人敗血症患者の人工呼吸管理において，高 PEEP 設定を行うか？

Answer
成人敗血症患者の人工呼吸管理の初期においては高 PEEP 設定（PEEP 12 cmH$_2$O 以上）を用いないことを弱く推奨する（GRADE 2D：エビデンスの確実性＝「非常に低」）.

1. 背景および本 CQ の重要度

人工呼吸器関連肺損傷に関連する因子の1つである無気肺を改善させるために付与する PEEP が患者予後改善に寄与することが示唆されている．しかし，高い PEEP は有害事象発生の一因ともなるため，PEEP 設定が本当に予後改善に寄与するのか，特に人工呼吸管理の初期においては，どれくらいの PEEP が適切なのかを知ることは重要な臨床課題と考えられる.

2. PICO

P（患者）：敗血症で人工呼吸管理を必要とする重症患者.
I（介入）：高 PEEP 設定.
C（対照）：低 PEEP 設定.
O（アウトカム）：短期死亡，人工呼吸器離脱期間（VFD），圧損傷発生率，PaO$_2$/F$_1$O$_2$，PEEP による循環不全発生率.

3. エビデンスの要約

システマティックレビューの結果，PICO に合致したランダム化比較試験（RCT）が 7 件施行されており，これらを用いたメタ解析を実施した.

4. 益と害のバランス

望ましい効果：短期死亡（7RCT，n＝3,657）に関する効果推定値とその信頼区間（CI）は，低い PEEP と比べて高 PEEP では，リスク差（RD）1,000 人当たり 8 人少ない（95% CI：54 人少ない〜47 人多い）であった．一方，VFD（3RCT，n＝1,654）に関する効果推定値は平均差（MD）0.45 日長い（95% CI：2.02 日短い〜2.92 日長い）であった.

望ましくない効果：圧損傷発生率（6RCT，n＝3,457）に関する効果推定値は低 PEEP と比べて高 PEEP では RD 1,000 人当たり 5 人多い（95% CI：23 人少ない〜53 人多い）であった．また，循環不全発生（1RCT，n＝1,010）に対する効果推定値は高 PEEP で RD 1,000 人当たり 65 人多い（95% CI：6 人多い〜133 人多い）であった.

益と害のバランス：望ましい効果としての短期死亡と VFD ではいずれも優劣がつけられなかった．望ましくない効果としての圧損傷発生率には優劣は認めなかったが，循環不全発生に関しては増加する方向

性を認めた．望ましくない効果と望ましい効果の全体のバランスに鑑みて，望ましくない効果が若干大きいと判断した．なお，エビデンスにおける不正確さは圧損傷においては非常に深刻であったが，そのほかの重大なアウトカムでは深刻ではなかった．以上より，効果のバランスは介入（高PEEP設定）よりも「比較対照（低PEEP設定）がおそらく優位」と判断した．

5. アウトカム全般に関するエビデンスの確実性

望ましい効果は「わずか」，望ましくない効果は「小さい」と，各アウトカムが異なる方向を示すため，アウトカム全体でのエビデンスの確実性は「非常に低」とした．

6. 価 値 観

敗血症患者の人工呼吸においては，各アウトカムに置く患者や家族の価値観に関するデータはない．一般的に，望ましい効果として死亡アウトカムやVFDに対して置く相対的価値や望ましくない効果として圧外傷に対して置く相対的価値は高く，そのばらつきは少ないことが予想される．特に，循環不全に関しては敗血症性ショックを助長させる可能性があり，相対的価値は高いと考えられる．

7. 容 認 性

PEEPを調整することによるコストの増加はなく，医療従事者の仕事量が大きく増加することもないため，おそらく許容できると判断した．

8. 実行可能性

PEEPは人工呼吸で一般的に設定できる項目であり，多くの医療施設において実行可能である．新たに人工呼吸器を購入しなければならない医療施設においては，実行可能性のハードルが上がる可能性がある．

9. 推奨グレーディング決定の工程

修正Delphi法を用いた投票によって，中央値7，見解不一致指数0.164の結果となり，委員会で採択された（7点以上：87.5％）．

10. 関連する他の診療ガイドラインにおける推奨

SSCG 2016では，敗血症に起因する中等度から重症のARDS患者においては，低いPEEPよりも高いPEEPの使用が弱く推奨されている．PEEPを上げることで酸素化が改善したり，駆動圧が低下したりする症例では，恩恵を受ける可能性がある．

11. 実施に関わる検討事項

PEEPの効果は敗血症の重症度により異なる可能性があるが，重症度の低い患者における高PEEPの有効性と害に関しては検討できていない．よって，ARDSに陥った場合には，ARDSの重症度に応じてPEEPを上げることを検討する必要がある．ただし，敗血症性ショックの状態では，高PEEPによる循環抑制が強調されるので，注意を要する．

なお，呼吸不全に至ってから介入までの時間もPEEPによる効果と害に影響を与えることが考えられ，適用する際には注意する必要がある．また，本推奨は，循環動態が比較的安定し，酸素化が悪化している患者において，高めのPEEPを使用することを妨げるものではない．

呼吸管理

CQ9-5 人工呼吸管理となった成人敗血症患者に対して，抜管前に自発呼吸トライアル(SBT)を行うか？

Answer

人工呼吸管理となった成人敗血症患者に対して，抜管前に自発呼吸トライアル (SBT) を含めた人工呼吸器からのウィーニングのプロトコルを用いることを弱く推奨する (GRADE 2D：エビデンスの確実性＝「非常に低」)．

1. 背景および本CQの重要度

人工呼吸管理においては，人工呼吸器関連肺炎や人工呼吸器関連肺損傷をきたさないよう早期離脱を試みることが患者の転帰改善のために重要である．現状では自発呼吸トライアル (SBT) を含めた人工呼吸器からのウィーニングのプロトコルの有効性・有害性の評価は定まっておらず，臨床現場でもその判断については多様性がある．そのため，SBT を含めた人工呼吸器からのウィーニングのためのプロトコルの有用性や具体的な方法を検討することは，敗血症診療の専門家だけでなく，非専門家にとっても重要な臨床課題であると考えられる．

2. PICO

P（患者）：人工呼吸管理を必要とする患者．
I（介入）：プロトコル化されたウィーニング（SBT を含んだウィーニング）．

C（対照）：プロトコル化されていないウィーニング（SBT 実施なし）．
O（アウトカム）：短期死亡，再挿管率，人工呼吸器離脱期間（VFD，28 日以内），ICU 滞在日数．

3. エビデンスの要約

システマティックレビューの結果，PICO に合致したランダム化比較試験（RCT）が 10 件施行されており，これらを用いたメタ解析を実施した．

4. 益と害のバランス

望ましい効果：短期死亡（8RCT，n＝1,282）に関する効果推定値は，プロトコルなしと比べて，プロトコルありでリスク差（RD）1,000 人当たり 10 人少ない（95％CI：52 人少ない〜45 人多い）であった．VFDについては該当文献がなかった．再挿管率（7RCT，n＝1,081）に関する効果推定値は，プロトコルなしと比べて，プロトコルあり

で RD 1,000 人当たり 24 人少ない（95％ CI：61 人少ない～41 人多い）であった. 短期死亡も再挿管率も減少させる方向性を示したが，その効果はそれほど大きいとはいえないため，「小さい」と判断した. 短期死亡，再挿管率のエビデンスの確実性はいずれも「非常に低」であった. ICU 滞在日数の評価も行ったがアウトカムの重要度は「重要」であったため，今回の EtD table の検討には加えていない.

望ましくない効果：今回の検討では望ましくない効果を示すアウトカムは採用されなかったため評価はできず，「わからない」と判断した.

益と害のバランス：SBT を含めた人工呼吸器からのウィーニングのプロトコルは，短期死亡と再挿管率いずれに関しても減少させる方向性を示した. 望ましくない効果については該当アウトカムがなく評価できていないが，効果バランスは対照（プロトコル化されていないウィーニング）よりも「おそらく介入（プロトコル化されたウィーニング）が優位」であると判断した.

5. アウトカム全般に関するエビデンスの確実性

すべての望ましい効果の方向性は一致しており，確実性はいずれも「非常に低」であった. 以上より，アウトカム全体にわたるエビデンスの確実性は「非常に低」と判断した.

6. 価値観

敗血症患者に対する SBT を含めた人工呼吸器からのウィーニングのプロトコルにおける，各アウトカムに置く患者・家族の価値観に関するデータはない. 一般的に，死亡アウトカムに対して置く相対的価値は高く，ばらつきは少ないことが予想される.

7. 容認性

抜管前の非侵襲的な試験であり，すべての挿管患者で実践できるため，新たな資源は必要としない. 呼吸器設定の変更という単純かつ簡単な介入のため，看護師や医師の労力はそれほど増加しない. コストも増加しないので患者・家族の個人の視点からもおそらく許容できる.

8. 実行可能性

人工呼吸管理における一般的な操作ならびに評価方法であるため，どの病院においても実行可能性は高いといえる.

9. 推奨グレーディング決定の工程

修正 Delphi 法を用いた投票によって，中央値 7.5，見解不一致指数 0.164 の結果となり，委員会で採択された（7 点以上：87.5％）.

10. 関連する他の診療ガイドラインにおける推奨

本 CQ と類似したテーマを扱う他のガイドラインは，検索する限り見当たらない.

11. 実施に関わる検討事項

今回は，初回の SBT を含めた人工呼吸器からのウィーニングに関して検討を行った. よって，複数回にわたり SBT を失敗している患者に対しては，本メタ解析では検討できていないことに注意を要する. また，抜管後呼吸不全をきたすリスクなどでの層別解析もできていないことから，すべての患者において本推奨を適用できるかは慎重に判断する必要がある.

呼吸管理

CQ9-6

人工呼吸管理となった成人敗血症患者に対して，抜管後に予防的な非侵襲的人工呼吸（NIV）または経鼻高流量療法（NHFT）を行うか？

Answer

人工呼吸管理となった成人敗血症患者に対して，抜管後に通常の酸素療法よりは予防的な非侵襲的人工呼吸（NIV）もしくは経鼻高流量療法（NHFT）を行うことを弱く推奨する（GRADE 2B：エビデンスの確実性＝「中」）．

1. 背景および本CQの重要度

　抜管後呼吸不全による再挿管は，人工呼吸期間やICU滞在期間の延長と関連するため，抜管後の呼吸不全を予防する必要がある．そのための手段としては，非侵襲的人工呼吸（non-invasive ventilation：NIV）や経鼻高流量療法（nasal high flow therapy：NHFT）などの使用が知られている．抜管後の呼吸不全予防のための呼吸管理を明らかにすることは，敗血症診療の専門家のみならず，非専門家にとっても重要な臨床課題であると考えられる．

2. PICO

P（患者）：急性呼吸不全で人工呼吸管理を12時間以上必要とし，SBTをクリアした患者．

I（介入）/C（対照）：抜管直後に予防的に以下の呼吸管理デバイスのいずれかを使用．1. NIV，2. NHFT，3. COT（conventional oxygen therapy）．

O（アウトカム）：再挿管率，短期死亡，抜管後呼吸不全発生率，皮膚トラブル発生率，機器による違和感，乾燥による違和感．

3. エビデンスの要約

　システマティックレビューの結果，PICOに合致したランダム化比較試験（RCT）が13件施行されており，これらを用いたメタ解析およびネットワークメタ解析（NMA）を実施した．

4. 益と害のバランス

望ましい効果：短期死亡に関するネットワーク効果推定値は，COTと比べて，NHFTでリスク差（RD）1,000人当たり12人少ない（95% CI：32人少ない〜16人多い）（4RCT，n＝802），NIVでRD 1,000人当たり31人少ない（95% CI：53人少ない〜1人多い）（5RCT，n＝784），そして，NHFTと比べて，NIVでRD 1,000人当たり43人少ない（95% CI：102人少ない〜32人多い）（1RCT，n＝604）であった．再挿管率に関するネットワーク効果推定値は，COTと比べて，NHFTでRD 1,000人当た

り69人少ない（95％CI：99人少ない〜12人少ない）（5RCT，n＝862），NIVでRD 1,000人当たり66人少ない（95％CI：99人少ない〜1人少ない）（4RCT，n＝664），そして，NHFTと比べて，NIVでRD 1,000人当たり16人多い（95％CI：109人少ない〜271人多い）（1RCT，n＝604）であった．

望ましくない効果：今回の検討では，望ましくない効果として検討したアウトカムの重要度は「重要」との評価であったため，本EtD tableには含まれなかった．

益と害のバランス：NIVやNHFTを適用すれば，挿管に伴う不利益は回避できる可能性がある．しかし，望ましくない効果に関しては検討できていない．よって，効果のバランスは比較対照（COTを行う）よりも「おそらく介入（NIVまたはNHFTを行う）が優位」と判断した．

5. アウトカム全般に関するエビデンスの確実性

エビデンスの方向性としては，気管挿管のアウトカムにおいてのみCOTに対してNIVとNHFTにおいて再挿管を減少させる方向であった．望ましくない効果に関しては評価できていない．SUCRAの数値を参考にエビデンスの方向性を判断すると，COTとNIVまたはNHFTの2群においてエビデンスの方向性は一致していると判断でき，アウトカム全体にわたるエビデンスの確実性は「中」と判断した．

6. 価　値　観

抜管後の呼吸管理法の選択では，各アウトカムに置く患者や家族の価値観に関するデータはない．一般的に，死亡や再挿管アウトカムに対して置く相対的価値は高く，そのばらつきは少ないことが予想される．

7. 容　認　性

呼吸管理に必要な要素は，デバイスの有無，デバイスや酸素のコスト，デバイスに対する容認性が挙げられる．NIV，NHFT，COTは，国内のどの病院においてもすでに導入されていることが多い．しかし，デバイスに関わる消耗品に関しては，COTのほうがコストを抑えられると考えられる．また，医療従事者の仕事量に関しては，COTに比してNHFT，NHFTに比してNIVにおいて，その呼吸管理を維持するための仕事量は増大すると考えられる．

8. 実行可能性

人工呼吸管理が可能な病院であれば，これらの治療は一般的であり，どの病院においても実行可能性は高いといえる．しかし，デバイスがない施設では実施できない．

9. 推奨グレーディング決定の工程

修正Delphi法を用いた投票によって，中央値7.5，見解不一致指数0.164の結果となり，委員会で採択された（7点以上：91.7％）．

10. 関連する他の診療ガイドラインにおける推奨

本CQと類似したテーマを扱う他のガイドラインは，検索する限り見当たらない．

11. 実施に関わる検討事項

抜管後にルーチンにどのような酸素療法デバイスを使用するかに関しては，患者の年齢，重症度，挿管リスクの有無も影響する可能性があるが，実臨床ではそれらを加味しながら慎重に判断することが望まれる．

痛み・不穏・せん妄の管理

CQ10-1 人工呼吸中の成人敗血症患者に対して，鎮痛優先のプロトコルに基づく管理を行うか？

Answer

人工呼吸中の成人敗血症患者に対して，鎮痛優先のプロトコルに基づく管理を行うことを弱く推奨する（GRADE 2C：エビデンスの確実性＝「低」）.

1. 背景および本CQの重要度

重症患者において不適切な鎮痛管理は患者に負の影響を与えることが示されている．評価ツールを利用した鎮痛優先のプロトコルによる鎮痛管理によってICUアウトカムおよび臨床アウトカムを改善する可能性が示唆されている．鎮痛による利益とリスクのバランスを取ることを目的にプロトコル管理を行うか否かは，敗血症診療でも重要臨床課題であるといえる．そのため，本ガイドラインのCQとして取り上げた．

2. PICO

P（患者）：敗血症，呼吸不全，心不全，熱傷，大侵襲手術後などで人工呼吸中の成人重症患者.

I（介入）：鎮痛優先のプロトコル管理.

C（対照）：プロトコル化されていない従来の管理または催眠優先のプロトコル管理.

O（アウトカム）：全原因死亡，人工呼吸期間，ICU滞在期間，重症合併症，せん妄. 不穏.

3. エビデンスの要約

システマティックレビューの結果，PICOに合致したランダム化比較試験（RCT）が7件施行されており，これらを用いたメタ解析を実施した.

4. 益と害のバランス

望ましい効果：鎮痛優先のプロトコル管理により全原因死亡（5RCT：n＝1,012）は1,000人当たり18人少ない（95％CI：63人少ない〜35人多い），人工呼吸期間（6RCT：n＝1,090）は平均差（MD）8.99時間短い（95％CI：20.66時間短い〜2.68時間長い），28日間の人工呼吸器非使用日数（1RCT：n＝113）はMD 4.2日長い（95％CI：0.32日長い〜8.08日長い），ICU滞在期間（6RCT：n＝1,090）はMD 15.15時間短い（95％CI：26.08時間短い〜4.22時間短い）であり，望ましい効果は「中」であると考えた.

望ましくない効果：鎮痛優先のプロトコル管理により重症合併症（7RCT：n＝1,296）は1,000人当たり13人少ない（95％

CI：36人少ない〜19人多い），せん妄（1RCT：n＝79）は1,000人当たり55人少ない(95％CI：159人少ない〜194人多い)．望ましくない効果はわずかであると考えた．

益と害のバランス：望ましい効果としてICU滞在期間，人工呼吸期間，28日間の人工呼吸器非使用日数のいずれも介入が優位であった．一方，望ましくない効果の発現頻度に関しても，せん妄は介入によって減少する可能性があった．益と害のバランスとしてはおそらく介入が優位と判断した．

5. アウトカム全般に関するエビデンスの確実性

今回採用したすべてのアウトカムの効果推定値の方向性は介入群優位で一致しているため，一番高いエビデンスの確実性「低」を採用した．

6. 価値観

敗血症患者に対する鎮痛優先のプロトコルに基づく管理における，各アウトカムに関わる患者・家族の価値観に関するデータはない．一般的に，死亡，ICU滞在期間，人工呼吸期間に対する相対的価値は高く，そのばらつきは少ないことが予想される．

7. 容認性

鎮痛薬の増量と催眠薬の削減とによりコストは相殺され，個人負担額への影響は容認できる程度である．プロトコル管理により医療者の負担は増加する可能性があるが，こちらも敗血症の鎮痛鎮静管理として望まれる水準の医療であり，ある程度は容認可能である．

8. 実行可能性

介入は多くの医療施設において実行可能である．

9. 推奨グレーディング決定の工程

修正Delphi法を用いた投票によって，中央値8，見解不一致指数0.164の結果となり，委員会で採択された(7点以上：100％)．

10. 関連する他の診療ガイドラインにおける推奨

J-SSCG 2016では，人工呼吸中の成人患者では，鎮痛を優先に行う鎮静法（analgesia-first sedation）を行うことを弱く推奨している（2B）．PADISガイドライン[1]では，「成人ICU患者の痛み管理はルーチンの痛み評価のもとに行われるべきで，鎮静薬が考慮される以前に痛みの治療が行われるべきである（Good Practice Statement)．」と記述している．また，「成人重症患者における鎮痛鎮静管理は，評価を基にしたプロトコルに基づく，段階的な手法で行うことを提案する(条件付き推奨，中等度の質のエビデンス)」と記述している．

11. 実施に関わる検討事項

プロトコルの内容に関して明確な提示はできず，各施設の実情に合わせたプロトコルを作成する必要がある．

● 文 献 ●

1) Devlin JW, et al, Crit Care Med 2018；46：e825-73

痛み・不穏・せん妄の管理

CQ10-2

人工呼吸中の成人敗血症患者の鎮静薬として、ベンゾジアゼピンよりもプロポフォールやデクスメデトミジンを優先的に投与するか？

Answer

敗血症患者における人工呼吸管理中の鎮静薬として、ベンゾジアゼピンよりもプロポフォールやデクスメデトミジンを使用することを弱く推奨する（GRADE 2D：エビデンスの確実性＝「非常に低」）.

1. 背景および本CQの重要度

人工呼吸管理中の鎮静薬の選択は、不穏に影響することが示唆されている。不穏の予防は、人工呼吸期間やICU滞在日数の短縮につながり、患者予後に直結する可能性があるため重要である。したがって、人工呼吸管理中の鎮静薬として何を優先的に使用するかは、敗血症診療においても重要な臨床課題と考えられ、本診療ガイドラインのCQとして取り上げた。

2. PICO

P（患者）：人工呼吸管理中の18歳以上の成人.

I（介入）：プロポフォールまたはデクスメデトミジンによる鎮静.

C（対照）：ベンゾジアゼピン系鎮静薬による鎮静.

O（アウトカム）：不穏、人工呼吸期間、ICU滞在日数、死亡、計画外抜管.

3. エビデンスの要約

システマティックレビューの結果、PICOに合致したランダム化比較試験（RCT）が14件施行されており、これらを用いたメタ解析を実施した。

4. 益と害のバランス

望ましい効果：プロポフォールやデクスメデトミジンによる鎮静の実践により死亡（10RCT：n＝1,573）は1,000人当たり4人多い（95％CI：32人少ない〜50人多い）、不穏（2RCT：n＝632）は1,000人当たり66人少ない（95％CI：119人少ない〜3人多い）、人工呼吸期間（7RCT：n＝1,214）は平均差（MD）1.56日短い（95％CI：2.46日短い〜0.67日短い）、ICU滞在日数（11RCT：n＝1,514）はMD 2.06日短い（95％CI：2.72日短い〜1.39日短い）であり、介入による望ましい効果は「中」であると判断した。

望ましくない効果：計画外抜管（3RCT：n＝359）は1,000人当たり31人多い（95％

痛み・不穏・せん妄の管理

CI：22人少ない〜128人多い）であり，介入による望ましくない効果はわずかであると判断した．

益と害のバランス：望ましい効果と望ましくない効果のバランスから，おそらく介入が優位と判断した．

5. アウトカム全般に関するエビデンスの確実性

不穏，人工呼吸期間，ICU滞在日数は介入を支持する方向で一致しているが，死亡と計画外抜管は増加する傾向で異なる方向を示しているため，確実性は「非常に低」とした．

6. 価値観

不穏，死亡，人工呼吸期間やICU滞在日数は，患者予後に直結するアウトカムであることから，その価値観は高くばらつきは少ないものと推察できる．

7. 容認性

介入における鎮静薬のコストは高いものの（1,821〜4,890円/1V），不穏の軽減，人工呼吸期間やICU滞在日数の短縮などの患者への有益性を考慮すれば，容認されるものと推察できる．

8. 実行可能性

頻繁に使用されている鎮静薬であり安全性も確立されているため，実行可能と判断される．

9. 推奨グレーディング決定の工程

修正Delphi法を用いた投票によって，中央値8，見解不一致指数0.164の結果となり，委員会で採択された（7点以上：91.7%）．

10. 関連する他の診療ガイドラインにおける推奨

SSCG 2016[1]，J-SSCG 2016では，鎮静薬の選択に関する記載はない．PADISガイドライン[2]においては，人工呼吸期間短縮やせん妄抑制の観点から，ベンゾジアゼピン系鎮静薬よりもプロポフォールやデクスメデトミジンによる鎮静を提案している（条件付き推奨，低い質）．

11. 実施に関わる検討事項

プロポフォールとデクスメデトミジンのどちらを優先するかについて考慮する必要がある．また，デクスメデトミジンの血圧低下や徐脈，プロポフォールの血圧低下やPRIS（propofol infusion syndrome）などの副作用には注意を要する．

● 文 献 ●

1) Rhodes A, et al. Intensive Care Med 2017；43：304-77
2) Devlin JW, et al. Crit Care Med 2018；46：e825-73

痛み・不穏・せん妄の管理

CQ10-3

人工呼吸中の敗血症患者の鎮静薬調整において，1日1回の鎮静薬中止やプロトコルを用いた鎮静薬の調整による light sedation を行うか？

Answer

敗血症患者の人工呼吸管理中の鎮静薬調整において，1日1回の鎮静薬中止やプロトコルを用いた鎮静薬の調整によって light sedation を行うことを弱く推奨する（GRADE 2C：エビデンスの確実性＝「低」）.

1. 背景および本CQの重要度

Light sedation の実践は，意識レベルの確認や不穏の早期発見という点で重要であるだけでなく，人工呼吸期間や ICU 滞在日数の短縮につながるとされている. よって，敗血症患者におけるその効果を検討することは，患者予後改善の観点からも不可欠であると判断し，CQ として取り上げた.

2. PICO

P（患者）：人工呼吸管理中の 18 歳以上の成人.

I（介入）：Light sedation.〔1日1回の鎮静薬の中断またはプロトコルによる鎮静薬の調整，RASS-2 以上を（もしくはそれに相当する）鎮静深度を目標とした管理〕.

C（対照）：Deep sedation.

O（アウトカム）：人工呼吸期間，ICU 滞在日数，死亡，計画外抜管.

3. エビデンスの要約

システマティックレビューの結果，PICO に合致したランダム化比較試験（RCT）が2件施行されており，これらを用いたメタ解析を実施した.

4. 益と害のバランス

望ましい効果：Light sedation の実践により死亡（2RCT：n＝257）は 1,000 人当たり 57 人少ない（95％ CI：135 人少ない～60 人多い）と臨床的な差はない. しかし，人工呼吸期間（2RCT：n＝257）は平均差（MD）2.49 日短い（95％ CI：4.43 日短い～0.54 日短い），ICU 滞在日数（2RCT：n＝257）は MD 3.34 日短い（95％ CI：6.09 日短い～0.6 日短い）で，いずれも介入が優位である. Light sedation の実践を支持するものであると考え，望ましい効果は「中」とした.

望ましくない効果：計画外抜管（1RCT：n＝128）は 1,000 人当たり 37 人少ない（95％ CI：61 人少ない～88 人多い）と両群で差はないため，望ましくない効果はわずかと判断した.

益と害のバランス：死亡に関しては差が

痛み・不穏・せん妄の管理

ないものの，人工呼吸期間，ICU滞在日数では，介入による有益な効果が示されており，計画外抜管も減少傾向であることから，おそらく介入が優位である．

5. アウトカム全般に関するエビデンスの確実性

死亡と計画外抜管は減少する方向で，人工呼吸期間とICU滞在日数は有意差をもって介入を支持する方向で一致している．各アウトカムに対する確実性は「低」から「非常に低」であり，その中で高いほうの「低」とした．

6. 価値観

死亡や人工呼吸期間，ICU滞在日数は，患者予後に直結するアウトカムであり，light sedationにより患者意識が確認できれば，家族にとっては大きなメリットになるため，その価値は高く，ばらつきは少ないものと推察した．

7. 容認性

Light sedationの実践は，担当看護師の負担が増える可能性は否定できないものの，計画外抜管を増やすことなく患者意識を確認することができ，かつ人工呼吸期間やICU滞在日数を短縮することから，容認されるものと判断した．

8. 実行可能性

Light sedation下で人工呼吸管理中からリハビリテーションを実践することが，標準的治療になりつつあることを考えれば，鎮静薬の調節や意識のある患者に対する対応が負担になるとは考えにくく，計画外抜管を増加させることもないことから，実行は可能であると判断した．

9. 推奨グレーディング決定の工程

修正Delphi法を用いた投票によって，中央値8，見解不一致指数0.164の結果となり，委員会で採択された（7点以上：91.7％）．

10. 関連する他の診療ガイドラインにおける推奨

SSCG 2016[1]では，鎮静レベルの目標を決めて鎮静薬量を最小限に抑えることが推奨され，投与方法は，間欠的，持続的のいずれでもよいとしている（best practice statement：BPS）．PADISガイドライン[2]では，light sedationの実践は死亡に影響はないものの，人工呼吸期間の短縮や気管切開施行率の低下につながるとして推奨されている（条件付き推奨，低い質のエビデンス）．

J-SSCG 2016では，J-PADガイドライン[3]より引用する形で，人工呼吸管理中の成人患者では，「毎日鎮静を中断する」あるいは「浅い鎮静深度を目標とする」プロトコルのいずれかを用いることを推奨している（1B）．

11. 実施に関わる検討事項

1日1回の鎮静薬中断とプロトコルによる鎮静薬の調整では，どちらが有効でかつ安全に施行できるのか，鎮静スコアリングを用いてどの鎮静レベルを目標とするべきなのか，について日々および個々の患者で検討していく必要がある．

● 文献 ●

1) Rhodes A, et al, Intensive Care Med 2017；43：304-77
2) Devlin JW, et al, Crit Care Med 2018；46：e825-73
3) J-PAD, J Jpn Soc Intensive Care Med 2014；21：539-79

痛み・不穏・せん妄の管理

CQ10-4 成人敗血症患者のせん妄予防に，薬物療法を行うか？

Answer

成人敗血症患者のせん妄予防にデクスメデトミジンを投与することを弱く推奨する（GRADE 2C：エビデンスの確実性＝「低」）．ハロペリドールを投与しないことを弱く推奨する（GRADE 2B：エビデンスの確実性＝「中」）．非定型抗精神病薬を投与しないことを弱く推奨する（GRADE 2C：エビデンスの確実性＝「低」）．スタチンを投与しないことを弱く推奨する（GRADE 2D：エビデンスの確実性＝「非常に低」）．

コメント：鎮静が不必要な患者にデクスメデトミジンのルーチン投与を推奨するものではない．

また，デクスメデトミジンの投与は循環動態の変動をきたす恐れがあるため，ICU で全身管理に熟練した医師のもとで投与することが望ましい．

1. 背景および本 CQ の重要度

敗血症患者の中枢神経系臓器障害の１つとしてせん妄がある．敗血症患者においてせん妄を薬物により予防することができれば，患者の集中治療後症候群（PICS）を軽減できる可能性があるため，本 CQ を敗血症診療における重要な臨床課題として取り上げた．

2. PICO

P（患者）：敗血症，呼吸不全，心不全，熱傷，大侵襲手術後などで人工呼吸中の成人重症患者．

I（介入）：デクスメデトミジン，ハロペリドール，非定型抗精神病薬，スタチンの投与．

C（対照）：プラセボ投与．

O（アウトカム）：死亡，ICU 退室後の認知機能障害，せん妄，せん妄日数，またはせん妄フリー日数，ICU 滞在日数，重症有害事象．

3. エビデンスの要約

システマティックレビューの結果，PICO に合致したランダム化比較試験（RCT）がデクスメデトミジン 8 件，ハロペリドール 7 件，非定型抗精神病薬 3 件，スタチン 2 件施行されており，これらを用いたメタ解析を実施した．

痛み・不穏・せん妄の管理

4. 益と害のバランス

望ましい効果：デクスメデトミジンの予防投与はせん妄（7RCT：n＝1,658）について1,000人当たり155少ない（95％CI：203人少ない〜83人少ない）であり，望ましい効果は「中」であると判断した．他のハロペリドール，非定型抗精神病薬，スタチンの予防投与は，それぞれせん妄（5RCT：n＝2,159）について1,000人当たり34人少ない（95％CI：92人少ない〜40人多い），術後患者のみを対象とした2RCT（n＝227）の1,000人当たり203人少ない（95％CI：225人少ない〜111人少ない），1RCT（n＝142）の1,000人当たり9人少ない（95％CI：94人少ない〜66人多い）といずれも望ましい効果はわずかであった．

望ましくない効果：デクスメデトミジンの重症な有害事象は1,000人当たり53人少ない（95％CI：69人少ない〜8人多い），ハロペリドールの重篤な有害事象は1,000人当たり2人少ない（95％CI：6人少ない〜13人多い）であり，望ましくない効果はわずかと考えた．非定型抗精神病薬，スタチンの予防投与については，重症な有害事象を調べた研究はない，あるいは，介入群・対照群ともに有害事象の発生はなく，望ましくない効果の推定値はわからなかった．

益と害のバランス：デクスメデトミジンについては，望ましくない効果発生に差はなく，ICU退室後の認知機能障害とせん妄について中程度の効果を認めるため，おそらく介入が優位と判断した．ハロペリドールについては，望ましい効果は限定的であり，望ましくない効果も増えない可能性が高いことより，介入も比較対照のいずれも優位でないと判断した．非定型抗精神病薬については，せん妄を低下させたが，その対象は術後患者のみであり，望ましい効果はわずかであると考えた．また，望ましくない効果は不明である．以上より敗血症患者に推奨するにはエビデンスが不足しており，介入も比較対照もいずれも優位でないと判断した．スタチンについては，望ましい効果は限定的で，望ましくない効果もわずかであり，介入も比較対照もいずれも優位でないと判断した．

5. アウトカム全般に関するエビデンスの確実性

デクスメデトミジンについては，益と害の各アウトカムが同じ方向性を示しているため，最も高いエビデンスである「低」を採用した．ハロペリドールについては，益と害の各アウトカムが同じ方向性を示しているため，最も高いエビデンスである「中」を採用した．非定型抗精神病薬については，益と害の各アウトカムが同じ方向性を示しているため，最も高いエビデンスである「低」を採用した．スタチンについては，死亡率が高くなる方向であり，益と害のアウトカムが逆方向を示すと考えて最も低いエビデンスである「非常に低」を採用した．

6. 価値観

成人敗血症患者のせん妄予防の薬物療法に対する，各アウトカムに置く患者・家族の価値観に関するデータはない．一般的に，死亡，せん妄，せん妄日数などの臨床アウトカムに対して置く相対的価値は高く，ばらつきは少ないことが予想される．

7. 容認性

デクスメデトミジン（200 μg/50 mL シリンジ価格 4,886円）は集中治療における人

工呼吸中および離脱後の鎮静薬として広く使用されており，患者・家族の個人的な負担を大きく増加するものではない．医療者の仕事量に関しても，集中治療管理として薬剤の持続投与は一般的な内容であり，容認可能である．ハロペリドールは価格5.7〜2,572円とばらつきがあるが，患者負担から考えて薬剤コストは容認できる．また，薬剤内服は医療者への負担も限定的である．非定型抗精神病薬は薬剤価格が比較的安価（リスペリドン10.1〜215.3円，クエチアピン10.6〜68.6円）であり，おそらく容認できる．また，薬剤投与による医療関係者への負担も十分容認できる．スタチンは先発品とジェネリックを合わせると多数の種類があり，価格も10.1〜328.4円と様々である．高額な薬剤ではないため，患者にとっては容認可能である．また，薬剤内服は医療者への負担も限定的である．

8. 実行可能性

敗血症を管理可能な医療施設であれば，介入は問題なく実行可能である．ただし，ハロペリドール，非定型抗精神病薬，スタチンをせん妄予防に使用する際は，保険適用外の診療となる．

9. 推奨グレーディング決定の工程

デクスメデトミジン：修正Delphi法を用いた投票によって，中央値8，見解不一致指数0.015の結果となり，委員会で採択された（7点以上：83.3％）．

ハロペリドール：同様の投票で，中央値8，見解不一致指数0.146の結果となり，委員会で採択された（7点以上：91.7％）．

非定型抗精神病薬：同様の投票で，中央値7，見解不一致指数0.164の結果となり，

委員会で採択された（7点以上：83.3％）．

スタチン：同様の投票で，中央値8，見解不一致指数0.164の結果となり，委員会で採択された（7点以上：91.7％）．

10. 関連する他の診療ガイドラインにおける推奨

J-SSCG 2016においては，J-PADガイドラインより引用する形で「薬理学的せん妄予防プロトコルを使用すべきとはいえない（データ不足）」となっている．また，PADISガイドラインにおいて，非定型抗精神病薬，ハロペリドール，デクスメデトミジン，スタチンをすべての成人重症患者におけるせん妄の予防に使用しないことを提案している（条件付き推奨，非常に低い〜低い質のエビデンス）．各診療ガイドラインによってデクスメデトミジンの推奨の方向性が若干異なることを念頭に入れる必要がある．

11. 実施に関わる検討事項

薬剤をルーチンに使用するかについては，患者の年齢・重症度・合併症も考慮する必要がある．デクスメデトミジンは国内で認可された投与量が海外の投与量と異なり（デクスメデトミジンの維持量0.2〜0.7 μg/kg/hrは海外より少ない），本邦での有効性および副作用の発生も考慮に入れた使用が望まれる．

本推奨は，鎮静が不必要な患者にデクスメデトミジンのルーチン投与を推奨するものではない．また，本CQでは，「デクスメデトミジンの投与は循環動態の変動をきたす恐れがあるため，ICUで全身管理に熟練した医師の下で投与することが望ましい」というエキスパートコンセンサスを加えて提示することとした．

痛み・不穏・せん妄の管理

CQ10-5 成人敗血症患者のせん妄治療に，薬物療法を行うか？

Answer

成人敗血症患者のせん妄治療に，デクスメデトミジンを投与しないことを弱く推奨する（GRADE 2D：エビデンスの確実性＝「非常に低」）．ハロペリドールを投与しないことを弱く推奨する（GRADE 2C：エビデンスの確実性＝「低」）．非定型抗精神病薬を投与しないことを弱く推奨する（GRADE 2B：エビデンスの確実性＝「中」）．

コメント：過活動型せん妄のため患者の生命または身体が危険にさらされる可能性が高いと判断した場合に，デクスメデトミジン，ハロペリドール，または非定型抗精神病薬の使用を妨げるものではない．

1. 背景および本CQの重要度

敗血症患者の中枢神経系臓器障害の1つにせん妄がある．敗血症患者でせん妄を薬物により治療することができれば，患者の集中治療後症候群（PICS）を軽減できる可能性があるため，本CQを敗血症診療における重要な臨床課題して取り上げた．

2. PICO

P（患者）：敗血症，呼吸不全，心不全，熱傷，大侵襲手術後などで人工呼吸中の成人重症患者．

I（介入）：デクスメデトミジン，ハロペリドール，非定型抗精神病薬の投与．

C（対照）：プラセボ投与．

O（アウトカム）：死亡，ICU退室後の認知機能障害，せん妄，せん妄日数またはせん妄フリー日数，ICU滞在日数，重症有害事象．

3. エビデンスの要約

システマティックレビューの結果，PICOに合致したランダム化比較試験（RCT）がデクスメデトミジン1件，ハロペリドール1件，非定型抗精神病薬3件施行されており，これらを用いたメタ解析を実施した．

4. 益と害のバランス

望ましい効果：術後患者を含むシステマティックレビューの結果，デクスメデトミジン投与において死亡（1RCT：n＝71）は，1,000人当たり0人少ない（95％CI：0人少

ない～0人多い），ICU滞在日数（1RCT：n＝71）は1.37日短い（95％CI：3.82日短い～1.08日長い）であり，ハロペリドール投与において死亡（1RCT：n＝376）は1,000人当たり38人多い（95％CI：51人少ない～154人多い），せん妄日数（1RCT：n＝376）は0.34日短い（95％CI：1.18日短い～0.5日長い），ICU滞在日数（1RCT：n＝376）は0.33日短い（95％CI：1.92日短い～1.26日長い）であり，非定型抗精神病薬において死亡（2RCT：n＝410）は1,000人当たり3人少ない（95％CI：82人少ない～98人多い），せん妄日数（2RCT：n＝410）は1.75日短い（95％CI：4.31日短い～0.81日長い），ICU滞在日数（2RCT：n＝410）は1.1日短い（95％CI：2.48日短い～0.28日長い）であり，いずれの薬剤においても望ましい効果はわずかであると判断した．

望ましくない効果：3つの薬物とも重症な有害事象をアウトカムとして報告した研究がなかった．

益と害のバランス：3つの薬物とも望ましい効果はわずかであり，望ましくない効果は不明である．効果のバランスは，介入も比較対照もいずれも優位でないと考えられる．

5. アウトカム全般に関するエビデンスの確実性

デクスメデトミジンについては，死亡率が高くなる方向性，ICU滞在日数が短くなる方向性であり，益と害のアウトカムが逆方向を示すと考えて最も低いエビデンスである「非常に低」を採用した．ハロペリドールについては，死亡率の効果推定値が高くなる方向性，せん妄日数とせん妄フリー日数，ICU滞在日数は益となる方向性を持つため「低」を採用した．非定型抗精神薬に

ついては，すべてのアウトカムが患者の益となる方向性を示しているため最も高いエビデンスである「中」を採用した．

6. 価 値 観

成人敗血症患者のせん妄治療の薬物療法に対する，各アウトカムに置く患者・家族の価値観に関するデータはない．一般的に，死亡率，せん妄日数，せん妄発生割合などの臨床アウトカムに対して置く相対的価値は高く，ばらつきは少ないことが予想される．

7. 容 認 性

デクスメデトミジン（200 µg/50 mL シリンジ価格4,886円）は集中治療における人工呼吸中および離脱後の鎮静薬として広く使用されており，患者・家族の個人的な負担を大きく増加するものではない．医療者の仕事量に関しても，集中治療管理として薬剤の持続投与は一般的な内容であり，容認可能である．ハロペリドールは価格5.7～2,572円とばらつきがあるが，患者負担から考えて薬剤コストは容認できる．また，薬剤内服は医療者への負担も限定的である．非定型抗精神病薬は薬剤価格が比較的安価（リスペリドン10.1～215.3円，クエチアピン10.6～68.6円）であり，おそらく容認できる．また，薬剤投与による医療関係者への負担も十分容認できる．

8. 実行可能性

敗血症を管理可能な医療施設であれば，介入は問題なく実行可能である．ただし，ハロペリドール，非定型抗精神病薬をせん妄予防に使用する際は，保険適用外の診療となる．

9. 推奨グレーディング決定の工程

デクスメデトミジン：修正 Delphi 法を用いた投票によって，中央値 7，見解不一致指数 0 の結果となり，委員会で採択された（7 点以上：87.5%）．

ハロペリドール：修正 Delphi 法を用いた投票によって，中央値 7，見解不一致指数 0.018 の結果となり，委員会で採択された（7 点以上：87.5%）．

非定型抗精神病薬：修正 Delphi 法を用いた投票によって，中央値 7，見解不一致指数 0 の結果となり，委員会で採択された（7 点以上：87.5%）．

10. 関連する他の診療ガイドラインにおける推奨

PADIS ガイドライン[1]において，人工呼吸管理中の成人患者で不穏のためにウィーニング/抜管ができない場合，せん妄に対してデクスメデトミジンを使用することを提案している（条件付き推奨，低い質のエビデンス）．しかし，J-PAD ガイドライン[2]では，本邦で承認された投与量でのデクスメデトミジンが，ベンゾジアゼピン系鎮静薬より望ましいかは不明である（0，C）と記載されており注意が必要である．

また，PADIS ガイドラインでは，せん妄治療にハロペドール，非定型抗精神病薬を日常的に用いないことを提案している（条件付き推奨，低い質のエビデンス）．一方で，J-PAD ガイドラインでは，成人 ICU 患者のせん妄期間を短縮する有効な薬物治療に関するデータは少ない（0，C）と記載されている．

11. 実施に関わる検討事項

薬剤をルーチンに使用するかについては，患者の年齢・重症度・合併症も考慮する必要がある．デクスメデトミジンは国内で認可された投与量が海外の投与量と異なり（デクスメデトミジンの維持量 0.2〜0.7 μg/kg/hr は海外より少ない），本邦での有効性および副作用の発生も考慮に入れた使用が望まれる．

また，過活動型せん妄のため患者の生命または身体が危険にさらされる可能性が高いと判断した場合に，デクスメデトミジン，ハロペリドール，または非定型抗精神病薬の使用を妨げるものではない．

● 文 献 ●

1) Devlin JW, et al, Crit Care Med 2018；46：e825-73
2) Committee for the development of Japanese guidelines for the management of Pain, Agitation, and Delirium in intensive care unit, Japanese Society of Intensive Care Medicine, J Jpn Soc Intensive Care Med 2014；21：539-79

痛み・不穏・せん妄の管理

CQ10-6 成人敗血症患者のせん妄予防に，非薬物療法を行うか？

> ## Answer
> 成人敗血症患者のせん妄予防に，非薬物療法を行うことを弱く推奨する（GRADE 2C：エビデンスの確実性＝「低」）．

1. 背景および本 CQ の重要度

敗血症患者の中枢神経系臓器障害の 1 つにせん妄がある．敗血症患者において非薬物療法によりせん妄を予防できれば，患者の集中治療後症候群（PICS）も軽減できる可能性があり，本 CQ を重要な臨床課題として取り上げた．

2. PICO

P（患者）：敗血症，呼吸不全，心不全，熱傷，大侵襲手術後などで人工呼吸中の成人重症患者．

I（介入）：睡眠の改善（アイマスク，耳栓，概日リズムの改善など），覚醒の促進（眼鏡，補聴器，見当識改善など），リラクゼーション（リハビリテーション医療を除く）のいずれか．

C（対照）：非介入．

O（アウトカム）：死亡，ICU 退室後の認知機能障害，せん妄，せん妄日数またはせん妄フリー日数，ICU 滞在日数，重症有害事象．

3. エビデンスの要約

システマティックレビューの結果，

PICO に合致したランダム化比較試験（RCT）が 10 件施行されており，これらを用いたメタ解析を実施した．

4. 益と害のバランス

望ましい効果：術後患者を含むシステマティックレビューの結果，死亡（4RCT：n＝884）の効果推定値は，1,000 人当たり 15 人少ない（95％ CI：57 人少ない〜42 人多い）であり，ICU 退室後の認知機能（MMSE）（1RCT：n＝32）は 0.2 点高く保たれている（95％ CI：1.27 点低い〜1.67 点高い），せん妄フリー日数（2RCT：n＝799）は 0.01 日長い（95％ CI：1.22 日短い〜1.24 長い）であった．また，せん妄（6RCT：n＝1,028）は，1,000 人当たり 44 人少ない（95％ CI：149 人少ない〜131 人多い）であり，ICU 滞在日数（5RCT：n＝904）は 0.14 日短い（95％ CI：1.06 短い〜0.79 長い）であった．以上より介入による望ましい効果を「小」と判断した．

望ましくない効果：重症な有害事象を報告した研究がなかった．

益と害のバランス：望ましい効果は小さく，望ましくない効果は不明である．しかし，介入内容から推測される望ましくない

効果はほとんどないと考えられる．以上より，おそらく介入が優位と判断した．

5. アウトカム全般に関するエビデンスの確実性

介入に関する効果推定値は死亡を減少，ICU退室後の認知機能スコアを増加など，益と害の方向性は一致している．全体的なエビデンスの確実性は，最も高い「低」と判定した．

6. 価値観

成人敗血症患者のせん妄予防の非薬物療法に対する，各アウトカムに置く患者・家族の価値観に関するデータはない．一般的に死亡，せん妄に対して置く相対的価値は高く，ばらつきは少ないことが予想される．

7. 容認性

非薬物療法として実施される睡眠の改善（アイマスク，耳栓，概日リズムの改善など），覚醒の促進（眼鏡，補聴器，見当識改善など），リラクゼーション（リハビリテーション医療を除く）は患者・家族の個人的な負担を増強するものではないが，医療者の仕事量は増加させる可能性がある．

8. 実行可能性

睡眠の改善（アイマスク，耳栓，概日リズムの改善など），覚醒の促進（眼鏡，補聴器，見当識改善など），リラクゼーション（リハビリテーション医療を除く）は介入として難しいことはなく，問題なく実行可能である．

9. 推奨グレーディング決定の工程

修正Delphi法を用いた投票によって，

中央値8，見解不一致指数0.164の結果となり，委員会で採択された（7点以上：95.8％）．

10. 関連する他の診療ガイドラインにおける推奨

J-SSCG 2016においては，J-PADガイドライン[1]より引用する形で「可能な場合はいつでも音楽を使った介入を行うことを弱く推奨する（2C）」となっている．また，PADISガイドライン[2]では，成人重症患者において，修正可能なせん妄の危険因子の減少，認知機能の改善，睡眠や運動，聴力，視力の最適化に焦点を当てた（ただし，それらに限定されない）多角的な非薬理学的介入法を用いることを提案している（条件付き推奨，低い質のエビデンス）．

11. 実施に関わる検討事項

非薬物療法として，睡眠の改善・覚醒の促進・認知療法は，重症患者においても安全に実施できる可能性が示唆されている．

● 文 献 ●

1) Committee for the development of Japanese guidelines for the management of Pain, Agitation, and Delirium in intensive care unit, Japanese Society of Intensive Care Medicine. J Jpn Soc Intensive Care Med 2014；21：539-79
2) Devlin JW, et al. Crit Care Med 2018；46：e825-73

急性腎障害・血液浄化療法

CQ11-1 敗血症性AKIの予防・治療目的にフロセミドの投与は行うか？

> ### Answer
> 敗血症性AKIに対して予防あるいは治療を目的として，フロセミドを投与しないことを弱く推奨する（GRADE 2C：エビデンスの確実性＝「低」）．

1. 背景および本CQの重要度

　フロセミドによる腎保護効果あるいは腎障害治療効果については，これまで様々な臨床研究が行われてきたが，結果の多くは有効性を示さなかった[1]．しかしながら，フロセミドは，敗血症診療の体液管理において広く汎用されていることから，引き続きガイドラインで取り上げられるべきであると考えられた．

2. PICO

P（患者）：成人の敗血症性AKI患者および重症疾患によるAKI患者．
I（介入）：フロセミドの投与．
C（対照）：プラセボまたは標準的治療，治療なし．
O（アウトカム）：死亡，腎代替療法施行，AKIからの回復，AKI罹患期間．

3. エビデンスの要約

　システマティックレビューの結果，治療目的のPICOに合致したランダム化比較試験が6件施行されており，これらを用いたメタ解析を実施した．

4. 益と害のバランス

　望ましい効果：重大なアウトカムでは明らかな望ましい効果は見られなかった．
　望ましくない効果：院内死亡（6RCT：n＝649）に対する効果推定値は，1,000人当たり39人多い（95％CI：26人少ない〜122人多い），腎代替療法の導入（3RCT：n＝206）の効果推定値は，1,000人当たり40人多い（95％CI：103人少ない〜299人多い）であった．望ましくない効果はわずかであると判断した．
　益と害のバランス：フロセミド投与による明らかな有益性はないと判断された．

5. アウトカム全般に関するエビデンスの確実性

　一番高いアウトカムの確実性を全体としては採用し，「低」とした．

6. 価値観

　死亡などの重大なアウトカムでは個々人の価値観のばらつきは小さいと考えられる．

7. 容認性

　フロセミド（20 mg）1アンプルの薬価は

約60円であり，個人負担額を考えると経済的な容認性は許容範囲内と考えられる．また，医療従事者に対する業務負荷量はわずかと考えられる．

8. 実行可能性

フロセミド投与において実行は容易である．

9. 推奨グレーディング決定の工程

修正 Delphi 法を用いた投票によって，中央値7.5，見解不一致指数0.164の結果となり，委員会で採択された（7点以上：83.3％）．

10. 関連する他の診療ガイドラインにおける推奨

SSCG 2016 では，特に言及されていない[2]．本邦および諸外国の AKI に関する診療ガイドラインでは，体液過剰を補正する目的での使用を除き，AKI の予防および治療目的にループ利尿薬を投与することは推奨されていない[3-5]．

11. 実施に関わる検討事項

フロセミドの投与にあたっては，体液量，血管内容量の評価を行う必要がある．

● 文　献 ●

1) Ho KM, et al, Anaesthesia 2010；65：283-93
2) Rhodes A, et al, Intensive Care Med 2017；43：304-77
3) 寺田典生，他，日腎会誌 2017；59：419-533
4) KDIGO AKI Working Group, Kidney Int Suppl 2012；2：1-138
5) National Institute for Health and Care Excellence, Acute Kidney Injury：Prevention, Detection and Management 2019

表1　KDIGO による AKI 診断基準と重症度分類（文献4より引用改変）

AKI の診断基準	48 時間以内に sCr 値が 0.3 mg/dL 以上増加した場合 または sCr 値がそれ以前 7 日以内にわかっていたか 予想される基礎値より 1.5 倍の増加があった場合 または 尿量が 6 時間にわたって<0.5 mL/kg/時間に減少した場合	
	sCr 基準	尿量基準
ステージ1	基礎値の 1.5〜1.9 倍への上昇 または 0.3 mg/dL 以上の増加	0.5 mL/kg/hr 未満 （6 時間以上）
ステージ2	基礎値の 2.0〜2.9 倍への上昇	0.5 mL/kg/hr 未満 （12 時間以上）
ステージ3	基礎値の 3 倍以上への上昇 または 4.0 mg/dL 以上への増加 または 腎代替療法の開始 または 18 歳未満患者の eGFR<35 mL/min/1.73 m^2	0.3 mL/kg/hr 未満 （24 時間以上） または 12 時間以上の無尿

AKI：急性腎障害，eGFR：推算糸球体濾過量，sCr：血清クレアチニン値．

急性腎障害・血液浄化療法

CQ11-2

敗血症性AKIの予防・治療目的に心房性ナトリウム利尿ペプチド（ANP）の投与は行うか？（保険適用外使用）

Answer

敗血症性AKIに対して予防あるいは治療を目的として，心房性ナトリウム利尿ペプチド（ANP）を投与しないことを弱く推奨する（GRADE 2D：エビデンスの確実性＝「非常に低」）．

1. 背景および本CQの重要度

心房性ナトリウム利尿ペプチド（ANP）は，ナトリウム利尿，糸球体濾過量の増加など，AKIに対して保護的に作用する可能性が基礎実験から示唆されている[1]．しかしながら，敗血症性AKIに対する効果については明らかにされておらず，重要な臨床課題と考えられた．

2. PICO

P（患者）：成人の敗血症性AKI患者および重症疾患によるAKI患者．
I（介入）：ANPの投与．
C（対照）：プラセボまたは標準的治療，治療なし．
O（アウトカム）：死亡，腎代替療法施行，ICU滞在日数，腎機能の回復，合併症（低血圧）発生．

3. エビデンスの要約

システマティックレビューの結果，AKI治療目的のPICOに合致したランダム化比較試験が3件施行されており，これらを用いたメタ解析を実施した．

4. 益と害のバランス

望ましい効果：腎代替療法の導入（3RCT：n＝779）の効果推定値は，1,000人当たり58人少ない（95％CI：157人少ない～73人多い）であった．望ましい効果はわずかと考えられる．

望ましくない効果：死亡アウトカム（3RCT：n＝779）の効果推定値は，1,000人当たり18人多い（95％CI：57人少ない～110人多い）であった．望ましくない効果はわずかと考えられる．

益と害のバランス：望ましい効果が「わずか」である一方で，望ましくない効果も「わずか」であり，標準的治療として同薬を

投与することは，明らかに有益であるとは言えなかった．

5. アウトカム全般に関する エビデンスの確実性

一番低いアウトカムの確実性を全体として採用し，「非常に低い」とした．

6. 価値観

死亡や腎代替療法の導入などの重大なアウトカムでは個々人の価値観のばらつきは少ないことが予想される．

7. 容認性

1日当たりのコストは15,000円程度と想定され，個人負担額を考えると許容範囲内と考えられる．一方，投与時は精密投与が必要で，配合禁忌の多い薬剤であり，医療従事者の負荷になり得る．

8. 実行可能性

急性心不全に対する治療薬としては保険収載されているが，腎障害の予防もしくは治療を目的として同薬を投与することは，適応外使用である．

9. 推奨グレーディング決定の 工程

修正Delphi法を用いた投票によって，

中央値7，見解不一致指数0.178の結果となり，委員会で採択された（7点以上：87.5％）．

10. 関連する他の診療ガイド ラインにおける推奨

SSCG 2016では，特に言及されていない[2]．本邦および諸外国のAKIに関する診療ガイドラインでは，AKIの予防および治療目的に低用量ANPを投与することは，エビデンスレベルの低さから推奨されていない（推奨の強さ なし，エビデンスの強さD）[3,4]．

11. 実施に関わる検討事項

本薬剤の投与にあたり，血圧低下のリスクを十分に評価した上で投与を検討することが望まれる．

● 文 献 ●

1) Potter LR, et al, Endocr Rev 2006；27：47-72
2) Rhodes A, et al, Intensive Care Med 2017；43：304-77
3) 寺田典生，他，日腎会誌 2017；59：419-533
4) KDIGO AKI Working Group, Kidney Int Suppl 2012；2：1-138

急性腎障害・血液浄化療法

CQ11-3 敗血症性AKIの予防・治療目的にドパミンの投与は行うか？

Answer

敗血症性AKIに対して予防あるいは治療を目的として，ドパミンを投与しないことを弱く推奨する（GRADE 2C：エビデンスの確実性＝「低」）．

1. 背景および本CQの重要度

ドパミンはrenal doseという呼称のもと，長く使用されてきた歴史的経緯があり，引き続き重要臨床課題として取り上げた．

2. PICO

P（患者）：成人の敗血症性AKI患者および重症疾患によるAKI患者．

I（介入）：ドパミンの投与．

C（対照）：プラセボ投与または標準的治療，治療なし．

O（アウトカム）：死亡，腎代替療法施行，AKIからの回復，合併症（不整脈）発生．

3. エビデンスの要約

システマティックレビューの結果，AKI治療目的のPICOに合致したランダム化比較試験が1件抽出された[1]．

4. 益と害のバランス

望ましい効果：ICU退室時の死亡に対する効果推定値は，1,000人当たり25人少ない（95％CI：114人少ない〜89人多い）であった．また，腎代替療法への移行では，1,000人当たり27人少ない（95％CI：98人少ない〜79人多い）であり，ドパミンの望ましい効果はわずかと考えられる．

望ましくない効果：退院時死亡に対する効果推定値は，1,000人当たり24人多い（95％CI：73人少ない〜150人多い）であった．望ましくない効果はわずかと考えられる．

益と害のバランス：望ましい効果がわずかである一方，望ましくない効果もわずかと評価された．以上から，標準的治療として同薬を投与することは，明らかに有益であるとは言えないと考えられた．

5. アウトカム全般に関するエビデンスの確実性

全体的なエビデンスの確実性は「低」とした．

6. 価値観

死亡などの重大なアウトカムにおいては個々人の価値観のばらつきは小さいと考えられる．

7. 容認性

ドパミンのコストは安価であり，患者・家族の視点からは容認できる範囲であると

思われる．

8. 実行可能性

ドパミン投与において，実行は容易である．

9. 推奨グレーディング決定の工程

修正 Delphi 法を用いた投票によって，中央値 7，見解不一致指数 0.164 の結果となり，委員会で採択された（7 点以上：91.7％）．

10. 関連する他の診療ガイドラインにおける推奨

SSCG 2016 では，腎保護目的に低用量ドパミンを投与しないことを強く推奨している[2]．本邦および諸外国の AKI ガイドラインでも，AKI の予防および治療目的に同薬を投与しないことが推奨されている[3-5]．

11. 実施に関わる検討事項

なし．

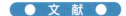
文　献

1) Bellomo R, et al, Lancet 2000；356：2139-43
2) Rhodes A, et al, Intensive Care Med 2017；43：304-77
3) 寺田典生，他，日腎会誌 2017；59：419-533
4) KDIGO AKI Working Group, Kidney Int Suppl 2012；2：1-138
5) National Institute for Health and Care Excellence, Acute Kidney Injury：Prevention, Detection and Management 2019

急性腎障害・血液浄化療法

CQ11-4 敗血症性 AKI に対する腎代替療法では持続的治療を行うか？

Answer

敗血症性 AKI に対する腎代替療法は，持続的治療・間欠的治療のどちらを選択しても構わない（GRADE 2C：エビデンスの確実性＝「低」）．

ただし，循環動態が不安定な症例については持続的治療を選択する（Good Practice Statement）．

1. 背景および本 CQ の重要度

敗血症性 AKI が高度に進展した場合，生命維持には腎代替療法は必要不可欠な治療方法である．治療時間に関する分類として持続的あるいは間欠的な腎代替療法があるが，どちらを用いるのかは，病態のみならず治療施設における経験や診療体制にも依存するため，その臨床判断の振れ幅は大きいと思われる．したがって，この問題の優先度は高く，CQ として取り上げた．

2. PICO

P（患者）：成人の敗血症性 AKI 患者および重症疾患による AKI 患者．

I（介入）：持続的腎代替療法（continuous renal replacement therapy：CRRT）．

C（対照）：間欠的腎代替療法（intermittent renal replacement therapy：IRRT）．

O（アウトカム）：死亡，透析依存，両者の複合アウトカム，合併症発生．

3. エビデンスの要約

システマティックレビューの結果，PICO に合致したランダム化比較試験（RCT）が 5 件施行されており，これらを用いたメタ解析を実施した．なお，ランダム化割り付け後の重症度に有意差を認めた RCT が 1 つ見られた．この RCT を含めた 5RCT におけるエビデンスの確実性は「非常に低」であり，この RCT を除いた 4RCT におけるエビデンスの確実性は「低」であったため，今回は 4RCT による解析結果を用いた．

4. 益と害のバランス

望ましい効果：死亡アウトカムの効果推定値は 1,000 人当たり 6 人少ない（95％ CI：69 人少ない〜63 人多い），透析依存アウトカムは 1,000 人当たり 28 人少ない（95％ CI：61 人少ない〜68 人多い），透析依存と死亡の複合アウトカムは 1,000 人当たり 42 人少ない（95％ CI：185 人少ない〜158 多い）であった．また，出血合併症は 1,000

人当たり 3 人少ない（95% CI：29 人少ない〜46 人多い）であった．したがって，CRRT による望ましい効果はわずかであると判断した．

望ましくない効果：明らかな望ましくない効果があるかは不明であった．

益と害のバランス：望ましい効果が「わずか」であり，望ましくない効果が「わからない」であった．したがって，効果のバランスは介入対象がおそらく優位と判断した．

5. アウトカム全般に関するエビデンスの確実性

全体的なエビデンスの確実性は「低」と判断した．

6. 価値観

死亡という重大なアウトカムにおいては個々人の価値観のばらつきは小さいと考えられる．

7. 容認性

本邦の保険診療において，CRRT と IRRT はともに承認された治療であり，患者・家族の視点からは容認できる範囲であると思われる．一方で，回路凝固の管理や抗凝固薬の調整など，医療スタッフの業務負荷は IRRT より CRRT で増加することは明らかであり，施行は容認し難いものとなり得る．

8. 実行可能性

本邦の観察研究の結果からは，ICU において CRRT を行うことはほぼ可能である

と考えられる．

9. 推奨グレーディング決定の工程

修正 Delphi 法を用いた投票によって，中央値 8，見解不一致指数 0.164 の結果となり，委員会で採択された（7 点以上：91.7%）．循環動態が不安定な患者を対象として CRRT と IRRT を比較した RCT は存在しなかったが，このような状況下では CRRT を選択するという GPS を示すこととした．

10. 関連する他の診療ガイドラインにおける推奨

SSCG 2016 では，CRRT・IRRT のどちらを選択してもよいが，血行動態が不安定な患者については，CRRT を使用することを提案している[1]．各 AKI ガイドラインでも，同様の提案である[2,3]．

11. 実施に関わる検討事項

循環動態が不安定な症例においては CRRT を選択することが望ましいと考えられる．

● 文 献 ●

1) Rhodes A, et al, Intensive Care Med 2017；43：304-77
2) 寺田典生，他，日腎会誌 2017；59：419-533
3) KDIGO AKI Working Group, Kidney Int Suppl 2012；2：1-138

急性腎障害・血液浄化療法

CQ11-5-1 敗血症性AKIに対して，早期の腎代替療法を行うか？（Stage 2 vs Stage 3 または古典的絶対適応）

Answer

敗血症性AKIに対して，Stage 2 での早期の腎代替療法を行うか否かについて本ガイドラインでは推奨を提示しない．

1. 背景および本CQの重要度

AKIを合併した敗血症患者に対して，いつ腎代替療法（renal replacement therapy：RRT）を開始すべきかについては依然議論が分かれており，重要な臨床課題として取り上げるべきと考えられる．なお，早期の定義が統一されていない状況を鑑み，AKIの重症度でCQを分けることとした．

2. PICO

P（患者）：成人の敗血症性AKI患者および重症疾患による AKI 患者．

I（介入）：RIFLE/AKIN/KDIGO Stage 2 で RRT 施行．

C（対照）：RIFLE/AKIN/KDIGO Stage 3 または古典的な絶対適応で RRT 施行．

O（アウトカム）：死亡，透析依存，両者の複合アウトカム．

3. エビデンスの要約

システマティックレビューの結果，PICO に合致したランダム化比較試験（RCT）が1件施行されていた．

4. 益と害のバランス

望ましい効果：死亡では 1,000 人当たり 195 人少ない（95% CI：293 人少ない〜70 人少ない）であった．死亡または透析依存の複合アウトカムでは，1,000 人当たり 190 人少ない（95% CI：292 人少ない〜66 人少ない）であった．以上から，Stage 2 での RRT 開始における望ましい効果は「中」と判断した．

望ましくない効果：採用された RCT では出血合併症，カテーテル感染などは報告されていなかった．

益と害のバランス：Stage 2 における RRT の開始の望ましい効果は「中」であり，おそらく介入が優位と判断される．しかし，この効果は1施設で実施された1つの RCT の結果であり，一般化可能性は低い．したがって，敗血症性 AKI Stage 2 で RRT を行うか否かについて推奨を提示しないこととした．

5. アウトカム全般に関する エビデンスの確実性

1つの RCT で評価された重大なアウトカムから，エビデンスの確実性は「低」と判断された．

6. 価 値 観

死亡という重大なアウトカムにおいては個々人の価値観のばらつきは小さいと考えられる．

7. 容 認 性

本邦で RRT は保険診療として認められており，患者・家族の視点から費用負担は容認できる範囲であると思われる．一方，RRT 施行に際しては医療スタッフの業務負荷は増加するため，不必要な施行は容認し難いものとなり得る．

8. 実行可能性

RRT を早期に開始すると，RRT を受ける患者数が増えるため，早期開始の妨げとなる要因は設備および人的資源である．Stage 2 での RRT 開始では，設備や人的資源が潤沢ではない施設での状況を鑑み，実行可能性は「おそらく，いいえ」とした．

9. 推奨グレーディング決定の 工程

本 CQ については，修正 Delphi 法を用いた投票によって，中央値 7，見解不一致指数 0.164 の結果となり，委員会で採択された（7 点以上：87.5%）．

10. 関連する他の診療ガイド ラインにおける推奨

SSCG 2016 では，透析療法の絶対的な適応がない乏尿または血清クレアチニン高値の段階では，RRT を行わないことを提案している[1]．本邦の AKI（急性腎障害）診療ガイドライン 2016 では，「早期の血液浄化療法開始が予後を改善するエビデンスは乏しく，臨床症状や病態を広く考慮して開始の時期を決定すべきである」と述べられている[2]．一方，海外の AKI ガイドラインでは，体液量，電解質，酸塩基平衡の致死的になり得る変化がある場合に速やかに RRT を開始すると記載されている[3]．

11. 実施に関わる検討事項

なし．

● 文 献 ●

1) Rhodes A, et al, Intensive Care Med 2017；43：304-77
2) 寺田典生, 他, 日腎会誌 2017；59：419-533
3) KDIGO AKI Working Group, Kidney Int Suppl 2012；2：1-138

急性腎障害・血液浄化療法

CQ11-5-2 敗血症性 AKI に対して，早期の腎代替療法を行うか？（Stage 3 vs 古典的絶対適応）

Answer

敗血症性 AKI に対して，Stage 3 での早期の腎代替療法を行わないことを弱く推奨する（GRADE 2D：エビデンスの確実性＝「非常に低」）．

1. 背景および本 CQ の重要度

CQ11-5-1 と同様である．

2. PICO

P（患者）：成人の敗血症性 AKI 患者および重症疾患による AKI 患者．

I（介入）：RIFLE/AKIN/KDIGO Stage 3 で RRT 施行．

C（対照）：古典的な絶対適応で RRT 施行．

O（アウトカム）：死亡，透析依存，両者の複合アウトカム，合併症(出血イベント)．

3. エビデンスの要約

システマティックレビューの結果，PICO に合致したランダム化比較試験（RCT）が 2 件施行されており，これらを用いたメタ解析を実施した．

4. 益と害のバランス

望ましい効果：出血のリスクは1,000 人当たり 22 人少ない（95％ CI：45 人少ない〜12 人多い）であり，Stage 3 における RRT 開始の望ましい効果はわずかと判断した．

望ましくない効果：死亡に対する効果は1,000 人当たり 11 人多い（95％ CI：48 人少ない〜74 人多い），死亡または透析依存の複合アウトカムでは，1,000 人当たり 0 人の増減（95％ CI：59 人少ない〜70 人多い）であった．Stage 3 での RRT 開始の望ましくない効果はわずかと判断した．

益と害のバランス：望ましい効果も望ましくない効果もいずれかを支持するほどには示されなかった．

5. アウトカム全般に関するエビデンスの確実性

重大なアウトカムである死亡と出血合併症のアウトカムが異なる方向性を示し，出血合併症に関する確実性は「非常に低い」と評価されていることから，全体的な確実性を「非常に低い」とする．

6. 価 値 観

死亡という重大なアウトカムにおいては個々人の価値観のばらつきは小さいと考えられる．

7. 容認性

本邦でRRTは保険診療として認められており，患者・家族の視点から費用負担は容認できる範囲であると思われる．一方，RRT施行に際しては医療スタッフの業務負荷は増加するため，不必要な施行は容認し難いものとなり得る．

8. 実行可能性

RRTの早期開始に伴い，RRTを受ける患者数が増えるため，早期開始の妨げとなる要因は設備および人的資源である．しかし，Stage 3でのRRT介入の実施体制に関連したリサーチエビデンスが十分にあるとは言えず，実行可能性の評価は困難である．

9. 推奨グレーディング決定の工程

本CQについては，修正Delphi法を用いた投票によって，中央値7，見解不一致指数0.164の結果となり，委員会で採択された（7点以上：91.7％）．

10. 関連する他の診療ガイドラインにおける推奨

SSCG 2016では，透析療法の絶対的な適応がない乏尿または血清クレアチニン高値の段階では，RRTを行わないことを提案している[1]．本邦のAKI（急性腎障害）診療ガイドライン2016では，「早期の血液浄化療法開始が予後を改善するエビデンスは乏しく，臨床症状や病態を広く考慮して開始の時期を決定すべきである」と述べられている[2]．一方，海外のAKIガイドラインでは，体液量，電解質，酸塩基平衡の致死的になり得る変化がある場合に速やかにRRTを開始すると記載されている[3]．

11. 実施に関わる検討事項

なし．

● 文　献 ●

1) Rhodes A, et al, Intensive Care Med 2017；43：304-77
2) 寺田典生，他，日腎会誌 2017；59：419-533
3) KDIGO AKI Working Group, Kidney Int Suppl 2012；2：1-138

急性腎障害・血液浄化療法

CQ11-6　敗血症性 AKI に対する腎代替療法において，血液浄化量の増加を行うか？

Answer
敗血症性 AKI に対して，血液浄化量を標準量よりも増やさないことを弱く推奨する（GRADE 2C：エビデンスの確実性＝「低」）.

1.　背景および本 CQ の重要度

　敗血症性 AKI 患者に腎代替療法を施行する際に，炎症性サイトカインや種々のメディエータなどのクリアランスを上げるために，透析量・濾過量を増やすことが検討されている．腎代替療法において治療効果の高い処方量を設定することは重要であり，検討するべき CQ として取り上げた.

2.　PICO

P（患者）：成人の敗血症性 AKI 患者および重症疾患による AKI 患者.
I（介入）：高用量での腎代替療法.
C（対照）：標準量での腎代替療法.
O（アウトカム）：死亡，透析依存，両者の複合アウトカム，副作用（低リン血症）発生.

3.　エビデンスの要約

　システマティックレビューの結果，PICO に合致したランダム化比較試験（RCT）が 6 件抽出された．なお，3 つの RCT において超高用量（50 mL/kg/hr〜）と高用量（30〜35 mL/kg/hr）での RRT の比較検討が行われており，これらは後述の

「9.　推奨グレーディング決定の工程」で述べる理由により除外した.

4.　益と害のバランス

　望ましい効果：今回のアウトカムで望ましい効果が見られず，望ましい効果があるか不明である.

　望ましくない効果：死亡アウトカム（3 RCT，n＝2,789）の効果推定値は 1,000 人当たり 22 人多い（95％ CI：13 人少ない〜58 人多い）であった．透析依存アウトカム（3 RCT，n＝2,096），透析依存と死亡複合アウトカム（3 RCT，n＝2,786）はそれぞれ 1,000 人当たり 22 人多い（95％ CI：9 人少ない〜57 人多い），1,000 人当たり 12 人多い（95％ CI：12 人少ない〜43 人多い）であった．望ましくない効果は「わずか」であると判断した.

　益と害のバランス：望ましい効果は「わからない」であり，望ましくない効果は「わずか」と判断された．したがって，効果のバランスは比較対照がおそらく優位とした.

5.　アウトカム全般に関するエビデンスの確実性

　すべての重大なアウトカムで「低」と評

価されており，全体的なエビデンスの確実性も「低」とした．

6. 価 値 観

死亡という重大なアウトカムにおいては個々人の価値観のばらつきは小さいと考えられる．

7. 容 認 性

高用量の腎代替療法による介入の費用負担は，個人負担額の点では容認できる範囲であると思われる．しかし，頻回の透析液の交換やフィルターおよび回路凝固は医療従事者の労力増加につながる．

8. 実行可能性

抗凝固薬の調整やフィルターの選択を工夫することで高用量の腎代替療法は実行可能である．

9. 推奨グレーディング決定の工程

修正 Delphi 法を用いた投票によって，中央値 7，見解不一致指数 0.164 の結果となり，委員会で採択された（7 点以上：87.5％）．なお，超高用量は本邦における診療においては現実的にほぼ用いられていな

い治療量であることに加え，超高用量が高用量よりも優れている結果が上記のとおり得られていないことから，これら 3 つの RCT は対象に含めないこととした．

10. 関連する他の診療ガイドラインにおける推奨

SSCG 2016 では，明確な推奨はされていない[1]．本邦の AKI（急性腎障害）診療ガイドライン 2016 では，病態に応じた血液浄化量の設定が必要であると述べられている[2]．一方，海外の AKI ガイドラインでは，血液浄化量として 20〜25 mL kg/hr で行うことが推奨されている[3]．

11. 実施に関わる検討事項

海外での血液浄化量の標準量（20〜25 mL/kg/hr）と本邦での保険適用量（10〜15 mL/kg/hr）に乖離がある．

● 文 献 ●

1) Rhodes A, et al, Intensive Care Med 2017；43：304-77
2) 寺田典生，他，日腎会誌 2017；59：419-533
3) KDIGO AKI Working Group, Kidney Int Suppl 2012；2：1-138

急性腎障害・血液浄化療法

CQ11-7 敗血症性ショックに対して，PMX-DHP を行うか？

Answer

敗血症性ショックの患者に対して，PMX-DHP を行わないことを弱く推奨する（GRADE 2B：エビデンスの確実性＝「中」）．

1. 背景および本 CQ の重要度

ポリミキシン B 固定化カラムを用いた血液灌流（direct hemoperfusion with polymyxin B immobilized fiber column：PMX-DHP）は，本邦で開発された[1]．本治療では，エンドトキシンの除去という敗血症の病態を改善させ得る理論的背景がある．しかし，治療を行うにはカテーテル挿入，抗凝固薬の投与などが必要で，合併症のリスクも同時に孕んでおり，その有効性については議論が分かれていることから，本 CQ を重要な臨床課題として取り上げた[2-5]．

2. PICO

P（患者）：成人の敗血症患者．
I（介入）：PMX-DHP あり．
C（対照）：PMX-DHP なし，または標準的治療．
O（アウトカム）：死亡（最長観察期間），副作用（患者単位），臓器障害スコア（72時間），昇圧薬不使用日数．

3. エビデンスの要約

システマティックレビューの結果，

PICO に合致したランダム化比較試験（RCT）が 3 件施行されており，これらを用いたメタ解析を実施した．

4. 益と害のバランス

望ましい効果：昇圧薬の不使用日数は減少することが示唆されたが，その他の重大なアウトカムでは，望ましい効果は見られず，明らかな望ましい効果があるかは不明である．

望ましくない効果：最長観察期間での全死亡は，1,000 人当たり 12 人多い（95％ CI：123 人少ない～223 人多い）である．臨床試験で定められた何らかの副作用は，1,000人当たり 17 人多い（95％ CI：19 人少ない～58 人多い）である．望ましくない効果はわずかであると判断した．

益と害のバランス：効果のバランスは望ましくない効果がわずかであり，望ましい効果はわからないため，比較対照がおそらく優位と結論した．

5. アウトカム全般に関するエビデンスの確実性

2 つの重大なアウトカムの方向性は同じであり，最も高い確実性を採用して「中」

とした.

6. 価値観

　死亡という重大なアウトカムにおいては個々人の価値観のばらつきは小さいと考えられる.

7. 容認性

　治療にかかる費用は高額であり, 容認性が高い治療とは言い難く,「おそらくいいえ」と判断した.

8. 実行可能性

　敗血症性ショックの患者診療にあたる施設では, 血液浄化装置を配備していることが想定され, 本治療の施行は可能であると思われるため, 実行可能性は「おそらくはい」と判断した.

9. 推奨グレーディング決定の工程

　修正 Delphi 法を用いた投票によって, 中央値 7, 見解不一致指数 0.164 の結果と

なり, 委員会で採択された (7 点以上:87.5%).

10. 関連する他の診療ガイドラインにおける推奨

　SSCG 2016 では, 本治療法については推奨が示されていない[6].

11. 実施に関わる検討事項

　なし.

● 文献 ●

1) Hanasawa K, et al, Prog Clin Biol Res 1988 ; 264 : 337-41
2) Ronco C, Crit Care 2014 ; 18 : 309
3) Yamashita C, et al, Contrib Nephrol 2018 ; 196 : 215-22
4) Fujii T, et al, Intensive Care Med 2018 ; 44 : 167-78
5) Terayama T, et al, Surg Infect (Larchmt) 2017 ; 18 : 225-33
6) Rhodes A, et al, Intensive Care Med 2017 ; 43 : 304-77

栄養療法

CQ12-1 敗血症患者への栄養投与は経腸栄養と経静脈栄養のどちらを行うか？

Answer

敗血症患者への栄養投与は経腸栄養で行うことを弱く推奨する（GRADE 2D：エビデンスの確実性＝「非常に低」）.

1. 背景および本 CQ の重要度

食事摂取不可能な敗血症患者には栄養療法を計画する必要があるが，経腸栄養は腸管機能と腸内細菌叢の保全により免疫防御機構の維持に貢献し，患者の予後や感染症発生率を改善させるといわれている．一方，経静脈栄養は確実な栄養投与を行うことができ，循環不安定な場合や腸閉塞などの状況でも栄養投与が可能である．経腸栄養と経静脈栄養のいずれがより有益であるかを明確にすることは，栄養計画の初期戦略を考える上で重要であり，本ガイドラインに取り上げるべき重要臨床課題であると考える.

2. PICO

P（患者）：成人集中治療患者.

I（介入）：経腸栄養を行う.

C（対照）：経静脈栄養を行う.

O（アウトカム）：死亡，病院滞在日数，人工呼吸期間，すべての感染症発生.

3. エビデンスの要約

PICO に合致したランダム化比較試験（RCT）が 24 件施行されており，これらを用いたメタ解析を実施した.

4. 益と害のバランス

望ましい効果：血流感染に関する効果推定値は，リスク差（RD）1,000 人当たり 19 人少ない（95％CI：32 人少ない〜4 人多い）であり（9RCT，合計 2,976 人），肺炎に関する効果推定値は，RD 1,000 人当たり 18 人少ない（95％CI：41 人少ない〜12 人多い）であり（8RCT，合計 3,066 人），腹部感染症に関する効果推定値は，RD 1,000 人当たり 39 人少ない（95％CI：46 人少ない〜30 人少ない）であり（7RCT，合計 3,159 人），人工呼吸期間に関する効果推定値は，平均差（MD）0.36 日短い（95％CI：0.93 日短い〜0.2 日長い）であり（4RCT，563 人），病院滞在日数に関する効果推定値は，MD 2.51 日短い（95％CI：4.78 日短い〜0.24 日短い）である（10RCT，5,515 人）．望ましい効果は「中」であると判断した.

望ましくない効果：90 日死亡に関する効果推定値は，RD 1,000 人当たり 20 人多い（95％CI：20 人少ない〜68 人多い）であった（4RCT，合計 4,844 人）．望ましくない効果はわずかであると判断した.

益と害のバランス：アウトカムの相対的価値を考慮しない場合でも，また，死亡に関する相対的価値を3倍と考慮した場合においても対照群において害が多いため，おそらく介入が優位であると判断する．

5. アウトカム全般に関するエビデンスの確実性

各アウトカムが益と害の異なる方向性を示しており，重大なアウトカムに関するエビデンスの確実性の中でも最も低い「非常に低」とした．

6. 価 値 観

栄養療法におけるアウトカムに関する，価値観についてのデータはない．一般的に死亡に対して置く相対的価値は高く，そのばらつきは少ないことが予想される．

7. 容 認 性

経腸栄養剤は多くの場合，食事として提供されるため食事療養標準負担額となる．経静脈栄養は1日の薬価が約1,000〜2,000円である．いずれの場合でも容認されると考えられる．経鼻胃管の留置はリスクが少なく許容されるだろう．中心静脈カテーテルは循環作動薬の投与などのために挿入されている場合は問題にならないが，栄養療法のためだけに留置する場合は，リスクを考慮する必要がある．

8. 実行可能性

一般的な処置であり，どの病院において

も実行可能性は高いといえる．

9. 推奨グレーディング決定の工程

修正 Delphi 法を用いた投票によって，中央値8，見解不一致指数0.164の結果となり，委員会で採択された（7点以上：95.8％）．

10. 関連する他の診療ガイドラインにおける推奨

他のガイドラインとして，ASPEN/SCCM ガイドライン，ESPEN ガイドラインが挙げられる[1,2]．

APSEN/SCCM ガイドラインでは，栄養サポートが必要な重症患者に対して，経静脈栄養よりも経腸栄養を推奨している．ESPEN ガイドラインでは，経口摂取ができない場合，経静脈栄養よりも経腸栄養を48時間以内に投与することを推奨している．

11. 実施に関わる検討事項

経腸栄養の実施にあたっては循環動態の安定ができているかの検討が必要である．

● 文 献 ●

1) McClave SA, et al, J Parenter Enteral Nutr 2016；40：159-211
2) Singer P, et al, Clin Nutr 2019；38：48-79

栄養療法

CQ12-2 循環動態不安定な敗血症性ショックの患者において，経腸栄養を行うか？

Answer

循環動態不安定な敗血症性ショックの患者において，経腸栄養を行わないことを弱く推奨する（GRADE 2D：エビデンスの確実性＝「非常に低」）．

1. 背景および本CQの重要度

敗血症患者では，早期経腸栄養が腸管免疫や予後にも重要と考えられる[1,2]．しかし，不安定な循環動態の下で経腸栄養を投与すると腸管栄養不耐や虚血性腸炎などの腸管トラブルを生じるリスクが考えられ[3]，敗血症性ショック下の早期経腸栄養の是非に関しては議論が必要である．

経腸栄養を開始できる循環動態の目安に関するコンセンサスはなく，循環動態不安定な患者で経腸栄養と経静脈栄養の益と害のバランスを明確にすることは重要臨床課題であると考える．

2. PICO

P（患者）：血管作動薬を投与されている集中治療患者，もしくは血圧が低い集中治療患者．

I（介入）：経腸栄養を行う．

C（対照）：経静脈栄養を行う．

O（アウトカム）：死亡，病院滞在日数，あらゆる重篤な副作用，感染症発生率，腸管虚血・虚血性腸炎など重篤な消化管系合併症．

3. エビデンスの要約

PICOに合致したランダム化比較試験（RCT）が1件施行されており，これを用いたメタ解析を実施した．

4. 益と害のバランス

望ましい効果：ICU獲得性感染症に関する効果推定値は，リスク差（RD）1,000人当たり16人少ない（95%CI：42人少ない〜13人多い）であり，病院滞在日数は1日短い（95%CI：2.42日短い〜0.42日長い）である（RCT1，2,410例）．望ましい効果はわずかであると判断した．

望ましくない効果：90日死亡に関する効果推定値は，RD 1,000人当たり21人多い（95%CI：17人少ない〜63人多い）であり，消化管偽性腸閉塞に関する効果推定値は，RD 1,000人当たり7人多い（95%CI：0人少ない〜30人多い）であり，腸管虚血に関する効果推定値は，RD 1,000人当たり12人多い（95%CI：2人多い〜38人多い）である（いずれもRCT1，2,410例）．望ましくない効果は小さいと判断した．

益と害のバランス：アウトカムの相対的価値を考慮しない場合でも，また，死亡に

関する相対的価値を3倍と考慮した場合においても害が益を上回るため，おそらく対照が優位であると判断する．

5. アウトカム全般に関するエビデンスの確実性

各アウトカムが益と害の異なる方向性を示しており，重大なアウトカムに関するエビデンスの確実性の中でも最も低い「非常に低」とした．

6. 価値観

栄養療法におけるアウトカムに関する，価値観についてのデータはない．一般的に死亡に対して置く相対的価値は高く，そのばらつきは少ないことが予想される．

7. 容認性

経腸栄養剤は多くの場合，食事として提供されるため食事療養標準負担額となる．経静脈栄養は1日の薬価が約1,000〜2,000円である．いずれの場合でも容認されると考えられる．経鼻胃管の留置はリスクが少なく許容されるだろう．中心静脈カテーテルは循環作動薬の投与などのために挿入されている場合は問題にならないが，栄養療法のためだけに留置する場合は，リスクを考慮する必要があるものの，一般的な処置であり，容認性は高い．

8. 実行可能性

一般的な処置であり，どの病院においても実行可能性は高いといえる．

9. 推奨グレーディング決定の工程

修正Delphi法を用いた投票によって，中央値8，見解不一致指数0.164の結果となり，委員会で採択された（7点以上：95.8%）．

10. 関連する他の診療ガイドラインにおける推奨

ESPEN[4]やASPEN/SCCM[5]によるガイドラインにおいても，循環不安定な場合は経腸栄養の実施を避けるべきとしている．

11. 実施に関わる検討事項

採用したRCTは1つしかなく，エビデンスの確実性も「非常に低」である．個々の症例ごとにショックが改善しているのか，悪化しているのかなど様々な状況を考慮して，いずれの栄養療法を行うか検討する必要がある．

● 文　献 ●

1) Lipman TO, et al, J Parenter Enteral Nutr 1998；22：167-82
2) Marik PE, et al, Crit Care Med 2001；29：2264-70
3) Montejo JC, Crit Care Med 1999；27：1447-53
4) Singer P, et al, Clin Nutr 2019；38：48-79
5) McClave SA, et al, J Parenter Enteral Nutr 2016；40：159-211

栄養療法

CQ12-3 敗血症患者では経腸栄養をいつ始めるか？

Answer

敗血症患者において，早期（重症病態への治療開始後 24〜48 時間以内）から経腸栄養を行うことを弱く推奨する（GRADE 2D：エビデンスの確実性＝「非常に低」）．

1. 背景および本 CQ の重要度

敗血症患者では，十分な栄養の自力摂取が多くの場合不可能であり，経腸栄養，経静脈栄養などで補助を行わないと栄養障害が生じる．また，経腸栄養の投与が遅れると，腸管からの栄養素の吸収率が低下することが知られている．また，経腸栄養を行わない状態では，腸管粘膜が菲薄化し腸管免疫が障害されるため，経腸栄養の施行の有無は全身の免疫能にも影響し，予後に影響する可能性がある．したがって，経腸栄養施行開始を早期とするか晩期とするかは，重要臨床課題といえる．

2. PICO

P（患者）：ICU で治療を受ける重症患者．
I（介入）：早期経腸栄養（重症病態への治療開始後 24〜48 時間以内）．
C（対照）：晩期経腸栄養（それ以降）．
O（アウトカム）：死亡，病院滞在日数，あらゆる重篤な副作用，感染症発生率．

3. エビデンスの要約

PICO に合致したランダム化比較試験（RCT）が 13 件施行されており，これらを用いたメタ解析を実施した．

4. 益と害のバランス

望ましい効果：死亡に関する効果推定値は，リスク差（RD）1,000 人当たり 27 人少ない（95％ CI：63 人少ない〜25 人多い）（13RCT，709 人）であり，肺炎に関する効果推定値は，RD 1,000 人当たり 85 人少ない（95％ CI：173 人少ない〜41 人多い）（6RCT，441 人）であった．望ましい効果は「中」であると判断した．

望ましくない効果：菌血症に関する効果推定値は，RD 1,000 人当たり 48 人多い（95％ CI：69 人少ない〜240 人多い）（6RCT，354 人）であり，病院滞在日数は平均差（MD）0.41 日長い（95％ CI：2.71 日短い〜3.53 日長い）（5RCT，217 人）であった．望ましくない効果は「小」であると判断した．

益と害のバランス：アウトカムの相対的

価値を考慮しない場合でも，また，死亡に関する相対的価値を3倍と考慮した場合においても益が害を上回るため，おそらく介入が優位であると判断する．

5. アウトカム全般に関するエビデンスの確実性

各アウトカムが益と害の異なる方向性を示しており，重大なアウトカムに関するエビデンスの確実性は，いずれも「非常に低」であった．

6. 価値観

栄養療法におけるアウトカムに関する，価値観についてのデータはない．一般的に死亡に対して置く相対的価値は高く，そのばらつきは少ないことが予想される．

7. 容認性

経腸栄養剤は多くの場合，食事として提供されるため食事療養標準負担額となるため，コストについては，容認されると考えられる．また，経鼻胃管の留置はリスクが少なく手技自体も許容されるだろう．

8. 実行可能性

一般的な処置であり，どの病院においても実行可能性は高いといえる．

9. 推奨グレーディング決定の工程

修正 Delphi 法を用いた投票によって，

中央値7，見解不一致指数0.164の結果となり，委員会で採択された（7点以上：91.7％）．

10. 関連する他の診療ガイドラインにおける推奨

他のガイドラインとして，ASPEN/SCCM ガイドライン[1]，ESPEN ガイドライン[2]が挙げられる．

APSEN/SCCM ガイドラインならびに ESPEN ガイドラインでは，経口摂取ができない重症患者症例においては，経腸栄養を ICU 入室後24～48時間以内に開始することを推奨している．

11. 実施に関わる検討事項

経腸栄養の開始にあたっては循環動態にも考慮が必要である．循環動態の不安定な患者における経腸栄養については CQ12-2 で検討した．

● 文献 ●

1) McClave SA, et al, J Parenter Enteral Nutr 2016；40：159-211
2) Singer P, et al, Clin Nutr 2019；38：48-79

栄養療法

CQ12-4 敗血症患者の治療開始初期では経腸栄養を消費エネルギーよりも少なく投与するか？

Answer
敗血症患者に対する治療開始初期は経腸栄養を消費エネルギーよりも少なく投与することを弱く推奨する（GRADE 2B：エビデンスの確実性＝「中」）.

1. 背景および本CQの重要度

敗血症患者では十分な栄養の自力摂取は不可能なことが多く，経腸栄養，経静脈栄養などによる補助を行わないと栄養障害が生じる．経腸栄養の投与が遅れると腸管粘膜の菲薄化や腸管免疫の障害が生じ，予後に影響する可能性がある．しかし，少量の経腸栄養でも腸管粘膜の保護には十分な可能性もあり，エネルギー投与量が過剰になった場合はoverfeedingの害も考えられる.

早期に経腸栄養を開始することが推奨されているが，敗血症患者に対するエネルギー投与量の多寡による有効性・有害性については議論があり，経腸栄養の初期投与量をどのように設定するかは，重要臨床課題であると考える.

2. PICO

P（患者）：ICUで治療を受ける重症患者.
I（介入）：消費エネルギーよりも少ないエネルギー投与量.
C（対照）：消費エネルギー程度の投与量.
O（アウトカム）：死亡，病院滞在日数，

あらゆる重篤な副作用，感染症発生率.

3. エビデンスの要約

18件のランダム化比較試験（RCT）を用いたメタ解析を実施した.

4. 益と害のバランス

望ましい効果：死亡に関する効果推定値は，リスク差（RD）1,000人当たり2人少ない（95％CI：23人少ない～21人多い）（18RCT, 12,679人）であり，病院滞在日数は平均差（MD）0.35日短い（95％CI：2.68日短い～1.99日長い）（10RCT, 6,728人）であり，すべての感染症に関する効果推定値は，RD 1,000人当たり3人少ない（95％CI：44人少ない～47人多い）（11RCT, 6,245）であり，肺炎に関する効果推定値は，RD 1,000人当たり25人少ない（95％CI：50人少ない～4人多い）（10RCT, 7,778人）であり，菌血症に関する効果推定値は，RD 1,000人当たり6人少ない（95％CI：18人少ない～11人多い）（9RCT, 10,768人）であり，カテーテル関連感染血流感染に関する効果推定値は，RD 1,000人当たり19

人少ない（95% CI：34 人少ない〜15 人多い）（5RCT，1,608 人）であった．望ましい効果は「小」であると判断した．

望ましくない効果：重篤な副作用についての報告がなく，望ましくない効果については判断できない．

益と害のバランス：本 CQ においては，重要な害に関してはエビデンスがなく明らかではないが，小さいながら介入により望ましい効果を認めるため，バランスは介入が優位であると判断した．

5. アウトカム全般に関するエビデンスの確実性

すべてのアウトカムの効果推定値の方向性は一致しているため，一番高いアウトカムの確実性より「中」である．

6. 価 値 観

栄養療法におけるアウトカムに関する，価値観についてのデータはない．一般的に死亡に対する価値は高く，そのばらつきは少ないと考えられる．

7. 容 認 性

介入群では，エネルギーの消費量の 70% 程度まで経腸栄養投与量が制限されており，対照群では消費エネルギーに見合った経腸栄養投与量が投与されている．嘔吐などの潜在的なリスクにおいても介入群のほうが容認しやすい．

経腸栄養剤は多くの場合，食事として提供されて食事療養標準負担額となるため，コストは容認されると考えられる．

8. 実行可能性

経腸栄養は一般的な処置であり，その投与量の調整はどの病院においても実行可能性は高いといえる．

9. 推奨グレーディング決定の工程

修正 Delphi 法を用いた投票によって，中央値 7，見解不一致指数 0.164 となり，委員会で採択された（7 点以上：87.5%）．

10. 関連する他の診療ガイドラインにおける推奨

ASPEN/SCCM，ESPEN ガイドラインでは，栄養リスクがない場合，入室後早期の消費エネルギーに相当するエネルギーの投与は推奨していない．

APSEN/SCCM ガイドラインでは，経口摂取ができない場合でも，重症度が低く栄養リスクが低い場合は，初期 1 週間は積極的に経腸栄養を増量していくような特別な栄養療法は必要ないとしている．ただし，解説において，初期は軽症でも重症度や代謝状態の悪化，ICU 滞在日数が長期化するなどの場合は積極的な経腸栄養による利益が危険を上回るため，症例の状態を評価していくべきとしている．また，栄養リスクが高いか元々栄養障害がある場合，リフィーディング症候群に注意しながら初期の 48〜72 時間の間に目標投与エネルギーの 80% を超える投与を推奨している．

ESPEN ガイドラインでは，初期の目標エネルギーは消費エネルギーの 70〜100% とし，初期の 2 日間は目標に達さないようにすること，3〜7 日間で目標に達することを推奨している．

11. 実施に関わる検討事項

経腸栄養の開始は循環動態も考慮する必要がある．循環動態不安定な患者における経腸栄養については CQ12-2 で検討した．

栄養療法

CQ12-5 経腸栄養を行っている敗血症患者に経静脈栄養を併用するか？

Answer

経腸栄養を行っているが投与エネルギー量が不足している敗血症患者に補足的経静脈栄養を併用することを弱く推奨する（GRADE 2D：エビデンスの確実性＝「非常に低」）.

1. 背景および本CQの重要度

経腸栄養が可能なICU患者に対しては早期経腸栄養が推奨されている. 経腸栄養を行っているが, その投与量が目標カロリーに対して不足している場合, 静脈栄養を併用することは, 目標エネルギー量を充足できる一方で, 感染リスク, 血糖コントロールの問題を生じる可能性がある. そのため, 経腸栄養を行っている患者に対して静脈栄養を併用する益と害を明らかにすることは重要であり, 本ガイドラインに取り上げるべき重要臨床課題であると考える.

2. PICO

P（患者）：ICUで治療を受ける重症患者.
I（介入）：経静脈栄養を併用する.
C（対照）：経静脈栄養を併用しない.
O（アウトカム）：死亡, 感染症発生率.

3. エビデンスの要約

PICOに合致したランダム化比較試験（RCT）が5件施行されており, これらを用いたメタ解析を実施した.

4. 益と害のバランス

望ましい効果：90日死亡に関する効果推定値は, リスク差（RD）1,000人当たり18人少ない（95％CI：138人少ない～195人多い）（1RCT, 120人）であり, 呼吸器感染に関する効果推定値は, RD 1,000人当たり64人少ない（95％CI：143人少ない～49人多い）（4RCT, 624人）である. 望ましい効果は「中」であると判断した.

望ましくない効果：血流感染に関する効果推定値は, RD 1,000人当たり6人多い（95％CI：62人少ない～293人多い）（3RCT, 504人）であり, 尿路感染に関する効果推定値は, RD 1,000人当たり25人多い（95％CI：40人少ない～199人多い）（3RCT, 550人）であり, 腹部感染に関する効果推定値は, RD 1,000人当たり52人多い（95％CI：28人少ない～1,000人多い）（2RCT, 430人）である. 望ましくない効果は「中」であると判断した.

益と害のバランス：本CQにおいては, その効果のバランスは介入も比較対照もいずれも優位ではない. しかし, 死亡について

の相対的価値を設定した場合（3倍と設定），介入が優位になる可能性がある．

5. アウトカム全般に関するエビデンスの確実性

各アウトカムが益と害の異なる方向性を示しており，重大なアウトカムに関するエビデンスの確実性の中でも最も低い「非常に低」とした．

6. 価値観

栄養療法におけるアウトカムに関する，価値観についてのデータはない．一般的に死亡に対して置く相対的価値は高く，そのばらつきは少ないことが予想される．

7. 容認性

経静脈栄養は1日の薬価が約1,000〜2,000円である．いずれの場合でも容認されると考えられる．中心静脈カテーテルは循環作動薬の投与などのために挿入されている場合は問題にならないが，栄養療法のためだけに留置する場合は，リスクを考慮する必要がある．

8. 実行可能性

一般的な処置であり，どの病院においても実行可能性は高いといえる．

9. 推奨グレーディング決定の工程

修正 Delphi 法を用いた投票によって，中央値7，見解不一致指数0.164の結果と

なり，委員会で採択された（7点以上：79.2％）．

10. 関連する他の診療ガイドラインにおける推奨

他のガイドラインとして，ASPEN/SCCM ガイドライン[1]，ESPEN ガイドライン[2]が挙げられる．

APSEN/SCCM ガイドラインでは，栄養リスクが高い患者も低い患者も，経腸栄養が必要量の60％に満たない場合，ICU 入室7〜10日後には補足的経静脈栄養を考慮することを推奨している．それより前の補足的経静脈栄養開始は，アウトカムの改善につながらず，患者にとって害かもしれない．

ESPEN ガイドラインでは，最初の週に適正量の経腸栄養に満たない場合，安全性や利点を考慮して症例に応じて経静脈栄養を行うとしており，さらに，経静脈栄養は，経腸栄養を投与できるような方策を最大限行うまでは始めるべきではないとしている．

11. 実施に関わる検討事項

本推奨に関するエビデンスの確実性が非常に低いことなども鑑み，その実施においては，個々の患者の栄養状態などから適応を考慮する必要がある．

● 文 献 ●

1) McClave SA, et al, J Parenter Enteral Nutr 2016；40：159-211
2) Singer P, et al, Clin Nutr 2019；38：48-79

栄養療法

CQ12-6 敗血症患者に対する急性期の至適タンパク質投与量はいくらか？

Answer
敗血症患者に対して急性期に 1 g/kg/day 未満のタンパク質（ペプチド，アミノ酸）を投与することを弱く推奨する（GRADE 2D：エビデンスの確実性＝「非常に低」）．

1. 背景および本 CQ の重要度

タンパク質は代謝に必要な各種アミノ酸の供給源でもある[1]．筋肉をはじめとする体タンパクの維持のために十分量の投与が必要であると考えられる[2]．一方で，急性期のアミノ酸投与が autophagy を障害するなどの有害事象が懸念される[3]．以上のような背景から急性期のタンパク質の投与推奨量は定まっていない．したがって，敗血症患者に対する急性期の至適タンパク質投与量は重要臨床課題であるといえる．

2. PICO

P（患者）：ICU で治療を受ける重症患者．

I（介入）：ペプチド（タンパク質，アミノ酸）の急性期の投与量が 1 g/kg/day 以上．

C（対照）：ペプチド（タンパク質，アミノ酸）の急性期の投与量が 1 g/kg/day 未満．

O（アウトカム）：死亡，病院滞在日数，人工呼吸期間，抗菌薬治療期間，ADL スコア・身体機能評価，筋肉量．

3. エビデンスの要約

PICO に合致したランダム化比較試験（RCT）が 6 件施行されており，これらを用いたメタ解析を実施した．

4. 益と害のバランス

望ましい効果：死亡に関する効果推定値は，リスク差（RD）1,000 人当たり 4 人少ない（95％ CI：51 人少ない～62 人多い）（5RCT，730 人）であり，身体機能評価に関する効果推定値は，平均差（MD）0.45 高い（95％ CI：4.57 低い～5.46 高い）（3RCT，489 人）であり，筋肉量に関する効果推定値は，MD 0.2 高い（95％ CI：0.56 低い～0.96 高い）（2RCT，157 人）である．望ましい効果はわずかであると判断した．

望ましくない効果：病院滞在日数に関する効果推定値は，MD 2.36 日長い（95％ CI：1.42 日短い～6.15 日長い）（5RCT，733 人）であり，人工呼吸期間に関する効果推定値は，MD 0.07 日長い（95％ CI：0.02 日短い～0.16 日長い）（5RCT，777 人）であり，抗菌薬治療期間に関する効果推定値は，

MD 0.15 日長い（95％ CI：0.07 日長い〜0.23 日長い）（1RCT, 474 人）である．望ましくない効果は「小」であると判断した．

益と害のバランス：本CQにおいては，望ましい効果はわずかであり，望ましくない効果は「小」であるため，比較対照がおそらく優位と考えられる．

5. アウトカム全般に関する エビデンスの確実性

各アウトカムが益と害の異なる方向性を示しており，重大なアウトカムに関するエビデンスの確実性の中でも最も低い「非常に低」とした．

6. 価 値 観

栄養療法におけるアウトカムに関する，価値観についてのデータはない．一般的に死亡に対して置く相対的価値は高く，そのばらつきは少ないことが予想される．

7. 容 認 性

経腸栄養剤は多くの場合，食事として提供されるため食事療養標準負担額となる．経静脈栄養からアミノ酸を投与する場合，最も高い高カロリー輸液を使用したとしても 1 日の薬価が約 1,000〜2,000 円である．いずれの場合でも容認されると考えられる．

8. 実行可能性

一般的な処置であり，どの病院においても実行可能性は高いといえる．

9. 推奨グレーディング決定の 工程

修正 Delphi 法を用いた投票によって，

中央値 7，見解不一致指数 0.018 の結果となり，委員会で採択された（7 点以上：79.2％）．

10. 関連する他の診療ガイド ラインにおける推奨

ESPEN ガイドラインでは集中治療患者において漸増して 1.3 g/kg/day のタンパク質量を目標とすることを推奨[4]．ASPEN/SCCM ガイドラインでは 1.2〜2.0 g/kg/day のタンパク質量が必要であることを見込むとしている[5]．ただし，これらのガイドラインにおける推奨は，急性期と急性期以降に分けたものではないので，本CQ（急性期）には直接当てはまらない．

11. 実施に関わる検討事項

エビデンスの確実性が「非常に低」であり，個々の患者において，益を優先するか害を優先するかでその判断は変わると考えられる．

● 文 献 ●

1) Di Girolamo FG, et al, Curr Opin Clin Nutr Metab Care 2017；20：124-30
2) Allingstrup MJ, et al, Clin Nutr 2012；31：462-8
3) Casaer MP, et al, Crit Care Med 2013；41：2298-309
4) Singer P, et al, Clin Nutr 2019；38：48-79
5) McClave SA, et al, J Parenter Enteral Nutr 2016；40：159-211

栄養療法

CQ12-7-1

敗血症患者に対して，急性期にビタミンC投与を行うか？（保険適用外使用）

Answer

敗血症患者に対して，ビタミンCの投与を行うことを弱く推奨する（GRADE 2D：エビデンスの確実性＝「非常に低」）．

1. 背景および本CQの重要度

ビタミンCは，水溶性ビタミンに分類され，生体内で合成できない．近年，敗血症患者においてビタミンCを投与することで生存率を改善できる可能性が報告され，注目されている．一方で，ビタミンCの投与による腎障害の発生も懸念される．以上により，ビタミンCの投与の敗血症患者における益と害のバランスを明らかにすることは，重要臨床課題であると考える．

2. PICO

P（患者）：ICUで治療を受ける重症患者．
I（介入）：ビタミンC投与．
C（対照）：プラセボまたはビタミンC非投与．
O（アウトカム）：死亡，病院滞在日数，急性腎障害発生率．

3. エビデンスの要約

PICOに合致したランダム化比較試験（RCT）が11件施行されており，これらを用いたメタ解析を実施した．

4. 益と害のバランス

望ましい効果：死亡に関する効果推定値は28日死亡リスク差（RD）1,000人当たり55人少ない（95％CI：131人少ない～52人多い）（5RCT，1,646人），院内死亡RD 1,000人当たり25人少ない（95％CI：105人少ない～83人多い）（7RCT，1,798人）である．ICU滞在日数に関する効果推定値は，平均差（MD）0.58日短い（95％CI：1.45日短い～0.28日長い）（6RCT，1,394人）である．急性腎障害（AKI）に関する効果推定値は，RD 1,000人当たり18人少ない（95％CI：111人少ない～92人多い）（2RCT，248人）である．このAKIをアウトカムとした2編のRCT（Fujii[1]，Tanaka[2]）のうち，Tanaka[2]は小規模（37人）かつAKI発生率が介入，対照とも0％であった．AKIに関する効果推定値はFujii[1]の報告によるところが大きい．28日死亡および90日死亡のいずれもわずかに減少させる傾向，かつ患者にとって非常に重大なアウトカムの改善と考えられるため，望ましい効果は「小さい」と判断した．

栄養療法

望ましくない効果：病院滞在日数に関する効果推定値は，MD 0.64日長い（95% CI：1.24日短い〜2.52日長い）（5RCT，1,556人）である．介入により病院滞在日数が延長する傾向ではあるものの，非常に短期間であると考えられる．上記から，望ましくない効果は，「わずか」と考えられる．

益と害のバランス：本CQにおいては，望ましい効果は小さいながらも介入が優位であり，介入に対する望ましくない効果もわずかである．さらに，死亡についての相対的価値を考慮すると，介入が優位と考えられる．

5. アウトカム全般に関するエビデンスの確実性

各アウトカムは異なる方向性を示しており，重大なアウトカムに関するエビデンスの確実性の中でも最も低い「非常に低」とした．

6. 価値観

栄養療法におけるアウトカムに関する，価値観についてのデータはない．一般的に死亡に対して置く相対的価値は高く，そのばらつきは少ないことが予想される．

7. 容認性

ビタミンCを経静脈的に投与した場合，本邦の承認量の上限である2,000 mgを投与したとしても，1日の薬価が約80〜1,600円であり，容認されると考えられる．

8. 実行可能性

一般的な薬剤であり，どの病院においても実行可能性は高いといえるが，適用外使用と判断される場合，倫理委員会の承認などの院内手続きが必要な施設もあると

考えられる．

9. 推奨グレーディング決定の工程

修正Delphi法を用いた投票によって，中央値7，見解不一致指数0.018の結果となり，委員会で採択された（7点以上：91.7%）．

10. 関連する他の診療ガイドラインにおける推奨

J-SSCG 2016[3]，SSCG 2016[4]のいずれにおいても，ビタミンCについて詳細に言及されたものはない．

11. 実施に関わる検討事項

近年報告されている研究は保険適用外の投与量が用いられている傾向がある．しかしながら，最適な投与量は現時点では不明であり，本邦の保険適用上限である2,000 mg/dayを超えて投与することについては注意が必要である．また，保険診療上の適用疾患は，消耗性疾患などでビタミンCの需要が増大し，食事からの摂取が不十分な際の補給であることにも十分に留意する必要がある．各施設で適用外使用と判断される場合や保険承認用量を超えて投与する場合には，倫理委員会の承認など各施設が定める院内手続きを適正に踏んだ上で実施する．

● 文 献 ●

1) Fujii T, et al, JAMA 2020；323：423-31
2) Tanaka H, et al, Arch Surg 2000；135：326-31
3) Nishida O, et al, J Intensive Care 2018；6：7
4) Rhodes A, et al, Intensive Care Med 2017；43：304-77

栄養療法

CQ12-7-2

敗血症患者に対して，急性期にビタミンD投与を行うか？（保険適用外使用）

Answer
敗血症患者に対して，ビタミンD投与を行わないことを弱く推奨する（GRADE 2D：エビデンスの確実性＝「非常に低」）．

1. 背景および本CQの重要度

ビタミンDは脂溶性ビタミンに分類され，生体内で合成できない．ビタミンDはカルシウム・リン代謝の調節，心筋収縮力の増大および細胞増殖の制御などの重要な役割を担う．近年，ビタミンD欠乏が敗血症の発症や死亡率に関与することが報告され，注目されている．以上により，敗血症患者に対して急性期にビタミンD投与を行うか否かは，本ガイドラインに取り上げるべき重要臨床課題であると考える．

2. PICO

P（患者）：ICUで治療を受ける重症患者．
I（介入）：ビタミンD投与．
C（対照）：プラセボまたはビタミンD非投与．
O（アウトカム）：死亡，病院滞在日数，高カルシウム血症発症率．

3. エビデンスの要約

PICOに合致したランダム化比較試験（RCT）が11件施行されており，これらを用いたメタ解析を実施した．

4. 益と害のバランス

望ましい効果：死亡に関する効果推定値は，28日または30日死亡のリスク差（RD）1,000人当たり8人少ない（95％CI：50人少ない〜46人多い）（6RCT，1,966人），90日死亡のRD 1,000人当たり28人多い（95％CI：18人少ない〜85人多い）（3RCT，1,157人），院内死亡のRD 1,000人当たり95人少ない（95％CI：180人少ない〜41人多い）（4RCT，632人）である．病院滞在日数に関する効果推定値は，平均差（MD）0.32日短い（95％CI：2.15日短い〜1.5日長い）（9RCT，1,886人）である．90日死亡について介入により増加，28日または30日死亡は効果なし，院内死亡は低下という結果であった．死亡に関するエビデンスの確実性は28日または30日死亡が「低」，他は「非常に低」であった．エビデンスの確実性の最も高い28日または30日死亡の結果から介入の効果は「ない」，あるいはあっても「わずか」と判断する．

望ましくない効果：高カルシウム血症に

関する効果推定値は，RD 1,000 人当たり 7
人少ない（95％CI：20 人少ない〜65 人多
い）（5RCT，1,276 人）である．望ましく
ない効果はわずかであると判断した．

益と害のバランス：本 CQ においては，
望ましい効果は介入において「ない」か，
あっても「わずか」である．したがって，
介入も比較対照もいずれも優位ではないと
判断する．

5. アウトカム全般に関する エビデンスの確実性

各アウトカムは異なる方向性を示してお
り，重大なアウトカムに関するエビデンス
の確実性の中でも最も低い「非常に低」と
した．

6. 価値観

栄養療法におけるアウトカムに関する価
値観についてのデータはない．一般的に，
死亡に対して置く相対的価値は高く，その
ばらつきは少ないことが予想される．

7. 容認性

本邦で使用可能なビタミン D 製剤は数
種類存在し，内服あるいは経静脈の投与が
可能である．しかしながら，敗血症への使
用は適用外使用となる．保険適用内の使用
では，1 日当たり約 100 円から 2,000 円の
コストがかかりばらつきがある．上記から，
説明によっては容認できない患者・家族が
いることが想定されるため，容認性は様々
とした．

8. 実行可能性

適用外使用となるため，倫理委員会など
病院規定の承認を得る必要があるなど，実
行可能性には疑念がある．

9. 推奨グレーディング決定の 工程

修正 Delphi 法を用いた投票によって，
中央値 7，見解不一致指数 0.164 の結果と
なり，委員会で採択された（7 点以上：
95.8％）．

10. 関連する他の診療ガイド ラインにおける推奨

J-SSCG 2016[1]，SSCG 2016[2]において
も，ビタミン D について詳細に言及されて
いない．

11. 実施に関わる検討事項

ビタミン D 欠乏状態の患者を対象にし
た RCT のみでサブグループ解析を実施し
た．28 日または 30 日死亡については RD
1,000 人当たり 3 人少ない（95％CI：60 人
少ない〜82 人多い），90 日死亡については
RD 1,000 人当たり 29 人多い（95％CI：19
人少ない〜89 人多い）と方向性に変わりは
なかった．また，採用した RCT のビタミ
ン D の投与方法は一定でなく，使用量は本
邦の保険適用量よりも著しく多い量である
ことを考慮する必要がある．ビタミン D 投
与は適用外使用となるため，施設において
適切な手続きの後に実施することが求めら
れる．なお，通常の経腸栄養剤や高カロ
リー輸液製剤によるビタミン D 投与を妨
げるものではない．

● 文 献 ●

1) Nishida O, et al, J Intensive Care 2018；
6：7
2) Rhodes A, et al, Intensive Care Med
2017；43：304-77

栄養療法

CQ12-8 敗血症患者における経腸栄養の開始や耐性の判断方法は？

Answer

経腸栄養開始に腸蠕動音など腸管が働いている所見は必要でないとされる．一方，経腸栄養開始後の不耐性を示す所見は，腸音欠如または異常腸音，嘔吐，腸拡張，下痢，消化管出血，胃内残留物過多など様々である．胃内残留物過多は不耐性を示唆するが，耐性の有無を判断するための胃内残留量の基準は不明である（BQ に対する情報提示）．

1. 背景および本 CQ の重要度

集中治療患者においてどのような状態になれば経腸栄養を開始することができるか，また，経腸栄養の継続をどのように判断するかの具体的な基準は不明である．したがって，その背景知識について解説する本 CQ の重要度は高い．

2. 解　説

敗血症患者を対象とした研究は少ないため，重症患者からの知見を基に経腸栄養の開始，耐性の判断について概説する．循環動態が安定している症例において，消化管が使用可能である際には経腸栄養を開始する．循環動態の安定の基準に関しては CQ12-2 に，経腸栄養の開始時期は CQ12-3 に詳述する．

循環動態が安定している症例において，

消化管が使用可能である際には経腸栄養を開始する．経腸栄養開始を検討する際，腸蠕動音や放屁の有無が慣習的にモニタリングされてきた．しかし，腸蠕動音の有無は，腸が動いていることを示してはいるが，腸管の健常性（腸管透過性，バリア機能，吸収能など）の評価にはならない．胃静止の改善を待って経腸栄養を開始した群と，待たずに開始した群を比較し，予後に差がなかった報告[1]もある．経腸栄養開始が遅れると吸収能が低下する[2]と指摘されており，少なくとも腸蠕動音などを経腸栄養開始の必須条件とする必要はないと考えられる．

経腸栄養の投与に伴い消化器症状が出現し，栄養剤が十分に投与できない状況を腸管不耐性という[3]．腸管不耐性は胃静止や腸閉塞，腸管虚血などに起因する嘔吐，腹痛，胃内残留物過多，腹部膨満，鼓腸，消

栄養療法

化管出血，蠕動亢進や吸収能低下からくる下痢など様々な症状で示される．しかし，腸管不耐性の明確な基準はなく，その症状の原因となる疾患を鑑別し，原疾患の治療や腸管蠕動薬の使用，経腸栄養の減量，中止などを個々で判断する必要がある．

胃内容残留量も腸管不耐性の所見として使用されてきた．しかし，胃内容残留量は肺炎の発症率[4]，胃排出能[5]，逆流や誤嚥の発症率[6]と相関しないことが示されている．また，胃内容残留量の測定により嘔吐は減るが[7]，栄養チューブの閉塞〔測定時に逆流した胃内容物中のタンパク質がカード化（固形化）することも一因と考えられる〕や不必要な経腸栄養の中断（臨床的に問題がない量の胃内容残留でも中断するなど）を増やし，結果として経腸栄養投与量が減り，予後には影響しない[8]との報告もある．1回の吸引で500 mL以上引けた場合は経腸栄養を中止し，原因検索を行うことを推奨する意見[9]もあるが，経腸栄養を減量

ないし中止するべき胃内容残留量の基準は不明であり，胃内容残留量の測定を行うことをルーチンの業務として支持するデータは乏しいといえる．

● 文　献 ●

1) Minard G, et al, J Parenter Enteral Nutr 2000；24：145-9
2) Nguyen NQ, et al, Crit Care Med 2012；40：50-4
3) Elke G, et al, Nutr Clin Pract 2015；30：59-71
4) Montejo JC, et al, Intensive Care Med 2010；36：1386-93
5) Landzinski J, et al, J Parenter Enteral Nutr 2008；32：45-50
6) McClave SA, et al, Crit Care Med 2005；33：324-30
7) Reignier J, et al, JAMA 2013；309：249-56
8) Poulard F, et al, J Parenter Enteral Nutr 2010；34：125-30
9) McClave SA, et al, J Parenter Enteral Nutr 2016；40：159-211

コラム

消費エネルギーより少ないエネルギー投与量とは？

　CQ12-4の経腸栄養投与量に関するシステマティックレビューでは，消費エネルギーよりも少ないエネルギー投与量と消費エネルギー程度の投与量を行う群で比較を行った．前者には，腸管粘膜や免疫能維持などを目的とした消費エネルギー量の1/4や500 kcal/day（20 kcal/hr）程度の低用量投与（trophic feeding）や，酸化ストレスやオートファジー障害などを避ける目的で，消費エネルギー量の60～70%程度が投与される軽度エネルギー制限投与（permissive underfeeding/hypofeeding）が含まれる．後者には，少量の投与から開始し，最終的に消費エネルギー量に見合う量を投与する場合や，投与開始時から消費エネルギー量に見合う量の投与を目指し，胃残量の増加や下痢などの不耐性が出現したら減量する方法が含まれている．

栄養療法

CQ12-9 敗血症患者における急性期以降の栄養投与法は？

Answer

病態が急性期を乗り越えた場合，あるいは1週間程度を超えた時期からは，必要エネルギー（タンパク質を含めて25〜30 kcal/kg/day 程度）を満たす投与量が必要と考えられている．同時期のタンパク質も1 g/kg/day以上の投与量が望ましいとの考えがある．ただし，重症化前から栄養障害のある患者ではより早期に投与量を増やすほうがよいとの意見もある（BQに対する情報提示）．

1. 背景および本CQの重要度

急性期の栄養療法に関してはRCTを含む多くの臨床研究が施行されており，本ガイドラインでもCQとして取り上げている．しかし，急性期以降の栄養投与の方法や内容，投与量などに関しては言及されていない．実際の治療にあたっては，急性期以降の栄養療法も重要であり，本CQは有用であると考える．

2. 解　説

CQ12-4において弱く推奨されているように，急性期に意図して消費エネルギーよりも少なく栄養投与する場合や，不可抗力により栄養投与量が少なくなる場合があるが，その際に生じるエネルギー負債に配慮する必要がある．エネルギー負債は消費エネルギー量と投与エネルギー量の差

の累積であるが，エネルギー負債が大きくなるほど予後が悪化するといわれている[1]．エネルギー負債と予後との関係を示した研究は観察研究に限られており，その結果には考慮すべき交絡因子が介在すると考えられる．しかし，大きなエネルギー負債が患者の免疫や体組成に悪影響を与えるのは自明であり，急性期から回復期に移行した際には十分なエネルギー投与を行う必要があると考えられている．

急性期から回復期への移行は患者の病態ごとに大きく異なり，臨床的に急性期を脱したと判断されれば回復期の栄養療法に切り替える．多くの急性期栄養療法の臨床試験が7日前後を目安に介入期限としており[2-4]，先のエネルギー負債も鑑みて7日を目途に必要エネルギー（タンパク質を含めて25〜30 kcal/kg/day 程度）を満たす栄養投与を行う戦略とするのが一般的で

栄養療法

ある[5,6]．参考として，急性肺障害を対象とした RCT[7] において，7 日目以前まではエネルギー投与量の多い患者群で死亡率が高いのに対し，8 日目以降はエネルギー投与量が多いと逆に死亡率が低くなる傾向がみられた．これらは，急性期から回復期への移行にあたって栄養療法の見直しが必要となることを示唆している．

タンパク質投与に関しても同様に急性期を越えた時点で，十分なタンパク質の投与量を確保することが必要かもしれない．急性期以降のタンパク質量を具体的に何 g/kg/day とするべきかは CQ12-6 で議論されているようにエビデンスが不足しているが，健常時の推奨タンパク質摂取量を考えて最低でも 1 g/kg/day 以上必要と考えるのが一般的である．

なお，低体重や筋肉量減少など栄養不良のある患者は急性期から十分なエネルギー投与を考慮したほうがよいとの意見もあ

る．ただし，極度の栄養不良の患者に対する急速なエネルギー投与はリフィーディング症候群をきたす可能性があり，栄養の際にはリン，カリウム，マグネシウムおよび他の電解質の厳重なモニタリングが必要である．

● 文 献 ●

1) Berger MM, et al, Crit Care 2012；16：215
2) Wischmeyer PE, et al, Crit Care 2017；21：142
3) Allingstrup MJ, et al, Intensive Care Med 2017；43：1637-47
4) Rice TW, et al, JAMA 2012；307：795-803
5) Singer P, et al, Clin Nutr 2019；38：48-79
6) McClave SA, et al, J Parenter Enteral Nutr 2016；40：159-211
7) Braunschweig CL, et al, Am J Clin Nutr 2017；105：411-6

コラム

RCT における実際のビタミン C 投与量は？

CQ12-7-1 の「実施に関わる検討事項」で述べたように，今回のメタ解析に採用した RCT におけるビタミン C の投与量は様々であった．以下にまとめた表を示す．

Author	Year	対象患者	1 日投与量＊(mg)
Porter	1999	外傷患者	300
Tanaka	2000	熱傷患者	79,200
Crimi	2004	重症患者	500
Ferron-Celma	2009	敗血症患者	450
Nogueira	2013	重症患者	600
Heyland	2013	多臓器不全患者	1,500
Fowler	2014	敗血症・敗血症性ショック患者	2,500, 10,000
Howe	2015	人工呼吸患者	3,000
Zabet	2016	敗血症性ショック患者	5,000
Fowler	2019	敗血症患者と ARDS 患者	10,000
Fujii	2020	敗血症性ショック患者	6,000

＊50 kg 換算

血糖管理

CQ13-1 敗血症患者において，毛細管血を用いた簡易血糖測定装置による血糖測定を行うか？

Answer

敗血症患者において，毛細管血を用いた簡易血糖測定装置による血糖測定を行わないことを弱く推奨する（GRADE 2A：エビデンスの確実性＝「高」）．

1. 背景および本CQの重要度

ICUにおける血糖測定は簡易血糖測定器，血液ガス分析器を使用して行われることが多いが，使用機器や採血法によって結果が異なることがある．また，毛細管血を使用した簡易血糖測定は，他の方法と比較して不正確である可能性が高い．血糖測定方法の選択は，その後の治療にも関わる重要な臨床課題である．

2. PECO

P（患者）：成人集中治療患者．

E（曝露）：簡易血糖測定装置（毛細管血）．

C（対照）：血液ガス分析装置（動脈血・静脈血），簡易血糖測定装置（動脈血・静脈血）．

O（アウトカム）：（患者や集団にとっての重要なアウトカム）死亡，感染症，低血糖．（代理アウトカム）許容範囲外の測定誤差．

3. エビデンスの要約

PECOに合致した43件の研究を用いたメタ解析を実施した．許容範囲外の測定誤差は，一致度において検査室の血糖値±20％を誤差の許容範囲と定義して評価した．

4. 益と害のバランス

望ましい効果：毛細管血を用いた簡易血糖測定装置による測定は，動脈血・静脈血を用いた血液ガス分析装置あるいは簡易血糖管理装置と比較して，後述のように95％信頼区間（CI）を考慮しても許容範囲外の測定誤差が多くなるため，望ましい効果はあったとしても「わずか」と判断する．

望ましくない効果：生化学検査器と比較し，許容範囲外の測定誤差発生に関する効果推定値（1,000測定当たり）は，簡易血糖測定装置（毛細管血）は，血液ガス分析装置（動脈血・静脈血）と比較して，リスク差（RD）1,000測定当たり45回多い（95％CI：11回多い〜164回多い）（3観察研究），簡易血糖測定装置（毛細管血）は，簡易血糖測定装置（動脈血・静脈血）と比較し，RD 1,000測定当たり58回多い（95％CI：12回多い〜134回多い）（8観察研究），簡易血糖測定装置（毛細管血）は，血液ガス分析装置・簡易血糖測定装置（動脈血・静脈血）と比較し，RD 1,000測定当たり39

回多い（95% CI：14回多い～90回多い）（3
観察研究），血液ガス分析装置（動脈血・静
脈血）は，簡易血糖測定装置（動脈血・静
脈血）と比較し，RD 1,000測定当たり10
回少ない（95% CI：12回少ない～0回少な
い）（5観察研究）である．

　高血糖は死亡や感染症増加に，低血糖は
神経障害や死亡に関与する．測定が大きく
誤っていた場合，迅速に治療を受ける機会
が失われる可能性がある．毛細管血を用い
て簡易血糖測定装置で測定する方法は，
動脈血・静脈血を用いて血液ガス分析装置
または簡易血糖測定装置を測定する方法と
比較して1,000測定当たり39～58回，許容
範囲外の測定誤差が多くなるため，望まし
くない効果は「中」であると判断した．

益と害のバランス：毛細管血を用いて簡
易血糖測定装置で測定する方法と比較し
て，動脈血・静脈血を用いて血液ガス分析
装置または簡易血糖測定装置を測定する方
法がおそらく優位であると判断する．

5. アウトカム全般に関する エビデンスの確実性

　各アウトカムがすべて同じ方向性を示し
ているため，エビデンスの確実性の中でも
最も高い「高」とした．

6. 価値観

　血糖異常が見過ごされたり，発見が遅れ
たりすることを防ぐことの価値は高く，
そのばらつきは少ないことが予想される．
それに影響を与える可能性のある許容範囲
外の測定誤差に関する価値も高く，また，
ばらつきが少ないことが予想される．

7. 容認性

　毛細管血を採取することと動脈血，静脈

血を採取することの違いが大きな医療従事
者の負担になることはないだろう．特に，
動脈圧ラインが留置されている場合，容認
性は高いと考えられる．

8. 実行可能性

　敗血症診療を行う医療機関では，血液
ガス分析器を院内に有していることがほと
んどと考えられる．ない場合でも動脈血・
静脈血を用いた簡易血糖測定を代替手段と
して提示しており，実行可能性は高い．

9. 推奨グレーディング決定の 工程

　修正Delphi法を用いた投票によって，
中央値8，見解不一致指数0.164の結果と
なり，委員会で採択された（7点以上：
91.7%）．

10. 関連する他の診療ガイド ラインにおける推奨

　SSCG 2016では，毛細管血を利用した
簡易血糖測定は血糖値を正確に推定でき
ない可能性があるため，解釈に注意する
ようにとしている．また，動脈カテーテル
が挿入されている患者では簡易血糖測定器
での測定に毛細管血より動脈血を使用する
ことを提案している．

11. 実施に関わる検討事項

　動脈血・静脈血を用いた血液ガス分析装
置および簡易血糖測定装置による血糖測定
の測定誤差の発生率の相違はわずかであ
り，動脈血・静脈血を用いた簡易血糖測定
装置による血糖測定を選択してもよい．し
かし，これらの方法であっても測定誤差が
生じ得るため，適宜中央検査室での血糖測
定を行い，その正確性を確認する必要がある．

血糖管理

CQ13-2 敗血症患者の目標血糖値はいくつにするか？

Answer

敗血症患者の目標血糖値を 144〜180 mg/dL とすることを弱く推奨する（GRADE 2D：エビデンスの確実性＝「非常に低」）.

1. 背景および本 CQ の重要度

　高血糖は感染症の増加などから予後の悪化につながる可能性がある. 一方で, 高血糖是正のためにインスリンを使用した場合, 鎮静下の患者では低血糖の発見が難しく, 不可逆的な神経障害を招く危険がある. そのため, 低血糖を回避して, 感染症の低下などの益を得るための適切な血糖目標値はいくらかは重要な臨床課題である.

2. PICO

P（患者）：成人集中治療患者.

I（介入）：目標血糖値帯…110 mg/dL 未満, 110〜144 mg/dL, 144〜180 mg/dL, 180 mg/dL 以上.

C（対照）：上記各 4 群間の比較.

O（アウトカム）：死亡, 感染症発生率, 低血糖発生率.

3. エビデンスの要約

　35 件のランダム化比較試験（RCT）を用いたネットワークメタ解析を実施した.

4. 益と害のバランス

望ましい効果：死亡に関する効果推定値

は, 110 mg/dL 未満に対して, 110〜144 mg/dL ではリスク差（RD）1,000 人当たり40 人少ない（95％CI：100 人少ない〜30 人多い）（1RCT, 90 人）であり, 144〜180 mg/dL では RD 1,000 人当たり 27 人少ない（95％CI：45 人少ない〜8 人少ない）（5RCT, 7,323 人）であり, 180 mg/dL 以上では RD 1,000 人当たり 4 人多い（95％CI：22 人少ない〜35 人多い）（12RCT, 8,027 人）であった. 110〜144 mg/dL に対しては, 144〜180 mg/dL では RD 1,000 人当たり 6 人多い（95％CI：104 人少ない〜147 人多い）（1RCT, 20 人）であり, 180 mg/dL 以上では RD 1,000 人当たり 28 人多い（95％CI：14 人少ない〜81 人多い）（8RCT, 884 人）であった. 144〜180 mg/dL に対しては, 180 mg/dL 以上は RD 1,000 人当たり 1 人多い（95％CI：0 人多い〜3 人多い）（1RCT, 212 人）であった. 感染症に関する効果推定値は, 110 mg/dL 未満に対して, 144〜180 mg/dL では RD 1,000 人当たり 5 人少ない（95％CI：19 人少ない〜10 人多い）（3RCT, 6,185 人）, 180 mg/dL 以上では, RD 1,000 人当たり 25 人多い（95％CI：8 人多い〜43 人多い）（8RCT, 6,104 人）であった. 110〜144 mg/

dL に対して，180 mg/dL 以上では RD 1,000 人当たり 62 人多い（95％ CI：3 人多い〜135 人多い）（5RCT，485 人）であった．110 mg/dL 未満と 110〜144 mg/dL，110〜144 mg/dL と 144〜180 mg/dL，144〜180 mg/dL と 180 mg/dL 以上では直接比較がなかった．

望ましくない効果：低血糖に関する効果推定値は，110 mg/dL 未満に対して，110〜144 mg/dL では RD 1,000 人当たり 13 人多い（95％ CI：42 人少ない〜103 人多い）（1RCT，90 人）であり，144〜180 mg/dL では RD 1,000 人当たり 63 人少ない（95％ CI：67 人少ない〜58 人少ない）（5RCT，7,331 人）であり，180 mg/dL 以上では RD 1,000 人当たり 85 人少ない（95％ CI：94 人少ない〜75 人少ない）（12RCT，8,342 人）であった．110〜144 mg/dL に対して，144〜180 mg/dL では RD 1,000 人当たり 66 人少ない（95％ CI：72 人少ない〜58 人少ない）（1RCT，302 人）であり，180 mg/dL 以上では RD 1,000 人当たり 88 人少ない（95％ CI：121 人少ない〜37 人少ない）（7RCT，730 人）であった．144〜180 mg/dL に対して，180 mg/dL 以上では RD 1,000 人当たり 0 人多い（95％ CI：0 人多い〜0 人多い，※対照群の発生率が 0 であるため）（1RCT，212 人）であった．

益と害のバランス：各群間の効果のバランスは以下のとおりである．
110 未満に対して，110〜144，144〜180，180 以上のいずれも優位である．
110〜144 に対して，144〜180 は優位，180 以上は優位ではない．
144〜180 に対して，180 以上は優位ではない．

まとめると，144〜180 mg/dL が最も優位である．

5. アウトカム全般に関するエビデンスの確実性

各アウトカムが益と害の異なる方向性を示している群間もあり，重大なアウトカムに関するエビデンスの確実性の中でも最も低い「非常に低」とした．

6. 価 値 観

血糖管理のアウトカムに関する，価値観についてのデータはない．一般的に死亡に対して置く相対的価値は高く，そのばらつきは少ないことが予想される．

7. 容 認 性

インスリンの薬価は約 300 円/100 単位とコストの容認性は高い．血糖測定が頻回になった場合，看護師の労力は増加する．

8. 実行可能性

一般的な薬剤を用いた治療であり，どの病院においても実行可能性は高いといえる．

9. 推奨グレーディング決定の工程

修正 Delphi 法を用いた投票によって，中央値 8，見解不一致指数 0 の結果となり，委員会で採択された（7 点以上：100％）．

10. 関連する他の診療ガイドラインにおける推奨

SSCG 2016[1] では，2 回の連続する血糖測定値が 180 mg/dL を超えた場合にインスリンを開始し，目標血糖値の上限は 110 mg/dL 以下よりは 180 mg/dL 以下とするべきであるとしている．

11. 実施に関わる検討事項

使用する血糖測定装置に関しては CQ13-1 に情報提供を行った．

● 文 献 ●

1) Rhodes A, et al, Intensive Care Med 2017；43：304-77

体温管理

CQ14-1 発熱を伴う敗血症患者に解熱療法を行うか？

Answer

発熱を伴う敗血症患者に対して，解熱療法を行わないことを弱く推奨する（GRADE 2A：エビデンスの確実性＝「高」）.

1. 背景および本CQの重要度

発熱は，その原因検索のための診断や治療法変更へとつながる徴候であるとともに，患者不快感，全身の酸素需要増大，中枢神経障害などを生じる．一方，抗体産生増加，T細胞活性化，サイトカイン産生促進，好中球およびマクロファージ活性化を惹起させ，病原微生物の除去促進にも関連する．解熱療法は患者不快感の軽減，酸素需要増大の低減，中枢神経障害予防などを目的に施行されているが，有効性の評価は定まっていない．

2. PICO

P（患者）：感染症，敗血症あるいは敗血症性ショック患者.

I（介入）：あらゆる種類および投与量の解熱薬投与，体表・体内クーリングデバイスの使用.

C（対照）：プラセボ投与あるいは非介入.

O（アウトカム）：病院死亡，ICU滞在日数，あらゆる重篤な副作用，感染性合併症.

3. エビデンスの要約

敗血症診断基準を満たした患者のみを対象としたランダム化比較試験（RCT）7論文を用いたメタ解析を行った[1-7]．死亡アウトカムに関しては，全RCTを対象としたもの，バイアスリスクが低いRCTに限定したもの（Low RoB）の2通りを行った．エビデンスの確実性が高い解析を用いることと設定していたため，Low RoBのRCTに限定した解析の死亡アウトカムを採用した[1-5,7]．

4. 益と害のバランス

望ましい効果：Low RoBのRCTによる病院死亡に関する効果推定値は，リスク差（RD）1,000人当たり14人少ない（95% CI：52人少ない〜30人多い）（6RCT，1,439人）であり，ICU滞在日数に関する効果推定値は平均差（MD）0.26日短い（95% CI：0.99日短い〜0.46日長い）（2RCT，889人）であった．望ましい効果はわずかであると判断した．

望ましくない効果：重篤な副作用に関する効果推定値は，RD 1,000人当たり13人少ない（95% CI：22人少ない〜7人多い）（2RCT，1,144人）であった．望ましくない効果はわずかであると判断した．

益と害のバランス：病院死亡についての

相対的価値の設定によらず，効果のバランスは介入・比較のいずれも優位ではなかった．

5. アウトカム全般に関する エビデンスの確実性

採用したすべてのアウトカムの効果推定値の方向性は一致していた（効果なし）ため，一番高いアウトカムの確実性を採用した．アウトカム全体にわたるエビデンスの確実性は「高」である．

6. 価 値 観

各アウトカムに対する患者・家族の価値観に関するデータはない．死亡アウトカムに対する相対的価値は高く，ばらつきは少ないことが予想される．

7. 容 認 性

解熱薬の中で最も高価であり，静脈注射薬として標準的に使用されるアセトアミノフェン（1,000 mg）の薬価は 323 円であり，その費用は容認されるものであると考えられる．また，通常の臨床業務範囲内で行うことができる．ウォーターパッド体温管理装置を含むデバイスの使用により作業量は増加するものの，ICU における診療業務範囲内であると思われる．ウォーターパッド体温管理用ジェルパッドは，全身装着の際には約 10 万円と高額であるが（再使用禁止），敗血症患者に対する適用は限定的である．

8. 実行可能性

介入は多くの医療施設において実行可能である．

9. 推奨グレーディング決定の 工程

修正 Delphi 法を用いた投票によって，中央値 8，見解不一致指数 0.164 の結果となり，委員会で採択された（7 点以上：87.5%）．

10. 関連する他の診療ガイド ラインにおける推奨

SSCG 2016[8] を含むガイドラインでは取り上げられていない．J–SSCG 2016 においてはじめて採用し，本ガイドラインと同様「弱い非推奨」となっている．

11. 実施に関わる検討事項

発熱を伴う敗血症全例に対して解熱療法を行わないことを弱く推奨するが，容認性，実行可能性ともに問題ないことから，著しい高体温や発熱に伴う症状改善のためにはその限りではない．

● 文 献 ●

1) Bernard GR, et al, N Engl J Med 1997；336：912-8
2) Janz DR, et al, Crit Care Med 2015；43：534-41
3) Haupt MT, et al, Crit Care Med 1991；19：1339-47
4) Niven DJ, et al, J Crit Care 2013；28：296-302
5) Schortgen F, et al, Intensive Care Med 2015；41：1800-8
6) Yang YL, et al, Chin Med J（Engl）2013；126：1809-13
7) Young P, et al, N Engl J Med 2015；373：2215-24
8) Rhodes A, et al, Intensive Care Med 2017；43：304-77

体温管理

CQ14-2　低体温を伴う敗血症患者に復温療法を行うか？

Answer

低体温（深部体温＜35℃）を呈する敗血症患者において，低体温に伴う循環障害や凝固異常などを認める時には，循環動態の安定化に配慮して復温療法を行うことを弱く推奨する（エキスパートコンセンサス：エビデンス不十分）．

1. 背景および本CQの重要度

本邦の敗血症患者を対象とした多施設観察研究[1]では，ICU入室時における36℃未満の低体温は11.1％の患者で生じていた．低体温は感染防御能の低下に関連し，心機能低下・不整脈・電解質異常などの合併症を生じ得る．前述の多施設観察研究では，ICU入室時体温38℃を超える患者群に対する36℃未満患者群の病院死亡非調整オッズ比は1.76〔95％信頼区間1.13～2.73〕であり，低体温を呈した敗血症患者の予後は不良である．また，低体温症（深部体温＜35℃）においては，心収縮力低下・心拡張能低下・凝固異常が生じ得る[2-4]．低体温を伴う敗血症患者に対する復温療法は，転帰改善が期待される治療法の可能性があるが[5]，その有効性・有害性の評価は定まっていない．

2. PICO

P（患者）：体温低下を伴う成人敗血症あるいは敗血症ショック患者．

I（介入）：あらゆる薬物，体表あるいは体内デバイスの使用による復温療法（目標値および時間などの制限はない）．

C（対照）：非介入．

O（アウトカム）：病院死亡，ICU滞在日数，あらゆる重篤な副作用発生，感染性合併症，血圧低下．

3. エビデンスの要約

"rewarming"，"sepsis"，"septic shock"を基本として検索式を立案した．検索エンジンは，PubMed，CENTRAL，医学中央雑誌を用い，254文献が抽出された．重複を除いた203文献をスクリーニングし，体温低下を伴う成人敗血症あるいは敗血症ショック患者を対象としたランダム化比較試験（RCT）が存在しないことを確認した．

4. 益と害のバランス

望ましい効果：低体温時には心収縮力低下・心拡張能低下・凝固異常が生じることがあり，これらの低体温によると考えられる合併症を認めた際には，緩徐な復温を試

みたほうが患者に益する可能性が高いと考えられる．望ましくない効果は「小」であると判断した．

望ましくない効果：低体温からの復温の際には，血圧低下・循環血液量の相対的減少など，循環動態が不安定化する可能性があることを十分留意する必要がある．望ましくない効果は「小」であると判断した．

益と害のバランス：PICO に合致する RCT は存在せず不明であるが，患者の状態によってそのバランスは異なると考えられる．少なくとも高度低体温により循環不全を伴う場合は，復温による益が害を上回るものと考えられる．

5. アウトカム全般に関するエビデンスの確実性

システマティックレビューを行ったが，PICO に合致する RCT は存在しなかった．

6. 価値観

死亡率が低下することは患者・家族は一般的に重視すると考えられ，不確実性やばらつきはないと思われる．

7. 容認性

ウォーターパッド体温管理用ジェルパッドは，全身装着の際には約10万円と高額であるが（再使用禁止），敗血症患者に対する適用は限定的であると考えられる．エアーブランケットや毛布を使用することによるコストは低いと考えられる．

ウォーターパッド体温管理装置，エアーブランケットや毛布を使用することにより，医療従事者の仕事量が若干増加することが予想される．しかし，ICU における通常の診療業務範囲内であり，その影響は小さいと考えられる．また，これらの装置は多くの ICU で利用可能である．復温のための介入を行うことに関して，患者・家族・コメディカル・医師における評価と容認性に違いがないものと思われる．

8. 実行可能性

ウォーターパッド体温管理装置，エアーブランケットや毛布などは，多くの ICU で利用可能であると考えられる．

9. 推奨グレーディング決定の工程

修正 Delphi 法を用いた投票によって，中央値 8，見解不一致指数 0.164 となり，委員会で採択された（7 点以上：87.5％）．

10. 関連する他の診療ガイドラインにおける推奨

SSCG 2016[6]を含む国際ガイドラインなどにおいては取り上げられていない．J-SSCG 2016 においてはじめて採用したものであり，本ガイドラインと同様「弱い推奨」とされている．

11. 実施に関わる検討事項

低体温の重症度とこれに伴う症状の重篤度により，復温による益と害のバランスが異なる可能性がある．

● 文　献 ●

1) Kushimoto S, et al, Crit Care Med 2019；47：691-9
2) Brown DJA, et al, N Engl J Med, 2012；367：1930-8
3) Epstein E, et al, BMJ 2006；332：706-9
4) Wolberg AS, et al, J Trauma 2004；56：1221-8
5) Young PJ, et al, Crit Care 2014；18：109
6) Rhodes A, et al, Intensive Care Med 2017；43：304-77

DIC 診断と治療

CQ15-1 敗血症性 DIC の診断方法は？

Answer

DICの診断を行うために複数の診断基準が存在する．国内では急性期DIC診断基準が広く用いられており，海外ではISTH overt-DIC診断基準が標準として使用されている．診断基準間の優劣を判断することは困難であり，目的に応じて使い分ける（BQに対する情報提示）．

1. 背景および本CQの重要度

近年の研究から抗凝固療法の有効性が十分に発揮されるのは敗血症の中でもDICなどの凝固異常が著しい患者群に限られることが報告され，DIC診断は抗凝固療法の適応を判断し，患者の転帰に影響する重要な要素として改めて注目されている．一方，複数のDIC診断基準が存在する現状において，臨床上それらをどのように使い分けるかに関しては統一した見解はない．したがって，国内外のエビデンスを集約し，各診断基準の特性を理解して適用する必要があり，本ガイドラインの臨床疑問の1つとして取り上げた．

2. 解　説

敗血症では自然免疫の活性化とともに，凝固機能亢進，血小板や血管内皮の相互作用，抗凝固システムの障害などによって，凝固・線溶障害が引き起こされ，これらが制御可能な範囲を逸脱して全身性の著しい凝固異常が引き起こされた状態がDICである．敗血症性DICは，その頻度と致命率の高さから敗血症診療における最重要な臨床的課題の1つと考えられ，本邦では特に重要視されてきた．

近年，敗血症の中でも抗凝固療法によって転帰の改善が期待できるのは，DIC症例に限られることが示された[1-2]．また，本邦の大規模観察研究では，敗血症症例に対してDIC診断を行うこと自体が患者転帰の改善に関連し，DIC診断を繰り返し行うことで生存転帰の改善がより顕著になる可能性が報告された[3]．こうした一連の研究結果から，早期のDIC診断は適切に治療介入を行い，転帰を改善させる上で必要なプロセスと考えられる．

一方，複数のDIC診断基準をどのように使い分けるかに関しては，未だ統一した見解は示されていない．現在，敗血症性DICの診断を目的として最も広く用いられている基準は，急性期DIC診断基準（**表1**）[4]とISTH overt-DIC診断基準（**表2**）[5]である．

DIC 診断と治療

表1 急性期 DIC 診断基準 （文献4より引用）

スコア	SIRS	血小板数	PT 比	FDP （mg/L）
0	0〜2	≧120,000/µL	<1.2	<10
1	≧3	120,000> ≧80,000/µL または 24時間以内に30%以上低下	≧1.2	25> ≧10
2				
3		80,000/µL> または 24時間以内に50%以上低下		≧25

4点以上で DIC と診断する.

表2 ISTH overt-DIC 診断基準 （文献5より引用）

スコア	血小板数 （×10^4/µL）	Fibrinogen （mg/dL）	PT （秒）	FDP D-ダイマー
0	>10	>100	<3秒 延長	増加なし
1	5〜10	<100	3〜6秒 延長	
2	<5		>6秒 延長	中等度増加
3				著明増加

5点以上で DIC と診断する.

急性期 DIC 診断基準は，炎症に伴う凝固線溶異常を鋭敏に感知するために，診断項目に全身性炎症反応（SIRS）スコアや血小板の経日的な減少率を含めており，本邦では最も普及している．一方，国際標準である ISTH overt-DIC 診断基準は，急性期 DIC 診断基準と比較してより厳密な診断基準であり，過剰診断を回避できる一方で早期診断には適していない．

　DIC 診断はゴールドスタンダードが存在しないため，いずれの基準が優れているか判断することは困難であり，診断特性を理解した上で目的に応じた選択を行うことになる．すなわち，本邦では敗血症性 DIC を治療対象と考え，早期治療介入が可能となる診断基準が用いられることが多いのに対し，諸外国では敗血症性 DIC を治療の対象としていないため，病態を厳密に評価する

診断基準が適切と考えられている．以上の DIC 診断に関する見解は，本ガイドライン作成委員会の DIC 診療に関するワーキンググループによって考察され，その詳細は総説として公表されている[6].

● 文　献 ●

1) Umemura Y, et al, J Thromb Haemost 2016；14：518-30
2) Yamakawa K, et al, Crit Care 2016；20：229
3) Umemura Y, et al, Thromb Res 2018；161：60-6
4) Gando S, et al, Crit Care Med 2006；34：625-31
5) Taylor FB Jr, et al, Thromb Haemost 2001；86：1327-30
6) Iba T, et al, Acute Med Surg 2019；6：223-32

DIC 診断と治療

CQ15-2 敗血症性 DIC が疑われる症例での鑑別疾患は？

Answer

DIC 類似病態として，血栓性血小板減少性紫斑病 (thrombotic thrombocytopenic purpura：TTP) や溶血性尿毒症症候群 (hemolytic uremic syndrome：HUS)，ヘパリン起因性血小板減少症 (heparin induced thrombocytopenia：HIT) などが存在し，鑑別を要するこれらの疾患においては DIC とは異なる対応が必要になる (BQ に対する情報提示).

1. 背景および本 CQ の重要度

　敗血症を含む重症生体侵襲の多くが DIC を引き起こし得る一方で，慢性肝障害に伴う凝固因子の低下や，薬剤誘発性の血小板減少症，血栓性微小血管障害症 (thrombotic microangiopathy：TMA) など類似の血液検査異常をきたしながらも DIC とは一線を画す病態が存在する．この中には敗血症性 DIC とは異なる，特異的な治療アルゴリズムが必要な病態も含まれている．こうした背景から，敗血症性 DIC と診断した場合でも類似病態を鑑別する必要があるので，本ガイドラインの CQ として取り上げた．

2. 解　説

　DIC の本態は，基礎疾患の存在下における全身的な凝固活性化状態である．DIC 発生率は敗血症の 50% を超えるという報告もあり[1]，発症頻度は極めて高い．DIC から鑑別するべき疾患の中で，迅速に特異的な対応を行うことによって，救命あるいは重篤な後遺症発症の防止につながり得るものとして TMA が挙げられる．TMA は微小血管障害性溶血性貧血 (microangiopathic hemolytic anemia：MAHA)，消費性血小板減少，微小血管内血小板血栓による臓器機能障害を 3 主徴とする病態であり，志賀毒素を産生する病原性大腸菌 (Shiga toxin-producing *Escherichia coli*：STEC) による HUS, von Willebrand 因子 (vWF) の切断酵素である ADAMTS13 (a disintegrin-like and metalloproteinase with thrombospondin type 1 motif 13) の活性が先天的に (Upshaw-Schulman 症候群)，あるいは自己抗体により後天的に低下する TTP, 補体の異常な活性化に

よる非典型溶血性尿毒症症候群（atypical HUS：aHUS），その他の原因（自己免疫性疾患，移植関連など）による二次性 TMA に分類される[2]．TMA の発生頻度は，DIC と比べて約 1/150 との報告もある[3]．しかし，DIC と診断されても，実際には TMA であったり，TMA が並存している可能性は否定できない．

TMA に関しては，最近様々な診断フローが提唱されている[4-6]が，多くは DIC との鑑別が大きな分岐点となる．これらの急性期鑑別診断においては，第 1 段階で凝固障害[6]あるいは溶血[4,5]の有無のうち，どちらを先にスクリーニングするかという方針上の違いが注目される．当初は敗血症性 DIC と診断したものの，その治療に反応性が乏しい場合などでは，その背景に潜む TMA を念頭に置き，迅速な鑑別に基づき，血漿治療あるいは分子標的治療などへ速やかに切り替える必要がある[7]．また，TMA 以外の重要な類似疾患の 1 つである HIT（heparin-induced thrombocytopenia）は，4Ts スコアリング[8]によるスクリーニングや抗体検査などによる診断精度向上も相まって，早期に DIC と鑑別できるように

なってきた．一方，HELLP（hemolysis, elevated liver enzymes and low platelets）症候群[9]は妊娠高血圧症候群の重症型であり，分娩により速やかに改善するため，臨床診断によって比較的容易に鑑別できる．

本ガイドライン作成委員会の DIC 診療に関するワーキンググループから公表した総説でも，DIC 早期鑑別診断のための鑑別診断フローの 1 案を提唱した[7]．

● 文　献 ●

1) Gando S, et al, Thromb Res 2019；178：182-8
2) Kato H, et al, Pediatr Int 2016；58：549-55
3) Wada H, et al, Thromb J 2018；16：14
4) Azoulay E, et al, Chest 2017；152：424-34
5) Vincent JL, et al, Crit Care 2018；22：158
6) Iba T, et al, J Thromb Haemost 2019；17：415-9
7) Iba T, et al, J Intensive Care 2019；7：32
8) Warkentin TE, Thromb Haemost 2016；116：813-22
9) Weinstein L, Am J Obstet Gynecol 1982；142：159-67

DIC 診断と治療

CQ15-3 敗血症性 DIC にアンチトロンビンの補充を行うか？

> ## Answer
> 敗血症性 DIC 患者に対して，アンチトロンビンの補充療法を行うことを弱く推奨する（GRADE 2C：エビデンスの確実性＝「低」）．

1. 背景および本 CQ の重要度

すべての生体侵襲は DIC を引き起こし得るが，特に敗血症に起因する DIC は，その頻度と致命率の高さから最重要臨床課題と考えられる．アンチトロンビンはトロンビンと活性化第 X 因子を阻害することで抗凝固作用を発揮するだけでなく，血管内皮細胞のプロスタサイクリン産生を介した抗血小板機能も有することから[1]，敗血症性 DIC の病態を制御できる可能性が期待され，本邦の臨床現場でも幅広く使われている．しかし，過去の研究では，アンチトロンビンが敗血症性 DIC の予後に与える影響に関して相反する結果が公表されており，明確なエビデンスは確立されていない．このような状況下で敗血症性 DIC に対してアンチトロンビン投与を行うか否かは，敗血症診療における重要な課題であり，本ガイドラインの臨床疑問の 1 つとして取り上げた．

2. PICO

P（患者）：成人の敗血症性 DIC 患者．
I（介入）：アンチトロンビン製剤投与．
C（対照）：プラセボ投与あるいはアンチトロンビン非投与．
O（アウトカム）：死亡，出血性合併症発生，DIC 離脱．

3. エビデンスの要約

システマティックレビューの結果，PICO に合致したランダム化比較試験（RCT）が 5 件報告されており，これらを用いたメタ解析を実施した．

4. 益と害のバランス

本 CQ で推奨作成のために最終的に採用した重大なアウトカムは「死亡」と「出血性合併症」の 2 つである．

望ましい効果：アンチトロンビン製剤投与によって予期される有益な効果は死亡アウトカムの減少である．5 つの RCT から得られた死亡アウトカムの効果推定値とその 95%信頼区間（CI）は，1,000 人当たり 134 人少ない（58 人少ない〜192 人少ない）であり，アンチトロンビン製剤投与による望ましい効果は大きいと判断した．

望ましくない効果：採用した重大アウトカムの中で，アンチトロンビン製剤投与によって予期される有害な効果は出血性合併症アウトカムの増加である．3 つの RCT か

244

ら得られた出血性合併症アウトカムの効果推定値とその CI は，1,000 人当たり 9 人多い（24 人少ない〜94 人多い）であり，アンチトロンビン製剤投与による望ましくない効果はわずかであると判断した．

益と害のバランス：死亡と出血性合併症の効果推定値は，1,000 人当たり死亡 134 人減少に対して出血性合併症 9 人増加であり，相対的価値を無視しても 125 名の正味の利益が得られる．また望ましい効果（死亡の減少）の相対的価値は，望ましくない効果（出血の増加）に比べて一般的に高く，これを考慮しても利益が害を上回っている可能性が高い．

5. アウトカム全般に関するエビデンスの確実性

本 CQ で採用した 2 つの重大なアウトカムの効果推定値の方向性は相反しているため，その中で一番低いアウトカムの確実性を全体としては採用した．したがって，アウトカム全体にわたるエビデンスの確実性は「低」である．

6. 価値観

敗血症患者に対するアンチトロンビン製剤投与において，死亡と出血合併症に関して患者・家族からみた価値観に関しては質の高いエビデンスはない．一般的に，出血アウトカムに対して死亡アウトカムの相対的重要性は高く，そのばらつきは少ないことが予想される．

7. 容認性

アンチトロンビン製剤投与に伴う医療者の仕事量の増加はわずかである．アンチトロンビン製剤投与に伴うコストは 3 日間投与で約 181,200 円である．その薬価は高価ではあるが，利益と害のバランスを患者・家族の個人の視点から考えると，おそらく許容できるだろう．

8. 実行可能性

アンチトロンビン製剤の投与は本邦の多くの医療機関において実行可能であり，その実行可能性はおそらく高い．

9. 推奨グレーディング決定の工程

修正 Delphi 法を用いた投票によって，中央値 8，見解不一致指数 0.164 の結果となり，委員会で採択された（7 点以上：87.5%）．

10. 関連する他の診療ガイドラインにおける推奨

SSCG 2016 では弱い非推奨である．本邦の「感染症に伴う DIC 治療のエキスパートコンセンサス」では推奨度 B1（その推奨の効果に関する根拠が中等度である）で投与を推奨されている．J-SSCG 2016 では投与することを弱く推奨していた．

11. 実施に関わる検討事項

敗血症患者における出血性合併症の頻度とそれによるリスクは病態や手術治療の有無によって大きく異なる．特に，出血リスクの高いと判断される症例に対する使用方法は注意を要する．

● 文 献 ●

1) Levi M, et al, Semin Thromb Hemost 2008 ; 34 : 742-6

DIC 診断と治療

CQ15-4 敗血症性DICにヘパリン・ヘパリン類の投与を行うか？

Answer
敗血症性DIC患者に対して，ヘパリン・ヘパリン類投与を標準治療として行わないことを弱く推奨する（GRADE 2D：エビデンスの確実性＝「非常に低」）.

1. 背景および本CQの重要度

敗血症性DIC患者は，過度の凝固活性化が微小循環障害をもたらし，これが臓器不全を招くという理解から，敗血症性DIC患者に対して抗凝固療法の実施が評価されてきた．近年のメタ解析では，敗血症全般では抗凝固療法の効果は期待できず，その有効性は敗血症性DICに限られることが報告されている[1]．ヘパリンは最も古くから敗血症性DICの治療に使用されてきた薬剤であるが，現在のところ臨床転帰の改善効果に関しては評価が定まっていない．

本邦における臨床に即し，敗血症性DICに対するヘパリン・ヘパリン類投与の評価を改めて行うことを目的に設定した本CQは重要度の高いものと考えられる．

2. PICO

P（患者）：成人の敗血症性DIC患者.
I（介入）：ヘパリン・ヘパリン類投与.
C（対照）：プラセボ投与あるいはヘパリン・ヘパリン類非投与.
O（アウトカム）：全原因死亡，出血性合併

症発生，DIC離脱.

3. エビデンスの要約

システマティックレビューの結果，PICOに合致したランダム化比較試験（RCT）が2件報告されており，これらを用いたメタ解析を実施した.

4. 益と害のバランス

本CQで推奨作成のために最終的に採用した重大なアウトカムは「死亡」と「出血性合併症」の2つである.

望ましい効果：ヘパリン・ヘパリン類投与によって予期される望ましい効果は，死亡アウトカムの減少である．2つのRCTから得られた死亡アウトカムの効果推定値とその95％信頼区間（CI）は，1,000人当たり58人少ない（99人少ない～27人多い）であり，CIの上限と下限で大きく効果の方向性が異なる．したがって，ヘパリン・ヘパリン類投与による望ましい効果はわずかと判断した.

望ましくない効果：ヘパリン・ヘパリン類投与によって予期される望ましくない

効果は出血性合併症アウトカムの増加である．1つのRCTから得られた出血性合併症アウトカムの効果推定値とそのCIは，1,000人当たり52人少ない（85人少ない〜27人多い）であり，CIの上限と下限で大きく効果の方向性が異なる．したがって，ヘパリン・ヘパリン類投与による望ましくない効果もわずかと判断した．

益と害のバランス：死亡と出血性合併症の効果推定値は，1,000人当たり死亡58人の減少に対して出血性合併症は52人の減少で，相対的価値を無視しても110人の正味の利益が得られる．しかし，いずれのアウトカムに関しても不確実性が非常に強く，CIの上限と下限で大きく効果の方向性が異なる．したがって，益と害のバランスに関して，介入と比較対照のいずれも優位とはいえない．

5. アウトカム全般に関する エビデンスの確実性

本CQで採用した2つの重大なアウトカムの効果推定値の方向性は一致していたため，その中で一番高いアウトカムの確実性を全体としては採用した．したがって，アウトカム全体にわたるエビデンスの確実性は「非常に低」である．

6. 価 値 観

敗血症患者に対するヘパリン・ヘパリン類投与において，死亡と出血性合併症に関する患者・家族からみた価値観を評価した質の高いエビデンスはない．一般的に，出血アウトカムに対して死亡アウトカムの相対的重要性は高く，そのばらつきは少ないことが予想される．

7. 容 認 性

ヘパリン・ヘパリン類投与に伴う医療者の仕事量の増加はわずかである．ヘパリン・ヘパリン類投与に伴うコストは5日間投与で約1,600円である．その個人負担額は安価であり，おそらく許容できるだろう．

8. 実行可能性

介入は多くの医療施設において実行可能である．

9. 推奨グレーディング決定の 工程

修正Delphi法を用いた投票によって，中央値8，見解不一致指数0.164の結果となり，委員会で採択された（7点以上：83.3％）．

10. 関連する他の診療ガイド ラインにおける推奨

SSCG 2016では，敗血症性DICに対するヘパリン・ヘパリン類の使用は記載がない．一方，J-SSCG 2016では，敗血症性DICに対して，ヘパリン・ヘパリン類を標準治療として投与しないことが弱く推奨された．

11. 実施に関わる検討事項

標準的治療としてヘパリン・ヘパリン類投与を行うことは好ましくないが，症例に応じた適応判断を否定するものではない．

● 文 献 ●

1) Umemura Y, et al. J Thromb Haemost 2016；14：518-30

DIC 診断と治療

CQ15-5 敗血症性 DIC にリコンビナント・トロンボモジュリン投与を行うか？

Answer

敗血症性 DIC 患者に対して，リコンビナント・トロンボモジュリン製剤を投与することを弱く推奨する（GRADE 2C：エビデンスの確実性＝「低」）．

1. 背景および本 CQ の重要度

敗血症に起因する DIC は，頻度と致命率の高さから最重要臨床課題と考えられる．リコンビナント・トロンボモジュリンは主にトロンビンに結合して，プロテイン C の活性化を促進することで抗凝固作用を有し，そのレクチン様ドメインを介した抗炎症作用を有することから[1]，敗血症性 DIC の病態を制御できる可能性が期待され，本邦の臨床現場でも幅広く使われている．

過去の研究ではリコンビナント・トロンボモジュリンが敗血症性 DIC の予後に与える影響に関して相反する結果が公表されており，明確なエビデンスが確立されていない．敗血症性 DIC に対してリコンビナント・トロンボモジュリン投与を行うかは敗血症診療における重要な課題であり，本ガイドラインの臨床疑問として取り上げた．

2. PICO

P（患者）：成人の敗血症性 DIC 患者．
I（介入）：リコンビナント・トロンボモジュリン製剤投与．
C（対照）：プラセボ投与あるいはリコンビナント・トロンボモジュリン非投与．

O（アウトカム）：死亡，出血性合併症発生，DIC 離脱．

3. エビデンスの要約

システマティックレビューの結果，PICO に合致したランダム化比較試験（RCT）が 3 件報告されており，これらを用いたメタ解析を実施した．

4. 益と害のバランス

本 CQ で推奨作成のために最終的に採用した重大なアウトカムは「死亡」と「出血性合併症」の 2 つである．

望ましい効果：リコンビナント・トロンボモジュリン製剤投与によって予期される有益な効果は死亡の減少である．採用試験の 1 つ（SCARLET 試験：2019）では薬剤投与時に DIC 基準を満たしたサブグループの結果を採用した．3 つの RCT から得られた死亡アウトカムの効果推定値とその 95％信頼区間（CI）は，1,000 人当たり 41 人少ない（3 人多い〜78 人少ない）であり，投与による望ましい効果は「小」であると判断した．

望ましくない効果：採用した重大アウトカムの中で，予期される有害な効果は出血

性合併症の増加である．3つのRCTから得られた出血性合併症アウトカムの効果推定値とそのCIは，1,000人当たり12人多い（7人少ない〜42人多い）であり，投与による望ましくない効果はわずかであると判断した．

益と害のバランス：死亡と出血性合併症の効果推定値は，1,000人当たり死亡41人減少に対して出血性合併症12人増加であり，相対的価値を無視しても29名の正味の利益が得られる．また，望ましい効果（死亡の減少）の相対的価値は，望ましくない効果（出血の増加）に比べて一般的に高く，これを考慮しても利益が害を上回っている可能性が高い．

5. アウトカム全般に関するエビデンスの確実性

本CQで採用した2つの重大なアウトカムの効果推定値の方向性は相反しているため，その中で一番低いアウトカムの確実性を全体としては採用した．したがって，アウトカム全体にわたるエビデンスの確実性は「低」である．

6. 価 値 観

敗血症患者に対するリコンビナント・トロンボモジュリン製剤投与において，死亡と出血性合併症に対する患者・家族からみた価値観に関して質の高いエビデンスはない．一般的に，出血に対して死亡の相対的重要性は高く，そのばらつきは少ないことが予想される．

7. 容 認 性

リコンビナント・トロンボモジュリン製剤投与に伴うコストは6日間投与の場合約236,400円である．その薬価は高価では

あるが死亡を回避するという患者・家族が最も重視する利益と，費用，害のバランスを考えると，おそらく許容できるだろう．

8. 実行可能性

リコンビナント・トロンボモジュリン製剤の投与は，本邦の多くの医療機関において実行可能である．

9. 推奨グレーディング決定の工程

修正Delphi法を用いた投票によって，中央値7，見解不一致指数0.164の結果となり，委員会で採択された（7点以上：75％）．

10. 関連する他の診療ガイドラインにおける推奨

本邦の「感染症に伴うDIC治療のエキスパートコンセンサス」では推奨度B1（その推奨の効果に関する根拠が中等度である）で投与を推奨されている．またSSCG 2016，J-SSCG 2016においては，2016年の時点でSCARLET試験が進行中であったことから，ともに推奨を保留していた．

11. 実施に関わる検討事項

敗血症患者における出血性合併症の頻度とそれによるリスクは，腎障害などの合併症や病態，手術など侵襲的治療の有無によって大きく異なる．特に，出血リスクの高いと判断される症例に対する使用方法は注意を要する．

● **文 献** ●

1) van de Wouwer M, et al, Arterioscler Thromb Vasc Biol 2004；24：1374-83

DIC 診断と治療

CQ15-6 敗血症性 DIC にタンパク分解酵素阻害薬の投与を行うか？

Answer

敗血症性 DIC 患者に対して，タンパク分解酵素阻害薬投与を標準治療としては行わないことを弱く推奨する（GRADE 2D：エビデンスの確実性＝「非常に低」）.

1. 背景および本 CQ の重要度

　敗血症に起因する DIC は，頻度と致命率の高さから最重要臨床課題と考えられる．タンパク分解酵素阻害薬は DIC における過剰な凝固活性とともに線溶機能を抑制するため，他の抗凝固薬と比較して出血性合併症のリスクが少ないとされる．本邦の臨床現場では，敗血症を含む様々な基礎疾患に起因する DIC に対して使用されており，現在でも抗凝固療法の重要な選択肢の 1 つであるが，現在のところ臨床転帰の改善効果に関しては評価が定まっていない．このような背景から，敗血症性 DIC に対してタンパク分解酵素阻害薬の投与を行うかは敗血症診療において重要であり，本ガイドラインの臨床疑問の 1 つとして取り上げた．

2. PICO

P（患者）：成人の敗血症性 DIC 患者.
I（介入）：タンパク分解酵素阻害薬投与.
C（対照）：プラセボ投与あるいはタンパク分解酵素阻害薬非投与.

O（アウトカム）：死亡，出血性合併症発生，DIC 離脱.

3. エビデンスの要約

　システマティックレビューの結果，PICO に合致したランダム化比較試験（RCT）が 2 件[1,2]報告されており，これらを用いたメタ解析を実施した.

4. 益と害のバランス

　本 CQ で推奨作成のために最終的に採用した重大なアウトカムは「死亡」と「出血性合併症」の 2 つである.

　望ましい効果：予期される有益な効果は死亡アウトカムの減少である．2 つの RCT から得られた死亡アウトカムの効果推定値とその 95％信頼区間（CI）は，1,000 人当たり 39 人少ない（181 人少ない〜217 人多い）であり，CI の上限と下限で大きく効果の方向性が異なる．したがって，タンパク分解酵素阻害薬による望ましい効果はわずかであると判断した.

　望ましくない効果：重大アウトカムの中で，予期される有害な効果は出血性合併症

アウトカムの増加である．1つのRCTから得られた出血性合併症アウトカムの効果推定値とそのCIは，1,000人当たり161人少ない（223人少ない～120人多い）であり，CIの上限と下限で大きく効果の方向性が異なる．したがって，タンパク分解酵素阻害薬投与による望ましくない効果もまた，わずかであると判断した．

益と害のバランス：死亡と出血性合併症の効果推定値は，1,000人当たり死亡39人の減少に対して出血性合併症は161人の減少で，相対的価値を無視しても200人の正味の利益が得られる．しかし，いずれのアウトカムに関しても研究数や症例数が少ないため不確実性が非常に強く，CIの上限と下限で大きく効果の方向性が異なる．したがって，益と害のバランスに関して，介入と比較対照のいずれも優位とはいえない．

5. アウトカム全般に関するエビデンスの確実性

　本CQで採用した2つの重大なアウトカムの効果推定値の方向性は一致していたため，その中で一番高いアウトカムの確実性を全体としては採用した．したがって，アウトカム全体にわたるエビデンスの確実性は「非常に低」である．

6. 価値観

　敗血症患者に対するタンパク分解酵素阻害薬投与において，死亡と出血性合併症の患者・家族からみた価値観に関しては質の高いエビデンスはない．一般的に，出血に対して死亡の相対的重要性は高く，そのばらつきは少ないことが予想される．

7. 容認性

　タンパク分解酵素阻害薬投与に伴う医療者の仕事量の増加はわずかである．タンパク分解酵素阻害薬投与に伴うコストは5日間投与で約16,500円である．その薬価を考慮すると，おそらく許容できるだろう．

8. 実行可能性

　タンパク分解酵素阻害薬の投与は本邦の多くの医療機関において実行可能である．

9. 推奨グレーディング決定の工程

　修正Delphi法を用いた投票で，中央値8，見解不一致指数0.164となり，委員会で採択された（7点以上：91.7%）．

10. 関連する他の診療ガイドラインにおける推奨

　本邦の「感染症に伴うDIC治療のエキスパートコンセンサス」では推奨度B2（十分な根拠はないが，有害作用が少なく日常臨床で行われている）で投与を推奨されている．SSCG 2016では敗血症に対する推奨に関して記載はない．J-SSCG 2016においては，標準治療としては投与しないことを弱く推奨していた．

11. 実施に関わる検討事項

　敗血症患者における出血性合併症の頻度とそれによるリスクは病態や手術治療の有無によって大きく異なる．特に，出血リスクの高いと判断される症例に対する使用方法は注意を要する．

● 文 献 ●

1) Nishiyama T, et al, Crit Care Med 2000；28：1419-22
2) Hsu JT, et al, J Formos Med Assoc 2004；103：678-84

静脈血栓塞栓症対策

CQ16-1

敗血症における深部静脈血栓症の予防として機械的予防法（弾性ストッキング，間欠的空気圧迫法）を行うか？

Answer

敗血症患者において，深部静脈血栓症の予防として機械的予防法（弾性ストッキング，間欠的空気圧迫法）を行うことを弱く推奨する（エキスパートコンセンサス：エビデンス不十分）.

1. 背景および本CQの重要度

敗血症患者における静脈血栓症（venous thromboembolism：VTE）のリスクは，その他のICU患者より高いという報告がある[1]. VTEに関連した死亡も急性感染症で高いとも報告されているが，敗血症患者を対象とした各予防法の有効性，有害性についてエビデンスに基づいた見解は未だ得られていない. VTE予防に機械的予防法（弾性ストッキング，間欠的空気圧迫法）を行うかどうかを敗血症患者に限定して解析することが本ガイドラインにおいて重要であると考える.

2. PICO

P（患者）：敗血症および敗血症性ショックの患者.

I（介入）：機械的予防法（弾性ストッキング，間欠的空気圧迫法）を行う.

C（対照）：非介入.

O（アウトカム）：DVTの発症，PEの発症.

3. エビデンスの要約

システマティックレビューを行ったが，PICOに合致するランダム化比較試験（RCT）は存在しなかった. 対象患者をICUの重症患者としたシステマティックレビューや外傷患者を対象としたRCTにおいては，機械的予防法の低分子量ヘパリン（LMWH）に対する非劣性を示した報告がある[2,3]. 一方で，出血リスクのある重症患者を対象としたRCTや，重症患者を対象とした抗凝固療法との併用療法でのRCTにおいては，間欠的空気圧迫法の有効性を認めなかったという報告もある[4,5].

4. 益と害のバランス

望ましい効果：敗血症患者ではVTEの発症リスクが高いことが報告されており，肺血栓塞栓症のような致死的合併症を機械的予防により防ぐことができる可能性がある. したがって，望ましい効果は「中」であると判断した.

望ましくない効果：機械的圧迫による

皮膚損傷や，糖尿病，閉塞性動脈硬化症を持つ患者では血流障害が発生し得ることを考慮して，望ましくない効果は小さいと判断した．

益と害のバランス：機械的圧迫法によるVTE予防の益が害を上回ると考えられる．

5. アウトカム全般に関するエビデンスの確実性

システマティックレビューを行ったが，PICO に合致する RCT は存在しなかった．

6. 価 値 観

VTE を予防することについて，患者・家族とも重要視すると考えられるが，期待される効果以上に合併症を恐れる患者・家族もいるかもしれない．

7. 容 認 性

間欠的空気圧迫法や弾性ストッキング着用にかかる医療従事者の仕事量は若干増加する．コストについては，弾性ストッキングは医療用として安価に入手可能だが，間欠的空気圧迫のための機器を対象患者すべてに導入することは高額となり，病院によっては困難が予想される．以上から容認性は「おそらく，はい」であると判断した．

8. 実行可能性

弾性ストッキングは医療用としてどこでも安価に入手可能であり，利用もできる．間欠的空気圧迫のための機器は多くの病院が所有しており，いずれも使用は簡便であるため実行可能性は高いと考えられるが，病院によってはすべての対象患者に導入することは困難かもしれない．

9. 推奨グレーディング決定の工程

修正 Delphi 法を用いた投票によって，中央値 7.5，見解不一致指数 0.164 となり，委員会で採択された（7点以上：83.3％）．

10. 関連する他の診療ガイドラインにおける推奨

SSCG 2016 では，下腿の機械的圧迫法を抗凝固療法に併用することを "weak recommendation, low quality of evidence" として推奨している[6]．本邦では「肺血栓塞栓症および深部静脈血栓症の診断，治療，予防に関するガイドライン（2017年改訂版）」[7]の中で，DVT を発症するリスク分類とそれに応じた予防法が述べられている．いずれも敗血症患者を対象としたエビデンスはなく，解釈には注意が必要である．

11. 実施に関わる検討事項

実施に際して，機械的圧迫による皮膚損傷や糖尿病，閉塞性動脈硬化症を持つ患者では血流障害に注意する必要がある．

● 文 献 ●

1) Kaplan D, et al, Chest 2015；148：1224-30
2) Limpus A, et al, Am J Crit Care 2006；15：402-10
3) Ginzburg E, et al, Br J Surg 2003；90：1338-44
4) Vignon P, et al, Intensive Care Med 2013；39：872-80
5) Arabi YM, et al, N Engl J Med 2019；380：1305-15
6) Rhodes A, et al, Crit Care Med 2017；45：486-552
7) 伊藤正明，他，（10学会合同研究班），日本静脈学会 HP，2018

静脈血栓塞栓症対策

CQ16-2 敗血症における深部静脈血栓症の予防として抗凝固療法（未分画ヘパリン，低分子ヘパリン，ワルファリン，NOAC/DOAC）を行うか？

Answer

敗血症患者において，深部静脈血栓症の予防として抗凝固療法を行うことを弱く推奨する（エキスパートコンセンサス：エビデンス不十分）．

1. 背景および本 CQ の重要度

CQ16-1 の背景と同様に，VTE 予防に抗凝固療法を行うかどうか，敗血症患者に限定して解析することが本ガイドラインにおいて重要であると考える．

2. PICO

P（患者）：敗血症および敗血症性ショックの患者．

I（介入）：抗凝固療法（未分画ヘパリン，低分子ヘパリン，ワルファリン，NOAC/DOAC）を行う．

C（対照）：非介入．

O（アウトカム）：DVT の発症，PE の発症．

3. エビデンスの要約

システマティックレビューを行ったが，PICO に合致するランダム化比較試験（RCT）は存在しなかった．対象患者を ICU の重症患者とした RCT やメタ解析では，低分子量ヘパリン（LMWH），未分画ヘパリン（UFH），または Fondaparinux による VTE 予防で，VTE の発生率が約 40～60％ 減少したことが報告されている[1,2]．しかし，対象疾患，病態によって VTE の発生率が約 22～80％ と大きく異なっており[3]，結果を敗血症まで一般化するかどうかは慎重な解釈が必要である．

4. 益と害のバランス

望ましい効果：敗血症患者では VTE の発症リスクが高く，肺血栓塞栓症のような致死的合併症を，抗凝固療法により防ぐことができる可能性があり，望ましい効果は「中」であると判断した．

望ましくない効果：抗凝固療法による出血リスクやヘパリンの使用においては heparin-induced thrombocytopenia（HIT）発症のリスクがある．しかし，多くの報告例では有意な出血増加はなく，あっても重篤なものはわずかである．したがって，望ましくない効果は「小」であると判断した．

益と害のバランス：PICO に合致する RCT が存在しないため不明であるが，抗凝固療法による VTE 予防の益は害を上回ると判断した．

5. アウトカム全般に関する エビデンスの確実性

システマティックレビューを行ったが，PICO に合致する RCT は存在しなかった．

6. 価 値 観

VTE を予防することについて，患者・家族とも重要視すると考えられ，不確実性，ばらつきともないと考えるが，一部，期待される効果以上に合併症を恐れる患者・家族がいるかもしれない．

7. 容 認 性

抗凝固療法に用いる薬剤は一般臨床で用いる抗凝固薬で，多くの病院で採用されており，コストも比較的安価であるため，容認性は妥当なものと考える．しかし，一部には合併症への懸念から抗凝固薬の使用に否定的な意見を持つ医療従事者や患者・家族がいるかもしれない．

8. 実行可能性

抗凝固療法に用いる薬剤は一般臨床で用いる抗凝固薬で，多くの病院で採用され，投与方法，投与量もよく認知されており，実行可能性は高いと考える．

9. 推奨グレーディング決定の 工程

修正 Delphi 法を用いた投票によって，中央値 7，見解不一致指数 0.164 の結果となり，委員会で採択された（7 点以上：83.3%）．

10. 関連する他の診療ガイド ラインにおける推奨

SSCG 2016 では，禁忌事項がなければ低分子ヘパリンまたは未分画ヘパリンの予防投与を "strong recommendation, moderate quality of evidence" として強く推奨している．中でも低分子ヘパリンを "strong recommendation, moderate quality of evidence" として未分画ヘパリンよりも強く推奨している[4]．

本邦においては「肺血栓塞栓症および深部静脈血栓症の診断，治療，予防に関するガイドライン（2017 年改訂版）」[5]の中で，DVT を発症するリスク分類とそれに応じた予防法が述べられている．いずれも敗血症患者を対象としたエビデンスはなく，解釈には注意が必要である．

11. 実施に関わる検討事項

抗凝固療法による出血やヘパリンの使用においては heparin-induced thrombocytopenia（HIT）発症のリスクがあり，実施に際して注意を要する．

● 文 献 ●

1) Di Nisio M, et al, Drug Des Devel Ther 2013；7：973-80
2) Alhazzani W, et al, Crit Care Med 2013；41：2088-98
3) Attia J, et al, Arch Intern Med 2001；161：1268-79
4) Rhodes A, et al, Crit Care Med 2017；45：486-552
5) 伊藤正明，他，（10 学会合同研究班），日本静脈学会 HP，2018 https://js-phlebology.jp/wp/wp-content/uploads/2020/08/JCS2017.pdf （参照 2020-10-09）

静脈血栓塞栓症対策

CQ16-3 敗血症患者の VTE 予防はいつまで行うか？

> ## Answer
> 敗血症患者において，静脈血栓塞栓症（venous thrombo-embolism：VTE）の予防（機械的予防法または抗凝固療法）は歩行が可能になるまで，あるいは退院するまで行うことを弱く推奨する（エキスパートコンセンサス：エビデンス不十分）.

1. 背景および本 CQ の重要度

米国集中治療学会の SSCG 2016[1]，J-SSCG 2016 でも機械的圧迫，抗凝固薬による VTE の予防が推奨されているが，敗血症患者に対する各予防法の実施期間についてエビデンスに基づいた見解は得られていない．VTE 予防として用いられる機械的予防法は圧迫部の血行障害を起こすリスクがあり，抗凝固療法は出血性合併症を起こすリスクがある．このことから，漫然とVTE 予防を行うべきではないが，敗血症患者に対する VTE 予防の至適期間は定まっておらず，臨床現場でも中止時期の判断は施設や担当医によって様々である．

以上より，敗血症患者に対して VTE 予防をいつまで行うかという本 CQ の重要度は高いと考える．

2. PICO

P（患者）：敗血症および敗血症性ショックの患者.

I（介入）：機械的予防法（弾性ストッキング，間欠的空気圧迫法）または抗凝固療法を離床まで，または入院期間中のみ行う.

C（対照）：機械的予防法（弾性ストッキング，間欠的空気圧迫法）または抗凝固療法を離床後，または退院後も行う.

O（アウトカム）：DVT の発症，PE の発症.

3. エビデンスの要約

システマティックレビューを行ったが，PICO に合致するランダム化比較試験（RCT）は存在しなかった.

4. 益と害のバランス

望ましい効果：離床が困難な時期には機械的予防法や抗凝固療法により VTE を予防し，離床が可能になった段階で中止することで，機械的予防法による圧迫部の血行障害や抗凝固療法による出血性合併症のリスクを最小限に留めることができると考えられる．したがって，望ましい効果は「中」であると判断した.

望ましくない効果：離床後や退院後にVTE を発症し，肺塞栓症のような致死的合併症を発症する可能性があるため，望ましくない効果は「小」であると判断した.

益と害のバランス：PICO に合致する

RCT が存在しないため不明であるが，VTE の予防効果と合併症を発症するリスクのバランスから，機械的圧迫法および抗凝固療法を離床まで，または入院期間中のみ行うことは，離床後または退院後も行う場合と比較して，益が害を上回ると判断した．

5. アウトカム全般に関するエビデンスの確実性

システマティックレビューを行ったが，PICO に合致する RCT は存在しなかった．

6. 価値観

VTE を予防することは，患者・家族とも重要視すると考えられ，離床後や退院後にも弾性ストッキングによる機械的圧迫法や抗凝固療法による VTE 予防の継続を望む場合もあると考えられ，価値観はばらつく可能性がある．

7. 容認性

機械的予防法や抗凝固療法にかかる医療従事者の仕事量とそれらにかかるコストを考慮すると，機械的圧迫法および抗凝固療法を離床まで，または入院期間中のみ行うことの容認性は妥当なものである．

8. 実行可能性

機械的圧迫法および抗凝固療法を離床まで，または入院期間中のみ行うことは実行可能である．

9. 推奨グレーディング決定の工程

修正 Delphi 法を用いた投票によって，中央値 7，見解不一致指数 0.164 の結果となり，委員会で採択された（7 点以上：87.5％）．

10. 関連する他の診療ガイドラインにおける推奨

米国集中治療学会の SSCG 2016[1] および J-SSCG 2016 では，VTE 予防をいつまで行うかについての記載はない．肺血栓塞栓症および深部静脈血栓症の診断，治療，予防に関するガイドライン（2017 年改訂版）[2] は敗血症患者を対象にしたものではないが，いずれのガイドラインでも，「弾性ストッキングは手術予定患者の術前，術中，術後を通して，リスクが続く限り終日着用する．間欠的空気圧迫法は十分な歩行が可能となるまで装着する．低用量未分画ヘパリンは少なくとも十分な歩行が可能となるまで継続する」と記載されている．

また，米国胸部医学会のガイドライン[3] では，急性期の内科疾患で入院し，VTE 予防が実施された患者に対して，安静臥床や急性期入院の時期を過ぎた後まで予防期間を延長しないことが提案されている（GRADE 2B）．

11. 実施に関わる検討事項

一部の患者（自力歩行が不可能，人工呼吸患者のリハビリテーション目的の転院など）では VTE 予防の延長が必要かもしれない．

● 文 献 ●

1) Rhodes A, et al. Crit Care Med 2017；45：486-552
2) 伊藤正明，他，（10 学会合同研究班），日本静脈学会 HP，2018
3) Kahn SR, et al. Chest 2012；141：e195S-226S

Post-intensive care syndrome (PICS) と ICU-acquired weakness (ICU-AW)

CQ17-1 PICS の予防に早期リハビリテーションを行うか？

Answer

敗血症患者において，PICS の予防に早期リハビリテーションを行うことを弱く推奨する（GRADE 2D：エビデンスの確実性＝「非常に低」）．

1. 背景および本 CQ の重要度

ICU 患者における早期リハビリテーション（早期リハ）は，患者の筋肉量増加，運動機能改善，早期離床の促進，ADL 改善などが数多く報告されており，PICS を予防し得ると考えられる．しかしながら，敗血症患者に対する早期リハの有効性・有害性の評価は定まっておらず，臨床現場でも早期リハの定義・種類・開始時期・実施期間などについては多様性がある．本 CQ では早期リハを下記 ① ～ ④ と定義し，PICS への予防効果について検証する．

① 理学療法かつ / または作業療法（認知療法などは除く）．
② ベッド外でのリハビリテーションを含む．
③ 対照群よりも早期に開始．
④ ICU 入室から 1 週間以内に開始．

2. PICO

P（患者）：成人集中治療患者．
I（介入）：早期リハを実施する．
C（対照）：早期リハを実施しない．
O（アウトカム）：病院死亡，病院滞在日数，6 カ月時点の the Medical Outcomes Study 36-Item Short Form Health Sur-vey Physical Function scale（SF-36 PF），病院滞在時の Medical Research Council（MRC），6 カ月時点の Hospital Anxiety and Depression Scale（HADS），6 カ月時点の Mini-Mental State Examination（MMSE），あらゆる有害事象．

3. エビデンスの要約

システマティックレビューの結果，PICO に合致したランダム化比較試験（RCT）が 11 件施行されており，これらを用いたメタ解析を実施した．

4. 益と害のバランス

望ましい効果：病院滞在日数（10RCT：n ＝1,224）に対する効果推定値は 2.86 日短い（95％ CI：5.51 日短い～0.21 日短い），6 カ月時点の SF-36PF（3RCT：n ＝241）に対する効果推定値は 4.65 高い（95％ CI：16.13 低い～25.43 高い），病院滞在時の MRC（3RCT：n ＝196）に対する効果推定値は 4.84 高い（95％ CI：0.36 高い～9.31 高い），6 カ月時点の HADS（1RCT：n ＝37）に対する効果推定値は 0.3 高い（95％ CI：4.92 低い～5.52 高い），6 カ月時点の MMSE（1RCT：n ＝165）に対する効果推定値は 0.6

高い（95% CI：0.25 低い～1.45 高い），病院死亡（7RCT：n＝924）に対する効果推定値とその信頼区間（CI）は 1,000 人当たり 15 人多い（95% CI：24 人少ない～71 人多い）であった．死亡は増加傾向であるが，臨床的な差はないと考えられ，望ましい効果は「小」であると判断した．

望ましくない効果：有害事象発生（5RCT：n＝706）に対する効果推定値は 1,000 人当たり 14 人少ない（95% CI：38 人少ない～55 人多い）である．望ましくない効果はわずかであると判断した．

益と害のバランス：早期リハは，病院滞在日数の短縮と病院滞在時の MRC の増加を認めた．一方で，早期リハは病院死亡を増加する傾向を示した．以上により介入優位であるが，病院死亡の重要度を考慮し，おそらく介入が優位と判断した．

5. アウトカム全般に関するエビデンスの確実性

異なる方向性を示すアウトカムがあるため，重大なアウトカムに関するエビデンスの確実性の中で最も低いグレードである「非常に低」を全体的なエビデンスの確実性とした．

6. 価 値 観

PICS 予防に対する早期リハにおける各アウトカムに置く患者・家族の価値観に関するデータはない．しかし，一般的に死亡率低下や病院滞在日数短縮，身体機能・認知機能・精神状態などの機能回復や QOL 向上に対して置く相対的価値は高く，そのばらつきは少ないことが予想される．

7. 容 認 性

患者が負担する費用は医療保険の対象で
あり，患者個人の視点からおそらく許容できると考える．早期リハの実施によって医療者の仕事量が増えることが予測されるが，現行の診療報酬における人員配置などの施設基準上では許容可能と考える．

8. 実行可能性

集中治療領域での経験がある医療従事者と，早期リハの基準やプロトコルなどの整備が確保できれば実行可能と考える．

9. 推奨グレーディング決定の工程

修正 Delphi 法を用いた投票によって，中央値 8，見解不一致指数 0.178 の結果となり，委員会で採択された（7 点以上：95.8%）．

10. 関連する他の診療ガイドラインにおける推奨

J-SSCG 2016 では，敗血症あるいは集中治療患者において，PICS の予防に早期リハを行うことが弱く推奨（2C）されている．

PADIS ガイドライン[1]では，成人重症患者に早期リハを行うことが提案されている（条件付き推奨，低い質のエビデンス）．

11. 実施に関わる検討事項

敗血症患者への標準的治療として早期リハを行うことが望まれるが，学会などで示されている開始基準や中止基準などに照らし，各施設の人員配置や構造，利用可能な機器などに適した基準やプロトコルを作成して行うことを考慮する必要がある．

● 文 献 ●

1) Devlin JW, et al. Crit Care Med 2018；46：e825-73

Post-intensive care syndrome (PICS) と ICU-acquired weakness (ICU-AW)

CQ17-2 敗血症に対して，ICU-AW の予防に他動関節運動療法を行うか？

Answer

敗血症患者に対して，標準治療として他動関節運動療法を行うことを弱く推奨する（GRADE 2D：エビデンスの確実性＝「非常に低」）.

1. 背景および本 CQ の重要度

ICU-AW 発症は患者の予後不良と関連があり，ICU-AW 発症予防のために早期よりリハビリテーション介入が開始される．重症な敗血症患者では早期には積極的運動療法が困難な場合が多く，他動関節運動療法が主体となることが多い．そのため，敗血症患者における他動関節運動療法のICU-AW の発症予防に対する有効性を明らかにすることは，リハビリテーション介入計画を考える上で重要である．

2. PICO

P（患者）：成人集中治療患者．

I（介入）：他動関節運動療法（または通常のリハビリテーション介入に加えた集中的な他動関節運動療法の実施）．

C（対照）：他動関節運動療法の非実施（または通常のリハビリテーション介入）．

O（アウトカム）：筋力（握力，Medical Research Council：MRC），運動耐容能（6 min walk test：6MWD），日常生活動作（Functional Independence Measure：FIM），ICU 滞在日数または病院滞在日数，人工呼吸器装着期間または挿管期間，

あらゆる有害事象．

3. エビデンスの要約

システマティックレビューの結果，PICO に合致したランダム化比較試験（RCT）が 6 件施行[1-6]されており，これらを用いたメタ解析を実施した．

4. 益と害のバランス

望ましい効果：MRC score に関する効果推定値は，平均差（MD）0.96 低い（95% CI：4.13 低い〜2.21 高い）（3RCT：366 人）であり，6MWD に関する効果推定値は，MD 10.5 m 長い（95% CI：63.45 m 短い〜84.46 m 長い）（2RCT：173 人）である．FIM に関する効果推定値は，MD 3 高い（95% CI：5.42 低い〜11.42 高い）（1RCT：115 人）であり，ICU 滞在日数に関する効果推定値は，MD 0.36 日長い（95% CI：1.79 日短い〜2.51 日長い）（4RCT：277 人）である．病院滞在日数に関する効果推定値は，MD 0.74 日長い（95% CI：3.68 日短い〜5.15 日長い）（4RCT：277 人）であり，人工呼吸器装着期間に関する効果推定値は，MD 0.14 日長い（95% CI：1.03 日短い〜1.31 日長い）（4RCT：531 人）である．

望ましい効果は「小」であると判断した.

望ましくない効果：あらゆる有害事象の効果推定値は，リスク差（RD）1,000人当たり18人少ない（95% CI：42人少ない〜38人多い）（3RCT：n＝416）である．望ましくない効果はわずかであると判断した.

益と害のバランス：望ましい効果は小さく，望ましくない効果はわずかであった．患者が置く相対的価値の設定によらず，おそらく介入が優位であると考える.

5. アウトカム全般に関するエビデンスの確実性

異なる方向性を示すアウトカムがあるため，重大なアウトカムに関するエビデンスの確実性の中で最も低いグレードである「非常に低」を，全体的なエビデンスの確実性とした.

6. 価値観

敗血症患者に対する他動関節運動療法におけるアウトカムに関する，患者の価値観についてのデータはない．一般的に，ICU-AWの診断基準の1つである筋力やICU滞在日数に対して置く相対的価値は高く，そのばらつきは少ないことが予想される.

7. 容認性

他動関節運動療法はICUでの早期リハビリテーションの一部であり，通常の日常診療範囲のものである．患者が負担する費用は，患者の個人の視点からおそらく許容できるだろう．他動関節運動療法によって医療者の仕事量が増加することが予測されるが，その労働負担は多くないと考えられる.

8. 実行可能性

多くの施設において，医師，看護師，リハビリテーション関連職種による徒手的な他動関節運動療法であれば実行可能である.

9. 推奨グレーディング決定の工程

修正Delphi法を用いた投票によって，中央値7.5，見解不一致指数0.164の結果となり，委員会で採択された（7点以上：91.7%）.

10. 関連する他の診療ガイドラインにおける推奨

なし.

11. 実施に関わる検討事項

本介入における医師，看護師，リハビリテーション関連職種の労働負担は多くないと考えられる．ただし，研究で示されているようなベッド上でのリハビリテーション器具の新たな購入費も考慮する必要がある.

● 文　献 ●

1) Burtin C, et al, Crit Care Med 2009；37：2499-505
2) Karadas C, et al, Geriatr Nurs 2016；37：180-5
3) Machado ADS, J Bras Pneumol 2017；43：134-9
4) Fossat G, et al, JAMA 2018；320：368-78
5) Eggmann S, et al, PLoS One 2018；13：e0207428
6) Kho ME, et al, BMJ Open Respir Res 2019；6：e000383

Post-intensive care syndrome (PICS) と ICU-acquired weakness (ICU-AW)

CQ17-3 ICU-AW 予防に神経筋電気刺激を行うか？

Answer

敗血症患者に対して，標準的治療として ICU-AW 予防に神経筋電気刺激を行わないことを弱く推奨する（GRADE 2D：エビデンスの確実性＝「非常に低」）．

1. 背景および本 CQ の重要度

ICU-AW は生命予後，身体機能低下や健康関連 QOL 低下と関連している．神経筋電気刺激は重症患者の筋力低下予防の効果が期待されているが，敗血症患者や昇圧薬の使用患者，浮腫のある患者では有効な筋収縮が得られにくいという報告もあり[1]，敗血症患者に対する神経筋電気刺激の有効性は明らかではない．J-SSCG 2016 では，敗血症患者あるいは集中治療患者に対して，ICU-AW 予防として神経筋電気刺激を実施しないことが弱く推奨された．その後の知見を踏まえて，本 CQ では神経筋電気刺激の ICU-AW の発症予防効果について検証することは重要と考える．

2. PICO

P（患者）：成人集中治療患者．
I（介入）：神経筋電気刺激．
C（対照）：神経筋電気刺激の非実施．
O（アウトカム）：ICU 退室時の ICU-AW 発症率，ICU 退室時の Medical Research Council（MRC），人工呼吸期間，病院死亡，ICU 滞在日数．

3. エビデンスの要約

システマティックレビューの結果，PICO に合致したランダム化比較試験（RCT）が 10 件施行されており，これらを用いたメタ解析を実施した．

4. 益と害のバランス

望ましい効果：ICU 退室時の ICU-AW 発症率（1RCT：n＝28）に対する効果推定値は 1,000 人当たり 0 人の増減（95% CI：183 人少ない〜665 人多い），ICU 退室時の MRC（1RCT：n＝28）は，平均差（MD）1.00 高い（95% CI：4.19 低い〜6.19 高い），人工呼吸期間（7RCT：n＝262）については MD 1.56 日短い（95% CI：3.12 日短い〜0.01 日長い），病院死亡（5RCT：n＝251）については 1,000 人当たり 39 人少ない（95% CI：174 人少ない〜219 人多い），ICU 滞在日数（5RCT：n＝212）は MD 3.23 日長い（95% CI：3.35 日短い〜9.81 日長い）であった．望ましい効果はわずかであると判断した．

望ましくない効果：アウトカムの 1 つとしてあらゆる有害事象（疼痛，不快感，パッドのアレルギー）を設定したが，論文の

結果に記載がないため，評価できなかった．望ましくない効果については不明である．

5. アウトカム全般に関するエビデンスの確実性

今回採用したすべてのアウトカムの効果推定値の方向性は一致しているため，一番高いアウトカムの確実性を全体としては採用した．アウトカム全体にわたるエビデンスの確実性は「非常に低」である．

6. 価値観

ICU-AW 予防に神経筋電気刺激における，各アウトカムに置く患者・家族の価値観に関するデータはない．一般的に，ICU-AW の診断基準の1つである筋力に対して置く相対的価値は高く，そのばらつきは少ないことが予想される．

7. 容認性

神経筋電気刺激実施によって医療者の仕事量が増加することが予測されるが，その労働負担は多くないと考えられる．

8. 実行可能性

介入には「神経筋電気刺激装置」といっ

た機器を要するため，機器を有さない施設での施行は機器の購入などを要する．したがって，その実行可能性は「おそらく，いいえ」であると判断した．

9. 推奨グレーディング決定の工程

修正 Delphi 法を用いた投票によって，中央値 7.5，見解不一致指数 0.164 の結果となり，委員会で採択された（7点以上：100%）．

10. 関連する他の診療ガイドラインにおける推奨

なし．

11. 実施に関わる検討事項

重症患者全例に対する標準的治療としては行わないことが望まれる．

● 文 献 ●

1) van Aerde N, et al, Intensive Care Med 2020；46：1184-93

コラム

集中治療後症候群（post intensive care syndrome：PICS）

PICS とは，ICU 在室中あるいは ICU 退室後，さらには退院後に生じる身体機能，認知機能，精神の障害である．PICS の要因としては大きく以下の4つに分類可能である．① 患者の疾患および重症度，② 医療・ケア介入，③ ICU 環境要因（アラーム音，光），④ 患者の精神的要因（種々のストレス，自分の疾患や経済面，家族の不安）．これらの要因が複雑に絡み合い，PICS 発症に関わっているとされる．

小　児

CQ18-1 小児敗血症の初期蘇生に診療アルゴリズムを用いるか？

Answer
小児敗血症の初期蘇生に診療アルゴリズムを使用することを弱く推奨する（GRADE 2D：エビデンスの確実性＝「非常に低」）．

1. 背景および本CQの重要度

　小児敗血症患者の致死率は高く，治療成績を向上させる介入方法の確立は急務である．小児敗血症性ショックの治療に際して，系統的なアプローチで評価と介入を行い，可能な限り早急にショックから回復させることが重要である．小児敗血症に対するAmerican College of Critical Care Medicine- Pediatric Advanced Life Support（ACCM-PALS）アルゴリズムは世界的に普及しているが[1,2]，その妥当性と信頼性の検証が必要であると考えられる．

2. PICO

P（患者）：Goldstein定義での敗血症性ショック，重症敗血症，または感染症による臓器障害をきたした小児患者（新生児領域を除く）．

I（介入）：診療アルゴリズム（ACCM-PALSアルゴリズム，EGDTを含む）を利用した管理．

C（対照）：診療アルゴリズムによらない管理．

O（アウトカム）：死亡，ショック離脱期間．

3. エビデンスの要約

　システマティックレビューの結果，PICOに合致したものは1件の観察研究のみであった[3]．

4. 益と害のバランス

望ましい効果：本CQに対するランダム化比較試験（RCT）は存在せず，採用された1件の観察研究では，ACCM-PALSアルゴリズムの死亡アウトカム（1観察研究：n＝91）に対する効果推定値はリスク差（RD）1,000人当たり303人少ない（95%CI：357人少ない～107人少ない）であり，望ましい効果が期待された．

望ましくない効果：望ましくない効果となる重大なアウトカムの評価は事前に計画されなかった．診療アルゴリズムを用いて初期蘇生を実施することにより輸液過剰をきたすことが懸念されるが，その影響は死亡率の上昇に反映されると予測した．

益と害のバランス：本CQにおいては望ましくない効果をもたらすアウトカムが検討されていないが，望ましい効果は大きく，介入が優位と推定するのが妥当であろう．

小 児

5. アウトカム全般に関する エビデンスの確実性

　採用されたのは1件の観察研究のみであり，重症度などの交絡因子の調整は行われていなかった．エビデンスの確実性は「低」であるが，1件の観察研究のみに基づく非常に深刻なバイアスのリスクと，イベント数が小さいことに起因する深刻な不精確さを加味し，エビデンス総体としては「非常に低」と判断した．

6. 価 値 観

　小児敗血症患者に対して，診療ガイドラインを利用した管理における各アウトカムに置く患者・家族の価値観に関するデータはない．一般的に，死亡アウトカムに対して置く相対的価値は高く，そのばらつきは少ないことが予想される．

7. 容 認 性

　本介入に伴うコストは通常の敗血症診療に伴う介入と同等である．人手が乏しい施設での医療者にとっては労力の増加は免れ得ないが，介入を否定するほどではないと考える．

8. 実行可能性

　広く世界に普及しているアルゴリズムとはいえ，人手やスキルの問題などにより本介入を実行できない施設が存在する可能性がある．

9. 推奨グレーディング決定の 工程

　修正Delphi法を用いた投票によって，

中央値7，見解不一致指数0.164の結果となり，委員会で採択された（7点以上：91.7%）．

10. 関連する他の診療ガイド ラインにおける推奨

　J-SSCG 2016では，「小児敗血症診療においては，ACCM-PALS初期治療アルゴリズムを，患者の状態や現場の必要性に応じて用い得る（エキスパートコンセンサス／エビデンスなし）」と記載されている．

　SSCG in children 2020では，PALSやEGDTなど特定の診療アルゴリズムを推奨していない．ただし，Best Practice Statementとして，敗血症の小児に対してバンドル的なプロトコルやガイドラインを用いて診療することを推奨している[4]．

11. 実施に関わる検討事項

　小児敗血症の初期蘇生においては，末梢循環不全や臓器灌流の改善所見をこまめに評価すると同時に，湿性ラ音や新たな努力呼吸，肝腫大といった輸液過剰の所見の出現を見逃さないように注意する[4]．

● 文 献 ●

1) Carcillo JA, et al, Crit Care Med 2002；30：1365-78
2) Davis AL, et al, Crit Care Med 2017；45：1061-93
3) Han YY, et al, Pediatrics 2003；112：793-9
4) Weiss SL, et al, Intensive Care Med 2020；46：S10-67

小 児

CQ18-2 感染巣が推定しにくい小児敗血症に対する経験的抗菌薬はどのように選択するか？

Answer
発生場所（市中，院内，集中治療室など），患者背景（免疫状態，治療歴など）を考慮して，想定され得る微生物をカバーできる抗菌薬を選択する（表1を参照）（BQ に対する情報提示）．

1. 背景および本 CQ の重要度

小児敗血症の初期治療段階において，原因となる感染巣や原因微生物を推定することが困難なことも多いことから，本 CQ はそのような場合の抗菌薬選択を重要な課題として位置づけた．

2. 解 説

市中発症の場合，敗血症を起こす小児の細菌感染症としては肺炎球菌やインフルエンザ桿菌，黄色ブドウ球菌，大腸菌などの腸内細菌科細菌の頻度が高い．通常これらの細菌は第三世代セファロスポリンであるセフォタキシムが感性であることが多く，さらに，生後 1 カ月未満の場合にはリステリアのカバーとして[1]，アンピシリンの追加を考慮する．また，生後 1 カ月以降で髄膜炎の可能性が高い場合はセファロスポリンおよびカルバペネムの耐性株の肺炎球菌を考慮して[2,3]，バンコマイシンの追加を検討する[4]．

特に近年，腸内細菌科細菌における ESBL 産生菌の頻度が上昇してきており[5]，尿路や腹腔内感染症など腸内細菌科細菌が原因微生物と考えられる感染巣の敗血症で，抗菌薬の先行投与や医療曝露歴があるなどリスクが高い場合には[6]，ESBL 産生菌を念頭に置いたカルバペネムの選択も検討する[7]．

一般病棟や集中治療室（ICU）内で発症した小児敗血症も同様の考え方により抗菌薬を決定する．緑膿菌やアシネトバクターなどのブドウ糖非発酵菌も原因微生物となることがあり[8]，MRSA や真菌もリスクと重症度に合わせてカバーすることを検討する（CQ4-3 を参照）．患者本人の過去の耐性菌検出歴や抗菌薬の曝露歴は，原因微生物が耐性菌や真菌である可能性を高める[9]．

小 児

表1 感染巣が推定しにくい小児敗血症に対する経験的抗菌薬の選択

	想定する微生物	注 記
市中発症 セフォタキシム（セフトリアキソン） 《髄膜炎の可能性が高い生後 1 カ月未満》 リステリアを考慮してアンピシリンを追加 《髄膜炎の可能性が高い生後 1 カ月以上》 バンコマイシンを追加 《ESBL 産生菌のリスクが高い場合》 メロペネムに変更	肺炎球菌， インフルエンザ桿菌， 黄色ブドウ球菌， 大腸菌など	・基礎疾患，免疫不全の有無，周囲流行歴などを考慮する
院内発症 セフォタキシム（セフトリアキソン） or セフェピム or ピペラシリンタゾバクタム or メロペネム （＋バンコマイシン） （＋抗真菌薬）	腸内細菌科細菌， 緑膿菌などのブドウ糖非発酵菌， MRSA を含む黄色ブドウ球菌， 真菌など	・基礎疾患，治療歴，免疫不全の有無，耐性菌検出歴，院内アンチバイオグラムなどを考慮する ・バンコマイシンや抗真菌薬はリスクに応じて追加する

投与量
セフォタキシム	200 mg/kg/day 6 時間毎（髄膜炎；300 mg/kg/day 6 時間毎）最大 12 g/day
アンピシリン	200 mg/kg/day 6 時間毎（髄膜炎；400 mg/kg/day 6 時間毎）最大 12 g/day
セフェピム	150 mg/kg/day 8 時間毎　最大 6 g/day
ピペラシリンタゾバクタム	337.5 mg/kg/day 8 時間毎　最大 18 g/day
メロペネム	120 mg/kg/day 8 時間毎　最大 6 g/day
バンコマイシン	60 mg/kg/day 6 時間毎

● 文 献 ●

1) Thigpen MC, et al, N Engl J Med 2011；364：2016-25

2) Okada T, et al, Pediatr Int 2016；58：192-201

3) Nakano S, et al, Emerg Infect Dis 2018；24：275-83

4) Olarte L, J Pediatric Infect Dis Soc 2019；8：187-8

5) Lukac PJ, et al, Clin Infect Dis 2015；60：1389-97

6) Kizilca O, et al, Pediatr Int 2012；54：858-62

7) Leber WJA, Principles and Practice of Pediatric Infectious Diseases (5th ed). Elsevier；2017；819-22

8) Niedner MF, et al, Infect Control Hosp Epidemiol 2011；32：1200-8

9) Zaoutis TE, et al, Clin Infect Dis 2010；51：e38-45

小 児

CQ18-3

小児敗血症診療において，どのような場合に経験的治療に抗ヘルペスウイルス薬を含めるか？

Answer

単純ヘルペスウイルスの罹患率が高く罹患すると重症化しやすい生後1カ月未満で，中枢神経感染症が疑われる場合，もしくは細菌感染巣が特定できない場合がある（BQに対する情報提示）．

1. 背景および本CQの重要度

単純ヘルペスウイルス（herpes simplex virus：HSV）は小児敗血症の原因微生物の1つであり，治療の遅れは死亡や重篤な後遺症の増加を招くことが報告されている[1,2]．しかし，HSVによる敗血症は臨床症状が非特異的であり，臨床像や迅速検査から病原微生物がHSVかどうかを見分けることは困難なため，確定診断を待たずに抗ヘルペスウイルス薬の投与を開始することを検討しなくてはならない．

一方，抗ヘルペスウイルス薬はその副作用やコストといった面でも懸念が残るため，小児敗血症患者に対する経験的治療に抗ヘルペスウイルス薬を含めるかを検討することは重要であると考えた．

2. 解 説

患者がHSVによる敗血症に罹患している場合には，経験的治療として早期から抗ヘルペスウイルス薬を投与することにより，予後の改善が期待されるが，HSVによる敗血症は決して頻度の高いものでは

ない[3]．ある観察研究によれば，日齢0〜28および日齢29〜60のHSV感染症患者1人を治療するために，それぞれ152人（95%CI：123〜185）と583人（95%CI：384〜909）に経験的治療としての抗ヘルペスウイルス薬が投与されていた[3]．

現時点で小児敗血症の経験的治療として抗ヘルペスウイルス薬を含めるか否かを検討したRCTは存在しないが，抗ヘルペスウイルス薬の使用時には，腎機能障害[4]や血球減少，精神神経症状などの重篤な副作用が出現することがあり，日齢29以降では害を受ける患者の割合がより増加すると考える．したがって，おおむね生後1カ月未満で，感染巣として中枢神経感染症が疑われるか，感染巣が確定できない患者において，抗ヘルペスウイルス薬を経験的治療に含めることが妥当であると考える．

● 文 献 ●

1) Raschilas F, et al, Clin Infect Dis 2002；35：254-60
2) Shah SS, et al, Pediatrics 2011；128：1153-60
3) Cruz AT, et al, Pediatrics 2018；141：e20171688
4) Rao S, et al, J Pediatr 2015；166：1462-8

小　児

CQ18-4 小児敗血症に対する循環管理の目標血圧は？

Answer

適切な目標血圧は不明であり，年齢や臓器循環などを考慮して設定する．健康小児の平均血圧の中央値「55＋年齢×1.5 mmHg」と5パーセンタイル値「40＋年齢×1.5 mmHg」が参考になる（BQ に対する情報提示）．

1. 背景および本 CQ の重要度

敗血症診療において，その治療効果，あるいは治療方針変更などの意思決定を行う際に血圧（低血圧）を評価指標の1つとすることは一般的である．小児の敗血症診療においても「低血圧」が組織灌流低下の1つのサインとして明示されている[1]．しかし，至適血圧は年齢，体重などに大きく依存し，さらに，全身状態や臓器障害，それに対して必要な組織灌流圧などを加味する必要があり，一様に論じることは難しい．その一方で基準となる値についてその背景を理解し，その基となるエビデンスを整理しておくことは有意義であり，CQ として取り上げた．

2. 解　説

必要な臓器循環を維持することを念頭に，平均血圧に基づいて個別的に目標設定することが望ましいが，現時点において収縮期血圧に基づく管理との優劣は明らかでない．数値目標に関しては参照できる文献が存在せず，本ガイドラインの作成にあたった専門家の間でも，意見の一致を見なかった．参考として海外の健康小児の血圧の正常範囲に関する大規模な調査報告がある[2]．収縮期血圧，拡張期血圧のみならず平均血圧についても年齢を考慮した指標が記載されており，管理目標値や許容下限値を設定する際に参考にできる．ただし，個々の病態やそれに応じた必要な臓器循環などを評価しながら，管理目標となる血圧を個別に設定する必要があることを付け加える．

● 文　献 ●

1) Davis AL, et al, Crit Care Med 2017；45：1061-93
2) Haque IU, et al, Pediatr Crit Care Med 2007；8：138-44

小　児

CQ18-5

小児敗血症における輸液に対する反応の評価方法は？

Answer
輸液に対する反応の評価には，臨床所見〔脈拍数，血圧，末梢・中枢の温度較差や脈の触知，毛細血管再充満時間（capillary refill time：CRT）〕や検査値（乳酸クリアランスや心エコー所見など）が参考になる（BQに対する情報提示）．

1. 背景および本CQの重要度

　小児敗血症の初期診療において，前負荷の適正化は循環動態を安定化する過程の基礎である[1]．しかし，前負荷が適正かどうかを評価することは容易ではなく，その一方で，輸液過剰は臓器機能の回復を妨げる可能性も指摘されている[2]．したがって，輸液による循環動態の改善を事前に予測したり，事後に評価したりするのに臨床上有用な指標を整理することは，重要と考える．

2. 解　説

　輸液蘇生に対する反応性の評価法には，① 輸液を実施したら心拍出量が増加するかを事前に予測するための指標，② 輸液により心拍出量が増加したかを事後に評価するための指標，の2つがある．

　小児領域において，十分な信頼に足る予測指標 ① は現在までのところ存在しない[3]．Ganら[3]は，様々な背景の重症小児を対象としたシステマティックレビュー（SR）において，信頼できる静的指標はなく，動的指標の中でもドップラー心エコーにより計測される respiratory variation in aortic blood flow peak velocity（$\triangle V_{peak}$）を唯一信頼できるとした．しかし，Desgrangesら[4]は，ICUと手術室の小児を対象としたより最近のSRにおいてその知見を確認しながらも，カットオフ値は7〜20％とばらついており，臨床判断への利用は時期尚早とした．なお，stroke volume variation（SVV）や pulse pressure variation（PPV），下大静脈径のエコー評価は，小児を対象とした複数の研究において信頼性が確認されておらず[3]，passive leg raising（PLR）は有用性を示唆されながらも報告は未だ1件に留まる[5]．

　一方，② に関しては，初期輸液蘇生では10〜20 mL/kgの細胞外液輸液をボーラス投与するたびに，その効果を複数の指標を組み合わせて再評価する頻脈や低血圧の是正，脈の触知の改善，末梢・中枢の温度較差の縮小といった臨床所見は，1回拍出量や心拍出量の増加を示唆する．また，臓器低灌流に起因した意識障害や乏尿が改善するかも観察する[1]．

　CRTは通常2秒を超えると皮膚灌流の低下が示唆され，末梢循環不全の可能性が疑われる[6,7]．CRTは非侵襲的であり，反復

小児

して経時的に評価が可能な指標として汎用されている[1]．PICU入室中の小児において，CRT≦2秒が$S_{CV}O_2$≧70％と相関することや[8]，CRT≧3秒と死亡が関連することも示唆されている[9]．一方で，CRTは患者年齢や測定部位，圧迫時間，気温，皮膚温といった因子に影響されるため[6]，ストップウォッチを利用するなど評価方法を一定にするよう留意する[7]．また，評価者間一致性が低いことや[6]，侵襲的な循環動態指標との相関が低いとする指摘もあり[10,11]，CRT単独で循環動態を評価することは避ける．

乳酸値の上昇は主として組織低酸素を反映し，Sepsis-3では成人の敗血症性ショックの定義にも採用された[12]．小児領域でも複数の観察研究において，診断時の高乳酸血症と死亡率の上昇との関連や[13-15]，循環介入で乳酸値が低下しないことと死亡との関連[16]，乳酸値の正常化と臓器機能の回復との関連[17]が報告されている．一方，臨床所見から診断された小児敗血症性ショック症例では，必ずしも高乳酸血症を伴っていないことも指摘されている[1]．したがって，初診時から乳酸値が高い症例に限り，輸液によりその値が低下するかを評価指標として参照できると考えられるが，有効と判断できる乳酸クリアランスのカットオフ値は明らかでなく，他の指標と組み合わせて判断する必要がある．

心エコーはベッドサイドで非侵襲的に前負荷や収縮性を反復評価でき，先天性心疾患や肺高血圧症・右心不全の合併の有無も確認できる[1]．輸液により適切な左室拡張末期容量が確保されたかを評価するとともに，房室弁逆流をきたすほどの輸液は過負荷と判断する根拠となる．Ranjitら[18]は，標準的な小児敗血症性ショックの管理に加えて，診断後6時間以内に心エコーを実施し，多くの患者で輸液や循環作動薬の調整が可能であったと報告している．しかし，心エコーを管理に加えることで予後が改善するかは依然として不明である．

最後に，小児領域でも輸液過剰のもたらす害が多数報告されている．Alobaidiら[2]は，重症小児を対象としたSRにおいて，輸液過剰が死亡率上昇や人工呼吸管理の長期化，急性腎傷害の増加と関連することを示した．初期輸液蘇生中に，努力呼吸の増悪や湿性ラ音，肝腫大，ギャロップ音が出現した際には速やかに輸液投与を中断し[1]，再評価することが重要である．

● 文 献 ●

1) Davis AL, et al, Crit Care Med 2017；45：1061-93
2) Alobaidi R, et al, JAMA Pediatr 2018；172：257-68
3) Gan H, et al, Anesth Analg 2013；117：1380-92
4) Desgranges FP, et al, Paediatr Anaesth 2016；26：37-47
5) Lukito V, et al, Pediatr Crit Care Med 2012；13：e155-60
6) Pickard A, et al, Anesth Analg 2011；113：120-3
7) Fleming S, et al, Arch Dis Child 2015；100：239-49
8) Raimer PL, et al, J Pediatr 2011；158：968-72
9) Fleming S, et al, PLoS One 2015；10：e0138155
10) Tibby SM, et al, Arch Dis Child 1999；80：163-6
11) Lobos A, et al, Pediatr Crit Care Med 2012；13：136-40
12) Singer M, et al, JAMA 2016；315：801-10
13) Hatherill M, et al, Intensive Care Med 2003；29：286-91
14) Scott HF, et al, JAMA Pediatr 2017；171：249-55
15) Scott HF, et al, Acad Emerg Med 2012；19：1276-80
16) Kim YA, et al, Intensive Care Med 2013；39：1818-23
17) Scott HF, et al, J Pediatr 2016；170：149-155
18) Ranjit S, et al, Pediatr Crit Care Med 2014；15：e17-26

小　児

CQ18-6 　小児敗血症に対する初期輸液の速度や量は？

Answer

心不全を合併していない小児敗血症の初期輸液として，輸液に対する反応を評価しながら10〜20 mL/kgずつボーラス投与を反復する方法がある．一方，輸液過剰を示唆する臨床所見の出現や輸液に対する反応の鈍化があれば，輸液蘇生中断の参考になる．輸液速度や輸液量の上限についての質の高いエビデンスはない（BQに対する情報提示）．

1. 背景および本CQの重要度

　敗血症診療における適切な初期輸液は重要である．小児敗血症性ショックに対する初期治療アルゴリズムにおいては，敗血症性ショックの早期認識と急速輸液の開始が強調されている[1]．しかし，輸液過剰への警鐘もあり，適切な初期輸液に関する本CQは小児敗血症診療の質を高めるために重要な課題であると考えられる．

2. 解　説

　小児敗血症性ショック初期治療アルゴリズムおよびACCM-PALSアルゴリズム[1]では，敗血症性ショックを疑った際には20 mL/kgの等張晶質液を5〜10分かけてボーラス投与し，ショックの徴候が持続すれば必要に応じて最初の1時間に計40〜60 mL/kgまで反復してもよいと示されている．また，ACCM-PALSアルゴリズム[2-4]や

その他の急速輸液を含む初期治療アルゴリズム[5-10]に従った治療により，生命予後が改善したとする報告や，病院滞在日数が短縮したとする報告がある．

　しかし，敗血症性ショック患者が含まれる循環不全を合併した重症小児熱性疾患に対する初期輸液蘇生の効果を検討した多施設非盲検RCT（FEAST trial）では，急速輸液なし群と比較して急速輸液群で死亡率が高かった[11]．本邦とは異なる人工呼吸を含む集中治療管理が不可能な診療環境での検討であるが，敗血症診療における輸液過剰の危険を認識する必要性を示唆している．また，小児敗血症性ショック患者に対して，20 mL/kgの輸液負荷を15〜20分毎に行う群と5〜10分毎に行う群のRCTでは，5〜10分毎に行う群で気管挿管，人工呼吸管理となる割合が増加したとの報告があり[12]，輸液負荷の1回投与量としての20 mL/kgが輸液過剰を招く可能性も検討さ

小 児

れている[13].

　これらの知見を考慮に入れると，本邦の集中治療管理が可能な医療環境においては急速輸液による初期蘇生は依然として小児敗血症診療の基本であるものの，従来の20 mL/kg単位よりもやや控えめな等張晶質液10〜20 mL/kg単位でのボーラス投与が妥当であろう．そして，ボーラス投与中や投与後にもその都度，輸液過剰や輸液に対する反応の鈍化を評価することが重要である．

　輸液過剰の可能性を示唆する湿性ラ音，呼吸窮迫，肝腫大などを認めれば，輸液蘇生中断の参考になる．また，輸液に対する反応は，末梢/中枢の温度較差の縮小など末梢循環の改善，血圧上昇，心拍数低下，尿量増加，意識状態改善などで評価できるが（CQ18-5を参照），ボーラス輸液を断続的に繰り返す中でその反応が乏しくなれば，輸液蘇生の中断や輸液投与の減速を考慮する[1].　なお，輸液速度や輸液量の上限についての質の高いエビデンスはない．

● 文　献 ●

1) Davis AL, et al, Crit Care Med 2017；45：1061-93
2) Han YY, et al, Pediatrics 2003；112：793-9
3) Oliveira C, et al, Pediatr Emerg Care 2008；24：810-5
4) Carcillo JA, et al, Pediatrics 2009；124：500-8
5) Booy R, et al, Arch Dis Child 2001；85：386-90
6) Cruz AT, et al, Pediatrics 2011；127：e758-66
7) Paul R, et al, Pediatrics 2012；130：e273-80
8) van Paridon BM, et al, Crit Care 2015；19：293
9) Lane RD, et al, Pediatrics 2016；138：e1-9
10) Evans IVR, et al, JAMA 2018；320：358-67
11) Maitland K, et al, N Engl J Med 2011；364：2483-95
12) Sankar J, et al, Pediatr Crit Care Med 2017；18：e435-45
13) Inwald DP, et al, Arch Dis Child 2019；104：426-31

小　児

CQ18-7　小児敗血症性ショックに対して，第1選択の循環作動薬としてドパミンを使用するか？

Answer

小児敗血症性ショックに対して，第1選択の循環作動薬としてドパミンを使用せず，循環動態に応じてアドレナリンかノルアドレナリンを選択することを弱く推奨する（アドレナリンに対しては GRADE 2D：エビデンスの確実性＝「非常に低」，ノルアドレナリンに対してはエキスパートコンセンサス：エビデンス不十分）．

1.　背景および本 CQ の重要度

J-SSCG 2016 では，小児の敗血症性ショック患者に対する第1選択の循環作動薬としてアドレナリンが提示されているが，本邦の臨床現場では依然ドパミンが多く使用されていると推測されるため[1]，本 CQ は重要と考える．

2.　PICO

P（患者）：Goldstein 定義での敗血症性ショック小児．

I（介入）：初期循環管理におけるあらゆる投与量，投与期間のドパミン投与．

C（対照）：初期循環管理におけるあらゆる投与量，投与期間のアドレナリン投与またはノルアドレナリン投与．

O（アウトカム）：全原因死亡，ショック離脱期間，ICU 滞在日数，あらゆる重篤な副作用（院内感染症など）．

3.　エビデンスの要約

システマティックレビューの結果，PICO に合致したランダム化比較試験（RCT）が2件施行され[2,3]，いずれもアドレナリンが比較対照に設定されていた．

4.　益と害のバランス

1　対アドレナリン

望ましい効果：ICU 滞在日数に対する効果推定値は，平均差（MD）1.00 日短い（95% CI：3.95 日短い〜1.95 日長い）（1 RCT：n＝60）である[3]．

望ましくない効果：28 日死亡に関する効果推定値は，リスク差（RD）1,000 人当たり136 人多い（95% CI：61 人少ない〜590 人多い）（2 RCT：n＝180）[2,3]，1 時間以内のショック離脱に関する効果推定値は RD 1,000 人当たり286 人少ない（95% CI：368 人少ない〜58 人少ない）（1 RCT：n＝60）[3]，循環作動薬離脱日数に関する効果推定値は MD 4.8 日短い（95% CI：8.44 日短い〜1.16 日短い）（1 RCT：n＝120）[2]，重篤な副作用（医療関連感染＋虚血）に関する効果推定値は RD 1,000 人当たり126 人多い（95% CI：50 人少ない〜764 人多い）（2 RCT：n＝180）[2,3]である．

益と害のバランス：ドパミンの望ましい効果はわずかで，望ましくない効果は中のため，アドレナリンが優位と判断した．

2 対ノルアドレナリン

望ましい効果：RCT がなく不明である．しかし，末梢血管拡張性ショックを呈する患者に，α 作用が主体となるノルアドレナリンの選択は薬理学的に合理的である．

望ましくない効果：RCT がなく不明であるが，プロラクチン分泌抑制を介した免疫抑制による医療関連感染症のリスクはドパミンにだけ存在する可能性は否定できない．

益と害のバランス：末梢血管拡張性ショック患者では，ドパミンの望ましい効果はわずかで，望ましくない効果は小さく，ノルアドレナリンがおそらく優位と判断した．

5. アウトカム全般に関するエビデンスの確実性

1 対アドレナリン

各アウトカムの効果推定値の方向性は一定ではなく，深刻か非常に深刻な不精確さを内包し，かつ採用された研究における両薬剤の力価が相当していないことが懸念される．よって，アウトカム全体にわたるエビデンスの確実性は「非常に低」とした．

2 対ノルアドレナリン

設定した PICO に合致するような，第 1 選択薬としてドパミンとノルアドレナリンを比較した RCT は存在しなかった．なお，アドレナリンとノルアドレナリンを比較した RCT も存在しなかった．

6. 価 値 観

各アウトカムに置く患者・家族の価値観に関するデータはない．一般的に，死亡アウトカムに対して置く相対的価値は高く，そのばらつきは少ないことが予想される．

7. 容 認 性

ドパミンの薬価は非常に低く，患者・個人の視点からは許容できると考えられる．また，薬剤の準備や使用の労力に差はないと考えられる．

8. 実行可能性

介入は多くの医療施設において実行可能である．

9. 推奨グレーディング決定の工程

修正 Delphi 法を用いた投票によって，中央値 7，見解不一致指数 0.164 となり，委員会で採択された（7 点以上：87.5％）．

10. 関連する他の診療ガイドラインにおける推奨

J-SSCG 2016 では「小児の敗血症性ショック患者に対する昇圧薬は，アドレナリンを第 1 選択とする」と記されている．Surviving Sepsis Campaign Children's Guidelines（SSCG in children 2020）ではドパミンよりもアドレナリン，ノルアドレナリンを使用することが提案されている[4]．

11. 実施に関わる検討事項

末梢血管拡張性ショックを呈する場合にはノルアドレナリンの選択も考慮される．本 CQ で採用された 2 つの RCT において，ドパミンとアドレナリンの用量調整プロトコルは同一ではないことに留意する．また，本推奨は，アドレナリンやノルアドレナリンが使用できない状況などにおいて，ドパミンの使用を否定するものではない．

● 文 献 ●

1) 横川真里，他，日集中医誌 2018；25：115-20
2) Ventura AMC, et al, Crit Care Med 2015；43：2292-302
3) Ramaswamy KN, et al, Pediatr Crit Care Med 2016；17：e502-12
4) Weiss SL, et al, Intensive Care Med 2020；46：10-67

小　児

CQ18-8 小児敗血症性ショックに対して，循環作動薬としてバソプレシンを使用するか？（保険適用外使用）

Answer

小児敗血症性ショックに対して，循環作動薬としてバソプレシンを使用しないことを弱く推奨する（GRADE 2D：エビデンスの確実性＝「非常に低」）．

1. 背景および本 CQ の重要度

バソプレシンは他のカテコラミンと異なるメカニズムによる昇圧作用によって，小児敗血症性ショック患者の循環動態を改善し ECMO を回避できる可能性がある．一方で，虚血や生命予後の悪化などの害がある可能性もあり，その利益と害のバランスは明らかではない．よって，本ガイドラインに取り上げるべき重要臨床課題であると考える．

2. PICO

P（患者）：Goldstein 定義での敗血症性ショックまたは血管拡張性ショック小児患者．

I（介入）：あらゆる投与量，投与期間のバソプレシン投与．

C（対照）：あらゆる投与量，投与期間のノルアドレナリン投与またはプラセボ投与．

O（アウトカム）：全原因死亡，ショック離脱期間，ICU 滞在日数，あらゆる重篤な副作用（虚血・壊死など）．

3. エビデンスの要約

システマティックレビューの結果，PICO に合致したランダム化比較試験（RCT）が 2 件施行されており[1,2]，これらを用いたメタ解析を実施した．

4. 益と害のバランス

望ましい効果：本 CQ では 2 つの RCT が採用されたが，介入として 1 つはバソプレシン[1]，もう 1 つはその誘導体であるテルリプレシンが使用され[2]，比較対照はそれぞれプラセボと通常治療であった．ICU 滞在日数に関する効果推定値は平均差（MD）3.64 日短い（95％ CI：9.82 日短い〜2.53 日長い）（2 RCT：n = 123）である．

望ましくない効果：死亡アウトカムに関する効果推定値はリスク差（RD）1,000 人当たり 60 人多い（95％ CI：130 人少ない〜250 人多い）（2 RCT：n = 123）[1,2]，循環作動薬離脱までの時間に関する効果推定値は MD 2.60 時間長い（95％ CI：49.95 時間短い〜55.15 時間長い）（1 RCT：n = 65）[1]，重

篤な副作用（指趾虚血，血栓，心停止，消化管出血）に関する効果推定値は RD 1,000 人当たり 40 人多い（95％CI：60 人少ない～140 人多い）（2RCT：n＝123）である[1,2]．

益と害のバランス：介入による望ましい効果は小さく，望ましくない効果は中等度である．患者・家族が置くアウトカムの相対的価値の設定によらず，その効果のバランスはおそらく比較対照が優位である．

5. アウトカム全般に関するエビデンスの確実性

検討したすべてのアウトカムにおいて，バイアスのリスクと非直接性は深刻で，かつ不精確さは非常に深刻であり，各々のエビデンスの確実性は非常に低い．効果推定値の方向性も一致していない．よって，アウトカム全体にわたるエビデンスの確実性は「非常に低」である．

6. 価 値 観

小児敗血症性ショックに対する循環作動薬における，各アウトカムに置く患者・家族の価値観に関するデータはない．一般的に，死亡アウトカムに対して置く相対的価値は高く，そのばらつきは少ないと予想される．

7. 容 認 性

ピトレシン注射液 20 の薬価は 658 円/アンプルと高くなく，患者・家族の個人の視点から許容できる．バソプレシン投与に関わる医療関係者の労力も限定的である．この選択肢は重要な利害関係者にとっておそらく妥当なものである．

8. 実行可能性

介入は多くの医療施設で実行可能である．

9. 推奨グレーディング決定の工程

修正 Delphi 法を用いた投票によって，中央値 8，見解不一致指数 0.164 となり，委員会で採択された（7 点以上：95.8％）．

10. 関連する他の診療ガイドラインにおける推奨

J-SSCG 2016 では，「小児敗血症性ショックに対する循環作動薬は，どのようにするか？」という CQ に対して，「小児の敗血症性血管拡張性ショックに対して，バソプレシンを使用しない（エキスパートコンセンサス/エビデンスの質「C」）」という意見が提示されている．

SSCG in children 2020 では，高用量のカテコラミンを必要とする敗血症性ショックの小児患者において，バソプレシンの追加またはカテコラミンのさらなる調節が提案されている（弱い推奨，低いエビデンスの質）[3]．ただし，この提案は，血液分布異常性ショックの成人を対象にしたメタ解析[4]において，バソプレシンが追加された患者で腎代替療法の必要性が少ない傾向があったことを加味している点に注意が必要である．

11. 実施に関わる検討事項

バソプレシン投与を考慮する際には，指趾虚血などの重篤な副作用に注意し，望ましい効果が期待できるか否かを個々の患者で評価し，漫然と投与しないようにする．

● 文 献 ●

1) Choong K, et al, Am J Respir Crit Care Med 2009；180：632-9
2) Yildizdas D, et al, Intensive Care Med 2008；34：511-7
3) Weiss SL, et al, Intensive Care Med 2020；46：10-67
4) McIntyre WF, et al, JAMA 2018；319：1889-900

小　児

| CQ18-9 | 初期輸液と循環作動薬に反応しない小児敗血症性ショックに対して，ステロイド投与を行うか？ |

Answer
初期輸液と循環作動薬に反応しない小児敗血症性ショックに対して，ルーチンのステロイド投与を行わないことを弱く推奨する（GRADE 2D：エビデンスの確実性＝「非常に低」）．

1. 背景および本CQの重要度

現在まで小児患者に対するルーチンのステロイド使用については様々な議論がなされ，関連する質の高い研究も少なくないが[1-3]，その有効性・有害性の評価は定まっておらず，臨床現場でもその投与判断については多様性がある．ステロイドのルーチン使用の是非は，生命予後改善などの予想される益と関連合併症などの害を注意深く評価する必要があり，重要臨床課題と考える．

2. PICO

P（患者）：Goldstein定義での敗血症性ショックで，初期輸液と循環作動薬に不応である小児（新生児を除くすべて，18歳未満）患者．

I（介入）：定期的（ルーチン）なステロイドの全身投与（投与方法，体重当たりの量は限定しない）．

C（対照）：定期的（ルーチン）なステロイドを行わない．

O（アウトカム）：ICU死亡，病院滞在日数，

ショック離脱期間，人工呼吸期間，二次感染など（VAPやカテーテル関連を含む）の合併症．

3. エビデンスの要約

システマティックレビューの結果，PICOに合致したRCTが3件施行されており[4-6]，これらを用いたメタ解析を実施した．

4. 益と害のバランス

望ましい効果：死亡に関しては3件のRCT（n＝155）が解析対象となり[4-6]，効果推定値はリスク差（RD）1,000人当たり40人少ない（95％CI：167人少ない～130人多い）であった．また，ショック離脱期間は2件のRCTが解析対象となった[4,5]．1件のRCT（n＝68）[4]では平均60.0時間（介入群）と139.2時間（比較対照群），他方の1件のRCT（n＝38）[5]では中央値49.5時間（介入群）と70時間（比較対照群）と一定の効果が推定された．したがって，望ましい効果は小さいと考えられた．

望ましくない効果：二次感染合併症（2RCT：n＝87）に対しては，効果推定値は

RD 1,000 人当たり 41 人多い（95% CI：73 人少ない〜284 人多い）であった[5-7]．また，病院滞在日数は 2 件の RCT が解析対象となり[4,5]，1 件の RCT（n＝68）[4]では平均 11.4 日（介入群）と 8.2 日（比較対照群），他のもう 1 件の RCT（n＝49）[6]では中央値 10.7 日（介入群）と 9.6 日（比較対照群）とわずかながら介入群での延長が推定された．したがって，望ましくない効果は小さいと考えられた．

益と害のバランス：介入による望ましい効果は小さく，望ましくない効果も小さいと考えられ，介入も比較対照もいずれも優位でない．

5. アウトカム全般に関するエビデンスの確実性

評価可能であったすべてのアウトカムにおいてサンプル数，イベント数ともに極端に少なく不精確であり，各アウトカムの効果の方向性は一定していないことを勘案し，全体的なエビデンスの確実性は「非常に低い」とした．

6. 価値観

小児敗血症患者に対するルーチンのステロイド投与における，各アウトカムに置く患者・家族の価値観に関するデータはない．一般的に，死亡アウトカムに対して置く相対的価値は高く，そのばらつきは少ないことが予想される．

7. 容認性

本介入に伴うコストは，ヒドロコルチゾン 1 mg/kg を 4 回/day 投与した場合，1 日当たり約 800〜1,600 円となる．患者・家族の個人の視点からは許容でき，また，投与に際しての医療者の労力もわずかである．

8. 実行可能性

本介入は多くの施設において実行可能である．

9. 推奨グレーディング決定の工程

修正 Delphi 法を用いた投票によって，中央値 7，見解不一致指数 0.164 となり，委員会で採択された（7 点以上：91.7%）．

10. 関連する他の診療ガイドラインにおける推奨

J-SSCG 2016 では「小児敗血症性ショックにおいて，標準治療としてはステロイドを投与しないことを弱く推奨する（2D）」という推奨がなされたが，この時検討対象とされたのは 1 件の RCT のみであった[5]．

SSCG in children 2020[7]でも初期輸液と循環作動薬で回復可能な小児敗血症性ショックと，不応な場合の小児敗血症性ショックに分けてステロイド使用の評価を行っている．回復可能な場合には使用をしないことが弱く推奨され（低いエビデンスの質），不応性の場合には使用することが弱く推奨されている（低いエビデンスの質）．

11. 実施に関わる検討事項

先天性副腎皮質過形成症を持つ患者や，長期間ステロイド投与を受けている患者が敗血症に罹患した際には，ショックの有無に関係なくステロイドカバーが必須である．

● 文 献 ●

1) Zimmerman JJ, Pediatr Crit Care Med 2007；8：530-9
2) Zimmerman JJ, et al, Pediatr Crit Care Med 2011；12：2-8
3) Atkinson SJ, et al, PLoS One 2014；9：e112702
4) El-Nawawy A, et al, Pediatr Infect Dis J 2017；36：155-9
5) Valoor HT, et al, Pediatr Crit Care Med 2009；10：121-5
6) Menon K, et al, Pediatr Crit Care Med 2017；18：505-12
7) Weiss SL, et al, Intensive Care Med 2020；46：10-67

小　児

CQ18-10 小児敗血症で循環動態が安定している場合に赤血球輸血はいつ開始するか？

Answer
循環動態の安定している重篤な小児敗血症患者において，ヘモグロビン（Hb）値7g/dLを閾値として赤血球輸血を開始することを弱く推奨する（GRADE 2C：エビデンスの確実性＝「低」）.

1. 背景および本CQの重要度

疾患背景の多様性あるいは幅広い年齢・体重の患者を扱うことや必要以上の輸血曝露を避けるという観点などから，小児集中治療では慎重に輸血閾値を勘案する必要があり，重要臨床課題として取り上げた.

2. PICO

P（患者）：敗血症に限らず重篤な疾患（循環動態が安定している場合）の小児患者.

I（介入）：低めのHb（ヘモグロビン）閾値での輸血開始.

C（対照）：高めのHb閾値での輸血開始.

O（アウトカム）：全原因死亡，ICU滞在日数，病院滞在日数，人工呼吸期間，赤血球輸血合併症.

3. エビデンスの要約

システマティックレビューの結果，PICOに合致したランダム化比較試験（RCT）が2件施行されており[1,2]，これらを用いたメタ解析を実施した.

4. 益と害のバランス

望ましい効果：全原因死亡（2RCT；n＝797）のアウトカムに関しては，介入の効果推定値はリスク差（RD）1,000人当たり6人少ない（95％CI：28人少ない～38人多い）であった[1,2].

望ましくない効果：赤血球輸血合併症のアウトカム（1RCT；n＝637）に関しては，介入の効果推定値はRD 1,000人当たり28人多い（95％CI：62人少ない～153人多い）であった[1].

益と害のバランス：本CQでは，赤血球輸血を開始するヘモグロビン閾値を低めに設定しても，すべてのアウトカムにおいて効果なしであったため，介入あるいは比較対照のいずれも支持しない.

5. アウトカム全般に関するエビデンスの確実性

今回採用したすべてのアウトカムの効果推定値の方向性は一致している（効果なし）ため，一番高いアウトカムの確実性を全体

小児

としては採用した．アウトカム全体にわたるエビデンスの確実性は「低」である．

6. 価値観

救命可否や合併症のアウトカムに関する価値観の相違は考えづらいが，それでも輸血忌避の宗教的信条を優先する患者や家族もあり，価値観と意向は不確実である．

7. 容認性

有害事象のリスクは低く，介入に伴うコストは約 17,000 円（赤血球液 2 単位）である．また，介入を実施するにあたっての医療者の労力は減少する．したがって，本介入は許容できる．

8. 実行可能性

輸血を制限する介入のほうが多くの医療施設では実行が容易である．

9. 推奨グレーディング決定の工程

修正 Delphi 法を用いた投票によって，中央値 7，見解不一致指数 0.018 となり，委員会で採択された（7 点以上：87.5%）．

10. 関連する他の診療ガイドラインにおける推奨

J-SSCG 2016 では，CQ19-9 で目標 Hb 値に関する CQ が挙げられており，「患者の状態によって対処は異なるが，ショック，低酸素血症より離脱した循環が安定した状態では Hgb>7 g/dL を目標にできる」とエキスパートコンセンサスで記載されている．

SSCG in children 2020 では，循環動態の安定している重篤な小児敗血症患者において，Hb>7 g/dL を閾値として赤血球輸血を開始することが弱く推奨されている

（低いエビデンスの質）[3]．

Pediatric Critical Care Transfusion and Anemia Expertise Initiative（TAXI）においては，「重症または重症化リスクのある小児患者において，Hb<5 g/dL の場合には赤血球輸血を行うことを推奨する（強い推奨，低い質の小児エビデンス（1C））」，「重症または重症化リスクのある小児患者において，循環動態が安定しており，かつ Hb≧7 g/dL の場合には赤血球輸血を行わないことを推奨する（強い推奨，中等度の質の小児エビデンス（1B））」との記載がある[4]．さらに，同じ TAXI による非出血性ショックの重症小児患者に限定した赤血球輸血に関する検討では，「循環動態が安定した重症敗血症または敗血症性ショックの重症小児患者において，Hb≧7 g/dL の場合には赤血球輸血を行わないことを推奨する（弱い推奨，低い質の小児エビデンス（2C））」と記載されている[5]．

11. 実施に関わる検討事項

本 CQ で採用された 2 つの RCT からは，循環動態の安定している重篤な小児敗血症患者において，Hb 値 7 g/dL 以下に至ったら赤血球輸血を開始することが妥当と考えられる．

● 文 献 ●

1) Lacroix J, et al, N Engl J Med 2007；356：1609-19
2) Akyildiz B, et al, J Trop Pediatr 2018；64：118-25
3) Weiss SL, et al, Intensive Care Med 2020；46：10-67
4) Doctor A, et al, Pediatr Crit Care Med 2018；19：S98-113
5) Muszynski JA, et al, Pediatr Crit Care Med 2018；19：S121-6

小　児

CQ18

11 小児敗血症に対して，敗血症の治療として血液浄化療法を行うか？（血漿交換を含む）

Answer

小児敗血症に対して，敗血症の治療として血液浄化療法を行わないことを弱く推奨する（GRADE 2D：エビデンスの確実性＝「非常に低」）．

コメント：血漿交換などによる治療適応がある原疾患（血栓性血小板減少性紫斑病など）の治療や，高カリウム血症などを伴う重篤な急性腎障害や，利尿薬に不応の溢水の管理に対する腎代替療法の施行を否定するものではない．

1. 背景および本 CQ の重要度

　小児敗血症患者の死亡率は依然として高く，救命率を向上させる治療・介入方法の確立は重要である．J-SSCG 2016 では「小児敗血症に対する治療目的の血液浄化療法の施行について推奨の提示はできない」と結論づけたが，実臨床の現場においては小児敗血症患者に対する治療目的での血液浄化療法施行の可否に関する判断に多様性がある．以上により，本ガイドラインに取り上げるべき重要臨床課題であると考える．

2. PICO

P（患者）：Goldstein 定義での重症敗血症，または感染症による臓器障害として定義される敗血症小児患者．

I（介入）：血液透析，血液濾過，血液吸着，血漿交換などの血液浄化療法施行（ただし腹膜透析は含まない）．

C（対照）：血液浄化療法非施行．

O（アウトカム）：全原因死亡，ICU 滞在日数，人工呼吸期間，ショック離脱期間，あらゆる重篤な副作用．

3. エビデンスの要約

　システマティックレビューの結果，PICO に合致したランダム化比較試験（RCT）が 1 件施行されており[1]，これを用いたメタ解析を実施した．

4. 益と害のバランス

望ましい効果：ICU 滞在日数，人工呼吸期間，ショック離脱期間の各アウトカムに関してはデータがなく評価できなかったが，全死亡は増加すると推定されるため望ましい効果はわずかであると考えられた．

望ましくない効果：全原因死亡（1 RCT：n＝48）に関して，効果推定値は RD 1,000 人当たり 377 人多い（95％ CI：30 人少な

い～1,000 人多い）であるが，小規模な 1 件の RCT のみのデータであることから，介入による望ましくない効果は中等度とした[1].

益と害のバランス：効果のバランスは比較対照がおそらく優位である.

5. アウトカム全般に関するエビデンスの確実性

今回採用されたすべてのアウトカムのうち，効果推定値を得られたアウトカムは 1 件のみであり，そのバイアスのリスクは深刻と判断した．また，検討されたアウトカムにおける不精確さも非常に深刻であり，そのアウトカムのエビデンスの確実性は「非常に低」とし，アウトカム全体にわたるエビデンスの確実性は「非常に低」とした.

6. 価 値 観

主要アウトカムに対する患者・家族の価値観についてのデータはないが，一般的に，救命の可否に対して置かれる相対的価値は高く，そのばらつきは少ないことが予想される.

7. 容 認 性

すべての医療施設で，各年齢層に応じたサイズのデバイス一式（血液透析カテーテルなど）を常備することは現実的ではない．また，体格の小さな小児患者への血液浄化療法の実施にあたり看護師や臨床工学技士の労力は多大であることから，相当の効果が期待できない限り，本介入は容認し難い.

8. 実行可能性

体格の小さな小児患者への血液透析用カテーテルの挿入や体外補助循環を稼働させることは，習熟した技術とかなりの経験を要するため，実行可能性について多様性が生じると考えられる.

9. 推奨グレーディング決定の工程

修正 Delphi 法を用いた投票によって，中央値 7，見解不一致指数 0.164 の結果となり，委員会で採択された（7 点以上：91.7％）.

10. 関連する他の診療ガイドラインにおける推奨

J-SSCG 2016 では，小児敗血症性ショック治療目的の血液浄化療法に対して，「現時点では十分なエビデンスがなく推奨の提示はできない（エキスパートコンセンサス／エビデンスなし）」としている．また，SSCG in children 2020 では，血液浄化療法に関して以下を含む 4 つの記載がある[2].

「血小板減少を伴わない敗血症性ショックやその他の敗血症関連臓器機能障害の小児患者において，血漿交換を行わないことを提案する（弱い推奨，非常に低い質のエビデンス）.」

「血小板減少を伴う敗血症性ショックやその他の敗血症関連臓器機能障害の小児患者において，血漿交換を行うことに関して賛成も反対も表明できない.」

11. 実施に関わる検討事項

推奨文のコメントを参照されたい.

● 文 献 ●

1) Long EJ, et al, Crit Care Resusc 2013；15：198-204
2) Weiss SL, et al, Intensive Care Med 2020；46：10-67

小　児

CQ18-12　小児敗血症に対して，免疫グロブリン（IVIG）投与を行うか？

Answer
小児敗血症に対して，免疫グロブリン（IVIG）投与を行わないことを弱く推奨する（エキスパートコンセンサス：エビデンス不十分）．

1. 背景および本 CQ の重要度

本邦では重症感染症に対する IVIG 投与が健康保険適用となっており，臨床予後の改善効果が不明なまま，広く投与されている．一方，海外では免疫修飾（immunomodulation）を目的とした，より大量の投与が試みられているが，その効果は研究によって一貫性がなく，新生児を除く小児領域での質の高いランダム化比較試験（RCT）も不足している[1-4]．成人領域では IVIG を投与しないことが弱く推奨されているが，小児領域では IVIG 投与の有効性・有害性の評価は定まっていない．小児敗血症患者の致死率は高く，治療成績を向上させる介入方法の確立は重要であり，本 CQ の優先度は高いといえる．

2. PICO

P（患者）：Goldstein 定義での敗血症性ショック，重症敗血症，または感染症による臓器障害をきたした小児患者（新生児領域，先天性免疫不全・低ガンマグロブリン血症を除く）．
I（介入）：すべての IVIG 投与．
C（対照）：IVIG 非投与，プラセボ群．

O（アウトカム）：死亡，ショック離脱期間，人工呼吸期間，ICU 滞在日数，副作用．

3. エビデンスの要約

システマティックレビューの結果，PICO に合致した RCT が 1 件抽出されたが[5]，非常に小規模でバイアスの強い論文であるため，そのエビデンスだけを利用した推奨作成を回避することが，委員会において全会一致で同意された．

4. 益と害のバランス

望ましい効果：成人領域では IVIG の効果は否定的であり（CQ5-1 を参照），かつ本ガイドラインの対象外とはいえ，NICU 領域で早産児を主体に実施された質の高い大規模多施設 RCT（INIS trial）[4]やそれを含むメタ解析において[1,6]，重症感染症に対する IVIG の治療効果が明確に否定されたことを考慮すると，小児領域においても IVIG に望ましい効果はわずかであると推定される．

望ましくない効果：IVIG の重篤な副作用として重大なものは少なく頻度も低いため，望ましくない効果はわずかと考えられる．

益と害のバランス：望ましい効果も望ましくない効果もわずかであり，介入も比較対照もいずれも優位でないと考えられる．

5. アウトカム全般に関する エビデンスの確実性

本 CQ においては 1 件の RCT が検索されたが[5]，小規模でバイアスの非常に強い論文であるため，EtD table の作成にあたって採用された RCT は存在しない．

6. 価 値 観

一般的に死亡アウトカムに対する相対的価値は高く，そのばらつきは少ないことが予想されるが，血漿分画製剤であるため，宗教的信条などを優先させて投与を望まない患者や家族もいる可能性がある．

7. 容 認 性

免疫グロブリン製剤 5 g で約 40,000 円と高価である．一方，薬剤投与に特別な手技を必要とせず，医療者の仕事量の増加は著しくない．効果のバランスを勘案すると，医療経済の観点より本介入はおそらく容認されない．

8. 実行可能性

IVIG は入手困難な薬剤ではなく，ほとんどの施設で投与可能である．

9. 推奨グレーディング決定の 工程

修正 Delphi 法を用いた投票によって，中央値 7，見解不一致指数 0.164 の結果とな

り，委員会で採択された（7 点以上：100％）．

10. 関連する他の診療ガイド ラインにおける推奨

J-SCCG 2016 においては，「小児敗血症に対して免疫グロブリン療法を行うか？」という CQ に対して，「小児敗血症に対して，標準治療としては免疫グロブリン療法を行わないことを推奨する（エキスパートコンセンサス/エビデンスなし）」と記載している．

SSCG in children 2020 においても，「敗血症性ショックまたは敗血症関連臓器機能障害の小児患者に対してルーチンで IVIG を投与しないことを提案する（弱い推奨，低いエビデンスの質）」としている[7]．

11. 実施に関わる検討事項

感染症全例に対して IVIG を標準的治療として行うことは推奨されない．

● 文 献 ●

1) Alejandria MM, et al, Cochrane Database Syst Rev 2013；2013：CD001090
2) Busani SM, et al, Minerva Anestesiol 2016；82：559-72
3) Aubron C, et al, Curr Opin Crit Care 2019；25：417-22
4) INIS Collaborative Group, et al, N Engl J Med 2011；365：1201-11
5) El-Nawawy A, et al, J Trop Pediatr 2005；51：271-8
6) Ohlsson A, et al, Cochrane Database Syst Rev 2020；1：CD001239
7) Weiss SL, et al, Intensive Care Med 2020；46：10-67

小 児

CQ18-13 小児敗血症に対して，厳密な血糖管理を行うか？

Answer
小児敗血症に対して，厳密な血糖管理を行わないことを弱く推奨する（GRADE 2C：エビデンスの確実性＝「低」）．

1. 背景および本CQの重要度

　高血糖の発生は，成人と同様に小児においても，免疫能に影響を与え感染症を増悪させ，高い死亡率や病院滞在日数の長さとの関連など予後を悪化させる可能性があり[1-4]，敗血症患者における血糖管理は重要な治療法の1つと考えられている．インスリンを使用した血糖管理の重要な害として低血糖がある．このため，小児敗血症患者に対する厳密な血糖管理の是非に関して，本ガイドラインに取り上げるべき重要臨床課題であると考える．

2. PICO

P（患者）：集中治療管理中の小児患者．
I（介入）：厳密な血糖管理．
C（対照）：通常の血糖管理．
O（アウトカム）：全原因死亡，ICU滞在日数，人工呼吸期間，低血糖の発生頻度．

3. エビデンスの要約

　システマティックレビューの結果，PICOに合致したランダム化比較試験（RCT）が5件施行されており[5-9]，これらを用いたメタ解析を実施した．

4. 益と害のバランス

　望ましい効果：全原因死亡（5RCT：n＝3,923）というアウトカムに関して，効果推定値はリスク差（RD）1,000人当たり1人少ない（95％CI：14人少ない～17人多い）であり[5-9]，ICU滞在日数（3RCT：n＝3,049）は平均差（MD）0.50日短い（95％CI：0.52日短い～0.48日短い）[5,7,8]であり，人工呼吸期間（3RCT：n＝3,049）はMD0.30日短い（95％CI：0.32日短い～0.27日短い）であった．介入による望ましい効果はわずかであると考えられた．

　望ましくない効果：低血糖発生頻度（5RCT：n＝3,933）は，効果推定値はRD1,000人当たり105人多い（95％CI：66人多い～166人多い）であった[5-9]．したがって，介入による望ましくない効果は大きいと考えられた．

　益と害のバランス：効果のバランスとしては比較対照がおそらく優位である．

5. アウトカム全般に関するエビデンスの確実性

　各アウトカムの効果の方向性は異なっているため，アウトカム全般にわたる全体的

小 児

なエビデンスの確実性は「低」である.

6. 価 値 観

主要アウトカムに対する患者・家族の価値観についてのデータはないが，一般的に，救命の可否に対して置かれる相対的価値は高く，そのばらつきは少ないことが予想される.

7. 容 認 性

インスリンのコストは約300円/100単位であり，患者・家族の個人の視点から許容できる．一方，インスリンによる低血糖の合併症を回避するための労力（頻繁な血糖値の確認など）は確実に増加するため，明らかな利益が認められない限り，本介入はおそらく容認できない.

8. 実行可能性

介入は多くの医療施設において実行可能である.

9. 推奨グレーディング決定の工程

修正Delphi法を用いた投票によって，中央値8，見解不一致指数0.164の結果となり，委員会で採択された（7点以上：100%）.

10. 関連する他の診療ガイドラインにおける推奨

J-SSCG 2016では同CQを取り上げ，「小児敗血症において厳密な血糖管理を行わな

いことを推奨する（1B：効果の推定値に中程度の確信がある推奨）」としている．また，SSCG in children 2020では，血糖値を140 mg/dL以下を目標値とするインスリン療法を行わないことを推奨している（強い推奨，中程度のエビデンスの質）[10].

11. 実施に関わる検討事項

厳密な血糖管理については行わないことを推奨したが，浸透圧利尿をきたすとされる180 mg/dLを超える高血糖が持続する場合におけるインスリン使用を制限するものではない.

● 文 献 ●

1) Branco RG, et al, Pediatr Crit Care Med 2005；6：470-2
2) Wintergerst KA, et al, Pediatrics 2006；118：173-9
3) Hirshberg E, et al, Pediatr Crit Care Med 2008；9：361-6
4) Yung M, et al, Pediatr Crit Care Med 2008；9：147-52
5) Vlasselaers D, et al, Lancet 2009；373：547-56
6) Jeschke MG, et al, Am J Respir Crit Care Med 2010；182：351-9
7) Agus MSD, et al, N Engl J Med 2012；367：1208-19
8) Macrae D, et al, N Engl J Med 2014；370：107-18
9) Agus MSD, et al, N Engl J Med 2017；376：729-41
10) Weiss SL, et al, Intensive Care Med 2020；46：10-67

神経集中治療

CQ19-1 意識障害，痙攣，麻痺などの症状から脳障害を疑う敗血症患者における鑑別疾患とその検査方法は？

Answer

脳障害の原因が複合していることも想定し，まず頭蓋内病変（脳卒中など）および潜在的原因（代謝異常など）を鑑別する．検査には，頭部画像検査，持続脳波モニタリング，生化学検査，原因となる薬剤の確認，そして，必要に応じて髄液検査がある．中でも巣症状が認められれば，頭部画像検査が優先される（BQ に対する情報提示）．

1. 背景および本 CQ の重要度

敗血症患者では，神経学的異常所見を伴うことは珍しくない．敗血症の治療が中心となる狭義の敗血症関連脳障害以外に，脳梗塞，非痙攣性てんかん重積状態，薬剤性脳症，続発性髄膜炎など，治療の追加や治療内容の変更が必要となる脳障害を見逃さないことが重要である．

2. 解 説

脳障害の原因は，以下の A），B），C）に分けることができ[1,2]，これらの病態生理が複合していることが多い[3]．B）および C）は特異的な治療が必要な場合があるため，鑑別が重要である．敗血症による脳障害は，せん妄，軽度の意識障害から昏睡まで多様な症状を呈する[2]．

A）狭義の敗血症関連脳障害

炎症性メディエーターによる脳への直接的影響で，敗血症関連脳症（sepsis-associated encephalopathy）と呼ばれる[2]．

B）広義の敗血症関連脳障害

低血圧，低酸素，腎機能障害による尿毒症や電解質異常，肝機能障害による高アンモニア血症などの敗血症による脳以外の臓器障害，または薬剤などによって間接的に引き起こされる[1,2,4]．

C）敗血症に合併した脳神経疾患

感染性心内膜炎に合併した髄膜炎，感染性脳動脈瘤の破裂によるくも膜下出血，脳膿瘍，脳灌流低下による脳梗塞やてんかん重積など，敗血症に合併した新たな脳神経疾患である．

1 敗血症における脳障害の鑑別疾患とその検査方法

鎮静薬を中止または減量し，薬剤による影響を最小限にした上で身体所見を取る．以下の 4 つの状態に分類して鑑別を進める方法がある[2,5]．

① 巣症状または瞳孔の異常があれば，低血圧や低灌流による脳梗塞，凝固障害による脳出血など，器質的な異常が鑑別の上位に挙がるため，CT や MRI などの頭部画像検査を優先することを考慮する．

② ミオクローヌスがあり，意識障害が軽度

の場合，電解質異常，尿毒症，肝性脳症などの代謝異常，または抗菌薬による薬剤性脳症などが原因である可能性を考慮し，生化学検査および使用している薬剤の確認が優先される．腎不全や肝障害による代謝異常がある患者で，ミオクローヌスと重度の意識障害を認めた場合は，非痙攣性てんかん重積状態を合併している可能性を考慮し，持続脳波モニタリングを行う[6]．

③ 昏睡である場合，非痙攣性てんかん重積状態，代謝異常，薬剤などが鑑別の上位に挙がる．しかし，緊急の介入が必要となる可能性がある頭蓋内出血などの器質的疾患の合併を最初に否定することが重要である．頭部の画像検査を行った後，血液検査，薬剤を確認する．それでも原因が不明な場合は，可能であれば持続脳波モニタリングを施行する．鎮痛・鎮静薬の過剰投与や遷延が疑われる場合はフルマゼニルやナロキソンなどの拮抗薬を投与し，意識が改善するかを確認する．脳波上，発作波と解釈されるような所見が認められず，徐波，シータ波またはサプレッションパターンが優位に認められた場合は，意識障害の原因として狭義の敗血症関連脳障害，または低灌流によるびまん性の脳虚血状態や鎮静薬の過剰投与や効果の遷延などの広義の敗血症関連脳障害が鑑別に挙がる[7]．

④ 興奮状態または過活動型せん妄と判断した場合，電解質異常，代謝異常の有無の確認と，せん妄を助長する薬剤や不必要なデバイスの有無を確認する．また，せん妄の原因がアルコール離脱やベンゾジアゼピン離脱であることが見逃されていることが多く，過去の服薬歴や飲酒量，最終飲酒を確認することが重要である[2]．

上記の ① ～ ④ 以外にも，脳神経疾患の合併を考えることが重要である．中でも髄膜炎の合併は抗菌薬の種類や投与量の変更が必要となる場合があるため，特に診断が重要である．中枢神経系以外の感染源による敗血症で，髄膜炎を合併することが稀ではないものは細菌性肺炎，中耳炎，副鼻腔炎，感染性心内膜炎である[8]．感染性心内膜炎と髄膜炎の合併は，どちらが続発性であるかの区別が不可能な場合が多く，感染性心内膜炎に髄膜炎を合併する頻度は研究によって 0～20％ とばらつきがある[8,9]．遠隔の感染源からの続発性髄膜炎の起因菌として頻度が高いものは黄色ブドウ球菌と肺炎球菌である[8,9]．1,025 人の髄膜炎患者を調査した後ろ向き研究では，感染性心内膜炎と髄膜炎を合併した症例のうち，原因菌として黄色ブドウ球菌（33％）と肺炎球菌（54％）が大部分を占めている[10,11]．患者側のリスク因子として，アルコール依存，免疫不全が報告されている．

● 文 献 ●

1) Oddo M, et al, Minerva Anestesiol 2015；81：776-88
2) Lacobone E, et al, Crit Care Med 2009；37：S331-6
3) Gofton TE, et al, Nat Rev Neurol 2012；8：557-66
4) Polito A, et al, Crit Care 2013；17：R204
5) Tokuda Y, et al, Postgrad Med J 2003；79：49-51
6) Claassen J, et al, Intensive Care Med 2013；39：1337-51
7) Sonneville R, et al, Ann Intensive Care 2013；3：15
8) van de Beek D, et al, N Engl J Med 2004；351：1849-59
9) Angstwurm K, et al, Infection 2004；32：47-50
10) Kanakadandi V, et al, Infection 2013；41：695-700
11) Lucas MJ, et al, Circulation 2013；127：2056-62

Patient-and Family-Centered Care

CQ20-1 患者と家族に対する，PICS および PICS-F に関する情報提供の方法は？

Answer

患者と家族等に，PICS および PICS-F に関する情報を正確に，かつ継続して提供することが重要と考えられている．患者に関わるメディカルスタッフは，ICU 入退室時にリーフレットを渡すなど，適宜情報を提供する動きが広まりつつある．さらに，ICU 退室後の回診やフォローアップ外来の開設など，継続して情報を提供する取り組みが始まっている（BQ に対する情報提示）．

1. 背景および本 CQ の重要度

日本集中治療医学会の会員を対象にした調査によると，post intensive care syndrome（PICS）という用語や疾患概念が ICU で周知・使用されている割合は 61％であった[1]．ICU で従事する多くの医療者が PICS を知らない状況において，患者や家族が PICS や PICS-family（PICS-F）に関する情報を得ることは困難である．一方で，PICS や PICS-F は敗血症患者とその家族に高率に発症する[2]．そのため，多くの患者と家族は不十分な情報の中で PICS と PICS-F に対峙し，様々な苦痛や不安・恐怖，治療に対する葛藤などを抱えながら生活を送っていると推察される．患者や家族に対して PICS や PICS-F に関する情報を正確にかつ継続して提供することは，PICS や PICS-F が自分または大切な人だけに生じる特別な異常ではないことの理解や，安心などにつながる可能性がある[3]．また，PICS や PICS-F に関する事前の予測や早期発見，迅速な対応につながる可能性もある[3]．このように PICS および PICS-F に関する情報提供は重要であると考えられるが，どのような方法が効果的であるのかは明らかになっていない．しかし，今後の普及の可能性を考え，本ガイドラインの CQ として取り上げた．

2. 解　説

ICU 入退室時にリーフレットを渡すことは非常に簡便な情報提供の方法である．PICS や PICS-F の概要や症状，相談先などを記載したリーフレットをあらかじめ作成しておき，ICU 入退室時などに患者や家族に手渡すことで適宜情報を提供する．その際に，一方向からの情報提供で終わること

がないよう，患者・家族・医療者の双方向のコミュニケーションが重要となる．ICUの概要や医療機器などに関する情報を記載したリーフレットの提供が家族の理解や満足度を向上させたとする多施設RCTがある[4]が，PICSやPICS-Fに関する情報を記載したリーフレットの提供について検証した研究はなく，今後の研究が待たれる．

ICU退室後の回診や訪問は，ICUの医師や看護師等がICU退室後患者の病床に訪問して情報を提供する方法である．ICU退室後患者の46％が，悪夢や幻覚などの真実ではない妄想的記憶を持っていたことが報告されている[5]．ICU退室後の回診や訪問は，ICUでの体験や治療の理解に関する齟齬や不明点を補うだけではなく，病状や機能障害について評価し，主治医等との連携のもとICUへの再入室の必要性や適切な専門外来などへの受診を早期に調整できる効果も期待される．ICU退室後訪問がICUでの体験についての理解を助けたと報告する質的研究[6]や，ICU退室後訪問に記憶のゆがみを補正するための支援プログラムを用いることによって，退院後の不安やうつ，ストレス障害を有意に改善させたとの報告[7]がある．

ICU退室後のフォローアップ外来は，この20年でヨーロッパを中心に広がっている．2006年時点で英国の30％のICUでは，ICUに3～4日以上滞在した患者を主な対象として，フォローアップ外来が設置されていた[8]．フォローアップ外来で提供される主な医療は，スクリーニングツールを用いた身体・精神・認知機能やQOLなどの評価，リハビリテーション，精神・認知機能のサポート，適切な専門外来の紹介，服薬管理などがある．フォローアップ外来の有用性については，英国の3施設でのRCTによって検証されているが，退院12カ月後のQOLや不安・うつ・PTSDなど，いずれにおいても有意な改善を認めなかった[9]．フォローアップ外来の形態や方法，対象患者等は十分に検証されておらず，今後の詳細な検証が必要である．また，本邦において普及するためには，診療報酬をはじめとした医療制度の整備も不可欠である．

患者と家族に対する，PICSおよびPICS-Fに関する情報提供の有用性は，未だ十分に検証されていない．本邦ICUにおける実施率も10％未満と低率である[1]が，今後の研究次第によっては，実施が拡大されていくものと考える．

● 文　献 ●

1) 日本集中治療医学会PICS対策・生活の質改善検討委員会，日集中医誌 2019；26：467-75

2) Inoue S, et al, Acute Med Surg 2019；6：233-46

3) Davidson JE, et al, Am Nurse Today 2013；8：32-8

4) Azoulay E, et al, Am J Respir Crit Care Med 2002；165：438-42

5) Myhren H, et al, Intensive Care Med 2009；35：2078-86

6) Engström A, et al, Intensive Crit Care Nurs 2008；24：233-41

7) 木下佳子，日クリティカルケア看会誌 2011；7：20-35

8) Griffiths JA, et al, Anaesthesia 2006；61：950-5

9) Cuthbertson BH, et al, BMJ 2009；339：b3723

Patient-and Family-Centered Care

CQ20-2 敗血症患者あるいは集中治療患者に対して，ICU日記をつけるか？

Answer
成人の敗血症患者あるいは集中治療患者に対して，ICU日記をつけることを弱く推奨する（GRADE 2D：エビデンスの確実性＝「非常に低」）．

1. 背景および本CQの重要度

ICU入室中の重症患者は深鎮静状態や強い侵襲下にあるため，ICUでの記憶の一部ならびに全部が欠損することがある．実際にはなかった出来事が鮮明な記憶として思い起こされる妄想的記憶に悩まされることもある．これらは患者がICUを退室した後も遷延し，心的外傷後ストレス障害（post traumatic stress disorder：PTSD）や急性ストレス障害（acute stress disorder：ASD）の発生に関連するとされる[1]．これら記憶障害に対する介入としてICU日記[2]が提唱され，患者・家族におけるPTSDや不安，うつ症状の軽減や健康関連QOLの改善が報告されている[3]．しかし，現状では敗血症患者に対するICU日記の有効性・有害性については定まっていない．

2. PICO

P（患者）：18歳以上の敗血症患者あるいは集中治療患者．

I（介入）：ICU日記介入の実施．

C（対照）：ICU日記介入の非実施．

O（アウトカム）：患者のPTSDおよびASD発症率，患者の不安（HADS※），患者の

うつ（HADS），家族のPTSDおよびASD発症率，家族の不安（HADS），家族のうつ（HADS），あらゆる有害事象（患者のストレス，日記記載に関する負担）．

※ HADS：Hospital Anxiety and Depression Scale.

3. エビデンスの要約

PICOに合致したランダム化比較試験（RCT）が3件施行[4-6]されており，これらを用いたメタ解析を実施した．なお，敗血症患者に限定したRCTは見つけられなかったため，対象患者は敗血症患者あるいは集中治療患者とした．

4. 益と害のバランス

望ましい効果：患者のPTSD発症率の効果推定値は1,000人当たり51人少ない（95% CI：123人少ない～41人多い）となる．また，HADS anxietyスコアが平均0.82低い（95% CI：2.45低い～0.82高い），HADS depressionスコアが平均1.01低い（95% CI：3.55低い～1.53高い）となる．したがって，介入は患者のPTSD，うつ，不安に対して小さな望ましい効果があるといえる．

望ましくない効果：1つのRCTにおいて，有害事象としてICU日記がどれほど面倒かという項目を評価している．面倒さの度合いを10段階評価して，全く面倒でない場合を0，最も面倒である場合は10として計測し，家族（n＝78）ではmean（SD）が0.69（1.46），友人（n＝4）では2.0（2.45），看護師（n＝98）では1.6（0.19），医師（n＝12）では1.75（1.48），看護師以外のメディカルスタッフ（n＝6）では1.0（0.63）という結果となり，あまり面倒ではないという結果となっている．したがって，介入の望ましくない効果はわずかである．

益と害のバランス：本CQにおいては，効果推定値が広く確実性は低いものの，患者のPTSD，不安，うつ，家族のPTSDでICU日記に優位な結果である一方，望ましくない効果が限定的であるため，おそらく介入が優位と判断した．

5. アウトカム全般に関するエビデンスの確実性

すべてのアウトカムの効果推定値にばらつきがあるため，「非常に低」である．

6. 価値観

敗血症患者，集中治療を要する患者に対するICU日記の介入における，各アウトカムに置く患者・家族の価値観に関するデータはない．本CQのアウトカムは患者・家族のPTSD，不安，うつであり重視するか否かの価値観にはばらつきが想定される．

7. 容認性

有害事象はリスクが低い可能性が高い．介入に伴うコストは人件費のみである．その個人負担額を考えると，患者・家族の個人の視点からおそらく許容できるだろう．

8. 実行可能性

介入は多くの医療施設で実行可能である．

9. 推奨グレーディング決定の工程

修正Delphi法を用いた投票によって，中央値7，見解不一致指数0.164となり，委員会で採択された（7点以上：91.7％）．

10. 関連する他の診療ガイドラインにおける推奨

新生児，小児，成人ICUにおける患者・家族のためのガイドライン[7]において，家族の不安，抑うつ，PTSDを軽減するためにICU日記介入を実施することを提案している（2C）．しかし，ICU患者に対するICU日記介入の実施の推奨を検討するガイドラインは，現時点では存在しない．

11. 実施に関わる検討事項

ICU日記の実施や評価の方法，医療スタッフのトレーニング・教育などの今後の検討が必要である．

● 文 献 ●

1) Hatch R, et al, Crit Care 2018；22：310
2) Bäckman CG, et al, Intensive Care Med 2001；27：426-9
3) McIlroy PA, et al, Crit Care Med 2019；47：273-9
4) Garrouste-Orgeas M, et al, JAMA 2019；322：229-39
5) Kredentser MS, et al, Crit Care Med 2018；46：1914-22
6) Nielsen AH, et al, Aust Crit Care 2020；33：123-9
7) Davidson JE, et al, Crit Care Med 2017；45：103-28

Patient-and Family-Centered Care

CQ20-3 集中治療中の身体拘束（抑制）を避けるべきか？

Answer

成人の敗血症患者あるいは集中治療患者に対して，集中治療中の身体拘束（抑制）を避けることを弱く推奨する（GRADE 2C：エビデンスの確実性＝「低」）.

1. 背景および本CQの重要度

身体抑制とは「抑制帯等，患者の身体又は衣服に触れる何らかの用具を使用して，一時的に当該患者の身体を拘束し，その運動を抑制する行動の制限」をいう（厚生労働省通知 令和2年3月5日付け保医発0305第1号別添1）. 身体抑制は倫理的に問題とされながらも，多くのICUで頻繁に実施されている[1]. 身体抑制は，生命維持に関わる医療デバイスの計画外抜去などから患者の安全を守るために実施されている[2]が，その効果に関して検証したランダム化比較試験はない. 一方で，様々な有害事象と関連することが報告されているが，その影響についても明らかではない.

2. PICO

P（患者）：18歳以上の敗血症患者あるいは集中治療患者.

I（介入）：ICU入室中に身体抑制を行わない.

C（対照）：ICU入室中に身体抑制を行う.

O（アウトカム）：せん妄発症，人工呼吸期間，ICU滞在日数，デバイスの計画外抜去発生，身体抑制に対する患者や家族の思い，医療者の思い，代替法.

3. エビデンスの要約

MEDLINE，CENTRAL，CINAHL，医学中央雑誌を用いた文献検索の結果，16編の質的研究と，15編の観察研究を対象論文とした. 敗血症患者に限定した研究は検索されず，対象患者は敗血症患者あるいは集中治療患者とした.

4. 益と害のバランス

質的研究に対するConfidence in the Evidence from Reviews of Qualitative research（CERQual）による質的エビデンス統合の結果，ICUで身体抑制を実施された患者は身体抑制について覚えていない，安全確保のため問題ないとする一方で，人権や人間の尊厳を侵害するため実施するべきではないと考えていた（エビデンスの確実性＝低）. 家族は身体抑制を仕方ないと考えながらも可哀そうと感じ，医療者の丁寧な説明や身体抑制を最小限にする配慮

294

をありがたいと感じていた（非常に低）．医療者は身体抑制の有害事象を危惧しながらも，安全確保のために，ジレンマの中で無力感を感じながら実施していた(高)．医療者は身体抑制の代替法として，手厚い人員配置などの体制整備や，生活者としての個人を尊重するケアが重要と考えていた（高）．

観察研究に対するメタ解析の結果，せん妄発症（10観察研究：n＝2,184）のオッズ比（95％CI）は0.09（0.04, 0.19），人工呼吸期間（2観察研究：n＝1,132）の差は−0.8（−6.71, 5.12）日，ICU滞在日数（4観察研究：n＝1,105）の差は−3.99（−7.91, −0.07）日，計画外抜去発生（5観察研究：n＝4,878）のオッズ比は0.36（0.13, 0.98）と介入群に優位であったが，ほとんどの一次研究のバイアスリスクは非常に深刻であったため推奨判断の根拠から除外した．

身体抑制は患者の人権や尊厳の侵害，医療者の無力感や葛藤などに影響を与える可能性があるため，身体抑制を避けることは小さな益に資すると考える．望ましい効果は小さく，望ましくない効果は明らかではないため，おそらく介入が優位と判断した．

5. アウトカム全般に関するエビデンスの確実性

異なる方向性を示すアウトカムはないため，平均的なグレードの「低」を全体的なエビデンスの確実性とした．

6. 価値観

患者や家族，医療者の多くが，安全確保のためには仕方ないと考えながらも，身体抑制はするべきではない，できる限り解除したい（してほしい）と考えており，ばらつきは少ないと予想される．

7. 容認性

新たな薬剤や医療器具などは必要ない．短期的には医療者の仕事量が増える可能性があるが，CERQualの各レビュー所見における身体抑制の代替法を各施設の実情に合わせて実施することで，ある程度は許容可能と考える．

8. 実行可能性

各施設の実情に合わせて代替法を実施することで，現状以上に身体抑制を避けることは実行可能と考える．

9. 推奨グレーディング決定の工程

修正Delphi法を用いた投票結果は，中央値7，見解不一致指数0.164であり，委員会で採択された（7点以上：83.3％）．

10. 関連する他の診療ガイドラインにおける推奨

PADISガイドライン[3]では，成人重症患者における身体抑制について解説しているが，推奨の判断はしていない．

11. 実施に関わる検討事項

各施設の実情に合わせて代替法を実施するとともに，マニュアルなどを作成して行うことを考慮する．また，計画外抜去などの有害事象に関するモニタリングが必要である．

● 文 献 ●

1) Azizpour M, et al, Acta Medica Mediterr 2017；33：129-36
2) Benbenbishty J, et al, Intensive Crit Care Nurs 2010；26：241-5
3) Devlin JW, et al, Crit Care Med 2018；46：e825-73

Patient-and Family-Centered Care

CQ20-4-1 睡眠ケアとして換気補助を行うか？

Answer

成人の敗血症患者あるいは集中治療患者に対して，睡眠ケアとして換気補助の追加を行うことを弱く推奨する（GRADE 2D：エビデンスの確実性＝「非常に低」）．

1. 背景および本 CQ の重要度

重症患者は ICU という特殊な環境や昼夜を問わない医療介入，騒音，光など様々なストレスを受けている．これら環境要因のみならず，病態や薬剤など複合的な要因が睡眠障害や不安，せん妄発症のリスクとなる．特に，睡眠障害はせん妄と関連し，長期にわたる認知機能障害と関連している可能性があり，PADIS ガイドライン[1]においても睡眠ケアの重要性が強調されている．人工呼吸管理中に換気補助の追加を行うことで，睡眠障害が改善するかどうかは不明であり，本ガイドラインに取り上げるべき重要臨床課題であるといえる．

2. PICO

P（患者）：18 歳以上の敗血症患者あるいは集中治療患者．

I（介入）：換気補助の追加をする．

C（対照）：換気補助の追加をしない．

O（アウトカム）：客観的睡眠（量）．

3. エビデンスの要約

MEDLINE，CENTRAL，医学中央雑誌を用いた文献検索の結果，451 論文を抽出し論文のタイトルと抄録を確認した．このうち，対象論文の可能性がある 47 論文の全文原稿を確認し，PICO に合致した 5 編のランダム化比較試験（RCT）[2-6]をメタ解析した．なお，敗血症患者に限定した RCT は見つけられなかったため，対象患者は敗血症患者あるいは集中治療患者とした．

4. 益と害のバランス

望ましい効果：客観的睡眠（量）（total sleep time/total recording time など）に関する効果推定値は，平均差（MD）12.2（95% CI：4.12〜20.28）であり，望ましい効果は「小さい」と考えられた．

望ましくない効果：今回の PICO に合致した 5 編のランダム化比較試験において，人工呼吸管理中に換気補助を追加することで害について論じている論文がなく評価困難である．

益と害のバランス：介入による害を論じ

ている論文がないが，臨床上，介入による害の発生は小さいと考えると，おそらく介入が優位ではないかと考える．

5. アウトカム全般に関するエビデンスの確実性

今回採用したアウトカムは客観的睡眠（量）のみであり，エビデンスは「非常に低」であるため，アウトカム全体にわたるエビデンスの確実性は「非常に低」である．

6. 価値観

敗血症患者あるいは集中治療患者において，睡眠ケアとしての人工呼吸器設定に関する患者・家族の価値観にばらつきはないと考えた．

7. 容認性

多くの人工呼吸器には換気補助を追加するモード（A/C，PCV など）が搭載されており，追加費用はかからないことが予想される．J-PAD ガイドライン[7]では，目標鎮静深度を RASS −2〜0 としており，比較的浅い鎮静管理となるため，換気補助を追加するモード（A/C，PCV，PAV など）と追加しないモード（PSV，吹き流し）を比較した場合に，医療従事者の労力には差がないと考える．

8. 実行可能性

多くの人工呼吸器で換気補助を追加するモード（A/C，PCV など）が搭載されており，実行可能と考える．

9. 推奨グレーディング決定の工程

修正 Delphi 法を用いた投票によって，

中央値 7.5，見解不一致指数 0.164 の結果となり，委員会で採択された（7 点以上：95.8%）．

10. 関連する他の診療ガイドラインにおける推奨

PADIS ガイドライン[1]では，「成人重症患者の睡眠を改善するために，夜間に〔圧支持換気（PSV）に対して〕補助/調整換気（A/C）が使用されるべきか？」という Question に対して，「夜間は（PSV に対して）A/C を使用することを提案する（条件付き推奨，低い質のエビデンス）」となっている．

11. 実施に関わる検討事項

推奨の実施においては，換気補助として人工呼吸器のどのモードを採用したのか，換気補助の介入時間，客観的睡眠時間を測定することが望まれる．

● 文 献 ●

1) Devlin JW, et al, Crit Care Med 2018；46：e825-73
2) Alexopoulou C, et al, Intensive Care Med 2007：33：1139-47
3) Andréjak C, et al, Respir Med 2013；107：534-41
4) Bosma K, et al, Crit Care Med 2007；35：1048-54
5) Cabello B, et al, Crit Care Med 2008；36：1749-55
6) Roche-Campo F, et al, Crit Care Med 2013；41：1637-44
7) 日本集中治療医学会 J-PAD ガイドライン作成委員会，日集中医誌 2014；21：539-79

Patient-and Family-Centered Care

CQ20-4-2 睡眠ケアとして非薬物的睡眠管理（耳栓・アイマスク・音楽療法）を行うか？

Answer

成人の敗血症患者あるいは集中治療患者に対して，睡眠ケアとして非薬物的睡眠管理を行うことを弱く推奨する（GRADE 2D：エビデンスの確実性＝「非常に低」）．

1. 背景および本CQの重要度

重症患者はICUという特殊な環境や昼夜を問わない医療介入，騒音，光など様々なストレスを受けている．これら環境要因のみならず，病態や薬剤など複合的な要因が睡眠障害や不安，せん妄発症のリスクとなる．特に，睡眠障害はせん妄と関連し，長期にわたる認知機能障害と関連している可能性があり，PADISガイドライン[1]においても睡眠ケアの重要性が強調されている．睡眠障害の予防として，耳栓やアイマスク，音楽療法，騒音低減プログラムなどの非薬物的睡眠管理が期待されており，せん妄予防には一定の効果が示されているが，睡眠促進効果やその他のPICS予防の有用性は不明である．また，不安は闘病意欲を低下させるとともに鎮静薬の投与量を増加させるが，この不安の軽減に音楽療法などが試みられ，一定の効果が示されている．以上により，本ガイドラインに取り上げるべき重要臨床課題であると考える．

2. PICO

P（患者）：18歳以上の敗血症患者あるいは集中治療患者．
I（介入）：非薬物的睡眠管理（耳栓・アイマスク・音楽療法）．
C（対照）：通常のケア．
O（アウトカム）：主観的評価，客観的睡眠（量）．

3. エビデンスの要約

MEDLINE，CENTRAL，医学中央雑誌を用いた文献検索の結果，451論文を抽出し論文のタイトルと抄録を確認した．このうち，対象論文の可能性がある47論文の全文原稿を確認し，PICOに合致した4編のランダム化比較試験（RCT）[2-5]をメタ解析した．なお，敗血症患者に限定したRCTは見つけられなかったため，対象患者は敗血症患者あるいは集中治療患者とした．

4. 益と害のバランス

望ましい効果：主観的評価（Verran and

Snyder–Halpern Sleep Scale などを用いた患者へのアンケートなど）の効果推定値は，標準化平均差（SMD）1.5（95％ CI：1.11〜1.9）である．客観的睡眠（量）（total sleep time/total recording time など）の効果推定値は，平均差（MD）−2.46（95％ CI：−9.94〜5.01）である．したがって，望ましい効果は「小さい」と考えられた．

望ましくない効果：今回の PICO に合致した4編のランダム化比較試験において，睡眠ケアとしてアイマスク・耳栓・音楽療法を用いることで害について論じている論文がなく評価困難である．

益と害のバランス：介入による害を論じている論文はないが，臨床上，介入による害の発生はわずかであると考えると，介入がおそらく優位ではないかと考える．

5. アウトカム全般に関するエビデンスの確実性

今回採用したアウトカムの効果推定値は1つは効果あり，1つは効果なしであるが，方向性は一致している（効果ありの方向）ため，効果ありの主観的評価のアウトカムの確実性を全体としては採用した．アウトカム全体にわたるエビデンスの確実性は「非常に低」である．

6. 価 値 観

敗血症患者あるいは集中治療患者において，睡眠ケアとしての非薬物的睡眠管理に関する患者・家族の価値観は不確実であり，ばらつきの可能性はあると考える．

7. 容 認 性

耳栓やアイマスク，音楽療法に必要な機材は高価ではなく，また，介入方法も比較的容易である．

8. 実行可能性

耳栓やアイマスク，音楽療法に必要な機材は高価ではないため実行可能と考える．

9. 推奨グレーディング決定の工程

修正 Delphi 法を用いた投票によって，中央値 7.5，見解不一致指数 0.164 となり，委員会で採択された（7点以上：91.7％）．

10. 関連する他の診療ガイドラインにおける推奨

PADIS ガイドライン[1]では，「成人重症患者の睡眠を改善するために，騒音と光を低減する方法，音楽が夜間に（使用なしに対して）使用されるべきか？」という CQに対して，「騒音と光の低減策を用いることを提案する（条件付き推奨，低い質のエビデンス），音楽を夜間に用いないことを提案する（非常に低い質のエビデンス）」となっている．

11. 実施に関わる検討事項

推奨の実施においては，介入時間，客観的睡眠時間や問診票を用いた睡眠評価を測定することが望まれる．

● 文　献 ●

1) Devlin JW, et al, Crit Care Med 2018；46：e825-73
2) Demoule A, et al, Crit Care 2017；21：284
3) Ryu MJ, et al, J Clin Nurs 2012；21：728-35
4) Su CP, et al, J Adv Nurs 2013；69：1377-89
5) Yazdannik AR, et al, Iran J Nurs Midwifery Res 2014；19：673-8

Patient-and Family-Centered Care

CQ20-5 ICUにおける家族の面会制限を緩和するべきか？

Answer

成人の敗血症患者あるいは集中治療患者に対して，家族の面会制限を緩和することを弱く推奨する（GRADE 2D：エビデンスの確実性＝「非常に低」）．

1. 背景および本CQの重要度

ICUに入室中の患者は心身ともに重篤な状態であり，家族の存在は大きく，患者と家族が接するための面会の機会は重要である．面会は患者のみならず家族のメンタルヘルスにも影響を与えており，面会時間を緩和することは，post-intensive care syndrome-family（PICS-F）などの予防に有効である可能性がある．一方で，面会時間に寛容であることは，処置やケアを行うにあたり医療スタッフの負担が増加することとなる．また，感染症予防の観点から，面会時間を制限している施設もみられ，面会制限を緩和することに対して一定の見解は得られていない．

2. PICO

P（患者）：18歳以上の敗血症患者あるいは集中治療患者，およびその家族．

I（介入）：面会時間の制限なし．

C（対照）：面会時間の制限あり．

O（アウトカム）：患者のせん妄発症，ICU滞在日数，患者の抑うつ状態，家族の抑うつ状態・不安・満足度，ICU滞在中の新規感染症発症．

3. エビデンスの要約

PubMed，CENTRAL，医学中央雑誌を用いた文献検索の結果，2編[1,2]のランダム化比較試験（RCT）が本CQのPICOに合致した．また，工程の途中，本CQのPICOに合致する1編[3]のランダム化比較試験が新たに出版された．それも含め，最終的に計3編の論文からデータを抽出・統合した．なお，敗血症患者に限定したRCTは見つけられなかったため，対象患者は敗血症患者あるいは集中治療患者とした．

4. 益と害のバランス

望ましい効果：介入により，せん妄発症は1,000例当たり68例少ない（95％CI：148例少ない～132例多い）となる．ICU滞在日数は介入群，対照群いずれも中央値5.0（四分位範囲3.0～8.0）と同等である．また，患者の抑うつ状態に関する介入による効果はHospital Anxiety and Depression Scale（HADS）depressionスコアmean 0（95％CI：0～0）である．家族の抑うつ状態に関し，HADS depressionスコアの中央値（四分位範囲）は介入群/対照群の順で4.0（2.0～8.0）/5.0（2.0～9.0），家族の不安

に関して HADS anxiety スコアの中央値（四分位範囲）は 6.0（3.0〜8.2）/7.0（4.0〜11.0）であった．HADS スコアが，0〜7＝Normal，8〜10＝Borderline abnormal，11〜21＝Abnormal と段階的に判定することを考慮すると，この中央値の差は，臨床的な望ましい効果とは考えることができない．上記を統合すると，介入による望ましい効果は小さいと考えられた．

望ましくない効果：望ましくない効果として ICU 滞在中の新規感染症発症が評価されている．2つの RCTs（総症例数 1,908 例）に基づき，面会制限を緩和することによる ICU 滞在中の新規感染症発症の可能性は 1,000 例当たり 4 例少ない（95％ CI：20 例少ない〜20 例多い）であり，望ましくない効果はわずかであると考えられた．

益と害のバランス：面会制限の緩和により「せん妄発症率」に望ましい効果が小さいながら期待される．一方，この介入による望ましくない効果はわずかであると示唆される．エビデンスの確実性は非常に低いものの，以上から，おそらく介入（面会制限の緩和）が優位であると考えられる．

5. アウトカム全般に関するエビデンスの確実性

今回採用したアウトカムのうち，効果推定値の方向性は一致していないため，最も低いアウトカムの確実性である「非常に低」を選択した．

6. 価 値 観

今回採用したアウトカムのうち「せん妄発症率」において，望ましい効果が予期されるが，その効果は一部限定的であり，どの程度この効果を期待するかは，価値観によってばらつきがあると想定される．

7. 容 認 性

面会制限の有無そのものでは，費用に差は生じないことが予想される．

8. 実行可能性

介入は実行可能であるが，面会制限の有無による診療上の支障やリスク，医療スタッフへの負担は，施設・症例によって様々と想定される．また，緩和により診療やケアに支障をきたす可能性がある．

9. 推奨グレーディング決定の工程

修正 Delphi 法を用いた投票によって，中央値 7，見解不一致指数 0.164 となり，委員会で採択された（7 点以上：91.7％）．

10. 関連する他の診療ガイドラインにおける推奨

PADIS ガイドライン[4]では，患者ストレスの減少，せん妄予防と管理のための非薬理学的介入における家族の役割について，さらなる研究の必要性について言及しているが，面会制限に関する具体的な推奨の判断はしていない．

11. 実施に関わる検討事項

なし．

● 文 献 ●

1) Eghbali-Babadi M, et al, Iran J Nurs Midwifery Res 2017；22：327-31
2) Fumagalli S, et al, Circulation 2006；113：946-52
3) Rosa RG, et al, JAMA 2019；322：216-28
4) Devlin JW, et al, Crit Care Med 2018；46：e825-73

Patient-and Family-Centered Care

CQ20-6 患者の価値観・考え方などを尊重した意思決定支援の方法は？

Answer

患者や家族等を含めた多職種カンファレンスなどで議論を重ね，患者の価値観や意向を尊重した意思決定を支援するなどの方法がある．患者の意思が不明確な場合には，家族等の代理意思推定者を慎重に見極め，患者本人の意思を推定する方法などが提案されている．患者の意思を尊重すると同時に，患者・家族等に医学的に正確な情報を提供することも重要である（BQ に対する情報提示）．

1. 背景および本CQの重要度

医療の複雑化や患者の価値観・考え方，ライフスタイルの多様化に伴い，意思決定支援の重要性が増してきている．患者の知る権利・自己決定権・自律の原則の尊重が重要視され，従前の医療者主導のパターナリスティックな意思決定支援から，患者の意思を尊重したインフォームド・コンセントや事前指示書（advance directive：AD）による意思決定支援が推進された．しかし，特に救急・集中治療領域においては，病状や環境の変化が急激であることから，患者の価値観や意向も変化することが考えられ，これらの意思決定支援方法では十分な対応は困難であることが明らかになってきた．このような背景の中，近年では，患者や家族等と医療者が治療・療養について話し合うプロセスである「共同意思決定（shared decision making：SDM）」と「人生会議（advance care planning：ACP）」が提案されている．SDM や ACP の話し合い

が家族の不安などを軽減させた報告もあり，今後の普及の可能性を考え，本ガイドラインの CQ として取り上げた．

2. 解説

本邦における調査では，多くの国民が自身の治療方針について医師との相談または説明を受けた上で，自身で決定したいと望んでいた[1]．一方，本人や代理意思推定者によって治療方針が意思決定されたにもかかわらず，別の家族の意向が優先され，治療方針が変更となる事例も報告された[2]．このような背景を受けて，インフォームド・コンセントや AD による意思決定支援が推進されたが，AD の有用性を検証した大規模クラスター RCT では，ケアの質や患者の転帰などに有意な改善を認めなかった[3]．その理由として，実際の状況が複雑なため患者が予想すること自体が困難であること，その時点の意思決定が現在も同じであるかわからないことなどが挙げられた．特に，救急・集中治療領域においては

病状や環境の変化が急激であることから，この傾向が顕著であることが予測される．そのため，一時点でのインフォームド・コンセントやADではなく，経時的な話し合いが重要視されるようになった．

近年では，SDMとACPが提案されている．これらの方法は，患者や家族等（家族だけではなく，患者が信頼して自身の治療・療養を決めてほしいと思う知人・友人を含む）の意思決定を支えるプロセスであり，医療者は患者の状態と治療の選択肢・方法などのエビデンスとなる正確な情報を提供し，患者と家族等は患者自身の価値観や意向などの情報を提供するといった双方向の継続的な過程である．この過程では，患者本人による意思決定を基本とし，多職種カンファレンスなどで議論を重ね，方針の決定を行うことが提案されている[4]．患者にとっての最善について対話し考えるプロセスがSDMであり，ACPの根幹をなす．患者の意思確認ができない場合には，家族等の代理意思推定者を慎重に見極め，患者の推定意思を尊重し，患者にとっての最善の方針を取る方法が提案されている．また，家族等が患者の意思を推定できない場合には，患者にとっての最善の方針を取ることを基本とし，家族等を含めた多職種カンファレンスなどで十分に話し合う方法がある[4]．これらの方法は，一度意思決定されたら終了ではなく，時間の経過，心身の状態の変化，医学的評価の変更などに応じて，このプロセスを繰り返し行うことが重要とされる．また，このプロセスにおいて話し合った内容は，その都度，文書にまとめておくことが提案されている[4]．

なお，救急・集中治療医学の発展により，従来では救命不可能であった敗血症患者を救命できるようになってきている[5]．

これに伴い救急・集中治療領域における終末期も変遷してきており，終末期の判断のためには，主治医を含む複数の医師（複数科であることが望ましい）と看護師等からなる医療チームでの十分な検討が必要である[6]．終末期か否かの線引きは難しいが，明らかに救命可能な命を終末期に持ち込んだり，明らかな延命治療を救命と誤認したりすることがないよう，医学的に正確な情報を患者と家族等へ提供することが重要である．

このようなSDMやACPの話し合いは，死別後の家族のストレス・うつ・不安などを低減すると報告されている[7,8]．SDMやACPの有用性は，未だ十分に検証されていないが，今後の研究や医療制度によって，実施が拡大されていくものと考える．

● 文 献 ●

1) 江口成美，他，日本医師会総合政策研究機構ワーキングペーパー 2014；331
2) Molloy DW, et al, J Am Geriatr Soc 1991；39：396-9
3) Connors AF, et al, JAMA 1995；274：1591-8
4) 厚生労働省，人生の最終段階における医療・ケアの決定プロセスに関するガイドライン．
https://www.mhlw.go.jp/file/04-Houdouhappyou-10802000-Iseikyoku-Shidouka/0000197701.pdf（参照 2019-10-26）
5) Kaukonen KM, et al, JAMA 2014；311：1308-16
6) 日本集中治療医学会，日本救急医学会，日本循環器学会，救急・集中治療における終末期医療に関するガイドライン-3学会からの提言-.
https://www.jsicm.org/pdf/1guidelines1410.pdf（参照 2019-10-26）
7) Detering KM, et al, BMJ 2010；340：c1345
8) Lautrette A, et al, N Engl J Med 2007；356：469-78

Sepsis treatment system

CQ21-1 一般病棟，ER で敗血症を早期発見する方法は？

Answer

一般病棟，ER で敗血症を早期に発見する方法として，quick SOFA（qSOFA）や早期警告スコアなどを用いたスクリーニング法がある（BQ に対する情報提示）．

1. 背景および本 CQ の重要度

敗血症を早期に発見し，治療を開始することで予後が改善する可能性がある．特に，一般病棟や ER では敗血症を想起して発見することで治療開始のタイミングを逃さないようにするべきである．敗血症の早期発見は患者の予後を左右する敗血症診療の重要なポイントであり，本 CQ を取り上げた．

2. 解 説

敗血症の早期発見と早期介入は死亡率改善には不可欠である．敗血症の早期発見が可能になれば，輸液蘇生や抗菌薬投与などの早期の介入ができ，患者の転帰を改善する可能性がある[1]．しかし，敗血症と敗血症以外の感染症で病態生理が大きく異なるわけではなく，時系列で変化するものである．よって，敗血症患者のみを抽出するような診断基準は極めて難しい．そのため死亡率の高い，高度な医療を必要とする感染症群をどのように検出するかという観点で診断基準が作成されている．1991 年に全身性炎症反応症候群（systemic inflammatory response syndrome：SIRS）を基にした敗血症の定義が提唱された．SIRS は敗血症の早期発見のツールとしての特異度が低い点[2]，また，病棟の患者で SIRS の 2 項目を満たす症例は約半数である点[3]などの問題点が指摘された．2016 年に Sepsis-3 の定義とともに，病棟や ER で敗血症を疑うスクリーニングツールとして SIRS より項目数を減らした qSOFA（quick SOFA）が提唱された[4]．qSOFA は，SIRS，LODS（Logistic Organ Dysfunction System）や SOFA と比較して，敗血症の早期発見や院内死亡をより良く予測するスコアであると報告されている[4]．qSOFA は，病棟や ER における敗血症患者の院内死亡率，急性臓器障害，ICU 緊急入室に関して高い診断特異性を示した[5]．また，院内死亡率の予測因子を評価した 7 つの研究のメタ解析では SIRS より qSOFA が有用と報告されている〔リスク比（RR）0.03（95% CI：0.02〜0.05）（$P=0.002$）〕[6]．一方，qSOFA が敗血症を認識するのには感度が低い可能性もある[7]．さらに，Rapid Response System

(RRS)は院内における敗血症を含む急変事例を早期に発見・対応するシステムであり，その起動ツールのうちいくつかの指標を組み合わせてスコア化して英国で発表されたNational Early Warning Score(NEWS)も敗血症の早期発見のツールとして評価されている[8]（**表1**）．Oliverら[9]は，一時感染患者の院内死亡の予測（ROC AUC）ではNEWSが優れている（NEWS：0.805 vs qSOFA：0.677）と報告している．現時点では早期発見のためのスクリーニングにはそれぞれの施設で実施可能なスコアリングを用いるのがよい．

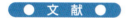

文献

1) Bhattacharjee P, et al, 2017；151：898-907
2) Kaukonen KM, et al, N Engl J Med 2015；372：1629-38
3) Churpek MM, et al, Am J Respir Crit Care Med 2015；192：958-64
4) Seymour CW, et al, JAMA 2016；315：762-74
5) Song JU, et al, Crit Care 2018；22：28
6) Serafim R, et al, Chest 2018；153：646-55
7) Anand V, et al, Chest 2019；156：289-97
8) National Early Warning Score (NEWS). national-early-warning-score-news-2@www.rcplondon.ac.uk（参照2020-10-14）
9) Oliver CR, et al, Crit Care Med 2018；46：1923-33

表1　NEWSのスコアリング後の対応

NEWSスコアリング	モニタリング頻度	臨床的介入
0点	最低12時間ごと	とりあえず経過観察
1～4点	最低4～6時間ごと	リーダーに報告・相談 観察強化の指示
5～6点 もしくは1項目でも3点以上がある場合	最低1時間ごと	急変対応チームの要請 急変し得る病態かどうかを判断 HCU (high care unit) への移動
7点以上	持続的モニタリング	熟練した急変対応チームを即座に呼ぶ 緊急性の強化を行う ICUなどの高度ユニットへ

Sepsis treatment system

CQ21-2 一般病棟で敗血症を疑う患者の病状変化に対応するrapid response system（RRS）の役割とはどのようなものか？

Answer
Rapid response system（RRS）は，院内患者の病状変化を早期に覚知・対応するシステムであり，その導入により敗血症においても生命予後の改善が期待されるとの意見がある（BQに対する情報提示）．

1. 背景および本CQの重要度

　敗血症を早期に覚知し，治療介入することは患者生命予後改善に強く影響する重要課題である．病院の規模や診療体制にかかわらず，救急外来患者や入院患者を注意深く観察し，敗血症へと進展している可能性を早期に認識できるシステムの構築が望ましい．実際には，種々のバイタルサインを含めた病状の変化を早期に認識し，対応するシステムである rapid response system（RRS）を用いた敗血症スクリーニングとその後の治療介入が有用であると考え，本CQを取り上げた．

2. 解　説

　敗血症の死亡率は，SSCGによる治療の標準化の普及などにより着実に低下している[1]．今後，さらに死亡率の軽減を図るためには標準治療の遵守に加え，それ以外のアプローチも必要になってくる．

　敗血症の標準治療の普及や遵守とともに重要なことは早期の敗血症の認知と治療介入であり，予後改善には必要不可欠なものである[2]．Sepsis-3では臓器障害の評価にSOFAスコアを用いるため，血液検査や血液ガス分析なども必要とし診断には時間を要するため，スクリーニングとしての使用は煩雑である．したがって，一般病棟や救急外来のベッドサイドで簡便にスクリーニングする何らかの方法が必要となる．このような臓器障害へと進展する患者は早期から何らかのバイタルサインの異常を示すことが多いため，敗血症を疑うためのベッドサイドでのスクリーニングツールとして単純なバイタルサイン（収縮期血圧，呼吸数，意識の変容）に基づいて評価する qSOFAが推奨されている．

　一方，敗血症を含めた重症患者のバイタルサインの異常といった病状変化を早期に認知し，介入し，重症化，特に心肺停止への進展を予防するシステムがRRSである．一般にRRSは，医師以外にも看護師，理学療法士，薬剤師，臨床工学技士といった多職種医療スタッフや医学生，患者・家族などにより，患者の病状変化を早期発見・介

入するシステムである．海外では1980年代から導入されてきたが，本邦では2000年代に入り，医療安全全国共同行動"いのちをまもるパートナーズ"運動の行動目標に院内急変時の迅速対応システムの構築が推奨され，ようやく普及しつつある．

RRS起動基準は各医療施設で異なることが予想されるが，呼吸，循環，意識などの単一あるいは複数のバイタルサインの異常を認知することで起動される．この中には収縮期血圧，呼吸数，意識レベルといったqSOFAの項目が含まれることが多い．したがって，感染症を疑う場合のRRS起動により敗血症のスクリーニングも可能である．

また，RRS起動基準には，複数のバイタルサインにそれぞれ固有の重み付けをしてスコアリングする早期警告スコア（EWS）が用いられることも多い．英国の国民保健サービス（national health service：NHS）が提唱するRRSに用いられるNEWS（**表1**）では，感染症が疑われる患者において合計5点以上か，1項目でも3点以上がある場合，敗血症を疑うことを提案している[3]．RRSと敗血症スクリーニングの有用性について検討したRCTは存在しないが，

RRS導入により早期に敗血症/敗血症性ショックに対する治療介入が可能となり，予後の改善につながった報告もみられる[4]．また，救急外来あるいは一般病棟で感染症を疑う患者の生命予後やICUへの緊急入室を予測するスコアとして，RRS起動で用いられるModified Early Warning Score（MEWS）やNEWSが，qSOFAや全身性炎症反応症候群（SIRS）項目と比べて優れているという報告もされている[5]．

RRSにより一般病棟や救急外来で早期に敗血症を認識することで，生命予後改善につながる可能性が考えられる．

● 文　献 ●

1) Kaukonen KM, et al, JAMA 2014；311：1308-16
2) Dellinger RP, et al, Intensive Care Med 2013；39：165-228
3) NHS England, Sepsis guidance implementation advice for adults. 2017
4) Sebat F, et al, Crit Care Med 2007；35：2568-75
5) Churpek MM, et al, Am J Respir Crit Care Med 2017；195：906-11

表1　早期警告スコア

National Early Warning Score（NEWS）

項目	3	2	1	0	1	2	3
呼吸	≦8		9〜11	12〜20		21〜24	≧25
SpO$_2$	≦91	92〜93	94〜95	≧96			
酸素投与		あり		なし			
体温	≦35.0		35.1〜36.0	36.1〜38.0	38.1〜39.0	≧39.1	
血圧	≦90	91〜100	101〜110	111〜219			≧220
脈拍	≦40		41〜50	51〜90	91〜10	111〜130	≧131
意識				覚醒			覚醒以外

Sepsis treatment system

CQ21-3 初期輸液蘇生に不応の敗血症はどこで管理するか？

Answer
初期輸液蘇生に不応の敗血症は集中治療ができる場所で管理する（Good Practice Statement）.

1. 背景および本CQの重要度

本邦では欧米に比べて集中治療医も集中治療病床数も少ないことが指摘されており，一般病床で昇圧剤管理や人工呼吸管理などの重症患者管理が行われる例もある．適切な医療資源が提供されることにより患者の生命予後，機能予後を改善する可能性があると考え，本CQを取り上げた．

2. 解　説

敗血症は集中治療を専門としていない医療者も治療にあたる必要があるが，診療に必要な医療資源が十分に提供できない環境では，患者の予後に悪影響が及ぶことが懸念される．一概に重症度と適切な病床区分を対応させることはできないが，必要な集中治療を適切に提供するために委員会では本CQをGPSとして推奨するに至った．なお，院外への搬送では移動中のリスク・距離・方法なども勘案する必要がある．

本推奨は初期輸液蘇生に不応の患者を対象としたが，対象を選定する上で質の高いエビデンスは見当たらなかった．米国集中治療医学会のガイドラインでは，ICU入室の推奨度2C（弱い推奨，低いエビデンスレ

ベル）の例として生命の危険がある敗血症を挙げている．本ガイドラインは可能な限りシンプルな基準でなければ実用性がないことを考慮して「初期輸液蘇生に不応の場合」を集中治療が可能な場所へ搬送を検討する基準とした．敗血症性ショックを想定したが，定義上必要となる乳酸値測定ができない施設も多い状況も考慮した．また，「不応」は曖昧な表現であるが，各施設が持っている医療資源に応じて幅が必要であると判断して推奨文に使用した．ただし，重症度のみならず，必要となる医療資源や回復の見込みなどを総合的に判断することが重要である．

また，小児の敗血症管理では，各種の診療アルゴリズムにおいて，初期輸液蘇生に不応と判断された時点で気管挿管・人工呼吸管理の開始や，中心静脈ラインを確保して循環作動薬の導入を考慮することが示唆されている[1]．本ガイドラインの小児章においても同様の診療アルゴリズムを提示したように，「初期輸液蘇生に不応」という目安でもって集中治療管理への移行を判断するのは妥当であろう．敗血症に限らず，重症小児患者の診療成績に関しては患者数の増加と良好な治療成績の関連が知られている[2,3]．また，重症小児患者を搬送するスキル

と装備を備えたチームが従事すれば，生命予後は悪化しないとも報告されており[4]，病院間搬送の適否や手段を検討する際に考慮されたい．

　ICUでの治療のメリットについてのエビデンスは観察研究に限られる．敗血症に限らない患者では，ICU満床により1時間入室が遅れるごとにICU死亡の調整リスク比が1.015上昇（95％CI：1.006〜1.023），一般病棟での病状悪化からICUチームへの相談が遅れた群（＞7.7時間）は遅れない群（＜1時間）に比べ30日死亡率が上昇（調整オッズ比1.8，95％CI：1.1〜2.9），早期警告スコアで重症と判定されてからICUへの移送が6時間以上かかると院内死亡率が上昇（33.2％ vs 24.5％，$P<0.001$）し，1時間ごとに院内死亡のオッズ比が3％上昇する，などといった報告が散見される[5-8]．敗血症に関してはさらに限定的になるが，重症敗血症/敗血症性ショックにおいて，来院からICU入室までに1時間遅れるごとに死亡率の調整オッズ比が1.11上昇（95％CI：1.006〜1.017）すると報告されている[9]．

　「集中治療ができる場所」の条件，特に集中治療医の関わり方について委員会で議論がされたが，患者因子と環境因子の相対的なもので明文化することは難しい．本邦の特定集中治療室管理料，小児特定集中治療室管理料，救命救急入院料の要件などは，1つの基準となり得る．集中治療医の関わりについてはシステマティックレビューで，high intensityモデル（集中治療医が決定権を持つclosed ICU，ないし全症例で集中治療医へのコンサルトが必須）で，low intensityモデル（各科が独自に管理するopen ICUまたは集中治療医が不在）に比べ，院内死亡率の低下（リスク比0.83，95％CI：0.70〜0.99），入院期間の短縮（加重平均の差−0.17日，95％CI：−0.31〜0.03日）が報告されている[10,11]．ただし，集中治療医の介入と院内死亡率の上昇の関連を指摘する報告もあり，集中治療医による過剰な検査や手技，患者情報の不十分な申し送りによる集中治療医の治療の質低下のリスクなどが指摘されている[12]．また，high intensityモデルの効果は，研究により差が見られる[11]．敗血症に関してのデータは極めて限定的だが，本邦の多施設研究（FORECAST）ではclosed ICUのほうが3hバンドルの遵守率が高い（調整オッズ比2.84，95％CI：1.28〜6.28）と報告されている[13]．

● 文　献 ●

1) Davis AL, et al, Pediatr Crit Care Med 2017；45：1061-93
2) Tilford JM, et al, Pediatrics 2000；106：289-94
3) Markovitz BP, et al, Pediatr Crit Care Med 2016；17：483-9
4) Ramnarayan P, et al, Lancet 2010；376：698-704
5) Mardini L, et al, J Crit Care 2012；27：688-93
6) Churpek MM, et al, J Hosp Med 2016；11：757-62
7) Cardoso LT, et al, Crit Care 2011；15：R28
8) Robert R, et al, Am J Respir Crit Care Med 2012；185：1081-7
9) Li Q, et al, J Int Med Res 2018；46：4071-81
10) Pronovost PJ, et al, JAMA 2002；288：2151-62
11) Wilcox ME, et al, Crit Care Med 2013；41：2253-74
12) Levy MM, et al, Ann Intern Med 2008；148：801-9
13) Abe T, et al, Crit Care 2018；22：322

Sepsis treatment system

CQ21-4 敗血症初期診療の質評価指標（quality indicator：QI）は何か？

Answer

敗血症初期診療の質評価指標（QI）として，血液培養の採取，乳酸値の測定，早期抗菌薬投与，初期輸液蘇生，反復した血管内容量と心機能の評価などの各項目の実施率がある（BQ に対する情報提示）．

1. 背景および本 CQ の重要度

　敗血症初期診療においては早期発見と早期治療介入が重要である．そのため，敗血症に対する治療が適切に実施されているかどうかを，早期発見と早期治療介入の観点から評価する必要がある．敗血症初期診療における質評価指標（QI）を明らかにするために本 CQ を取り上げた．

2. 解　説

　診療の質を改善するためには，適切な診療プロセスや望ましいアウトカムによって構成される診療の QI を用いて評価することが重要である．2015 年，米国連邦政府の保健福祉省（Department of Health and Human Services：HHS）内にあるメディケア・メディケイドサービスセンター（Center for Medicare & Medicaid Services：CMS）は，The Hospital Inpatient Quality Reporting Program（IQRP）において，Severe Sepsis and Septic Shock Early Management Bundle（SEP-1）を敗血症診療における QI として取り上げた[1]．以降，

従来のようなプロトコルによる治療戦略でなく，治療バンドルの達成を進めるという戦略に変更されている．したがって，バンドルとして取り上げられる各項目は，敗血症における治療の質をモニターする点からも重要である．SEP-1 の QI には 6 項目あり，敗血症発症から 3 時間以内の ① 血液培養実施，② 乳酸測定，③ 適切な抗菌薬投与，そして，敗血症性ショックの場合は ④ 30 mL/kg の輸液蘇生，さらに，初期乳酸値が 2.0 mmol/L を超える場合は 6 時間以内において ⑤ 乳酸値の反復測定，低血圧が遷延する場合の ⑥ 血管作動薬の使用である[2]．また，SEP-1 には入っていないが，敗血症性ショックの初期対応では輸液だけでなく，超音波検査などによる血管内容量と心機能の評価も必要な可能性がある[3]．

　近年の報告では，抗菌薬投与をより早い 1 時間以内で行った場合の死亡率の低下[4]や，早期の乳酸値測定が早期治療介入を促して患者の予後改善につながる可能性も指摘されている[5]．しかし，SEP-1 の各項目の達成度と敗血症の予後について調査した報告では，3 時間以内の広域抗菌薬投与[6]

以外のQIに関しては，治療効果改善の根拠に乏しいとされている[7]．また，早期の抗菌薬投与に関しても，適切な抗菌薬か否かの検証も今後必要である[8]．以上のように，国際的にも未だ適切なQIは明らかになっていないのが現状である．本邦においては敗血症診療に特化したQIの設定とその評価は十分に行われておらず，今後の課題といえる．

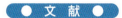
文献

1) Faust JS, et al, Emerg Med Clin North Am 2017 ; 35 : 219-31
2) 質評価指標（QI）．https://www.jointcommission.org/specifications_manual_for_national_hospital_inpatient_quality_measures.aspx（参照 2020-11-01）
3) Marik P, et al, Br J Anaesth 2016 ; 116 : 339-49
4) Levy MM, et al, Crit Care Med 2018 ; 46 : 997-1000
5) Han X, et al, Chest 2018 ; 154 : 302-8
6) Seymour CW, et al, N Engl J Med 2017 ; 376 : 2235-44
7) Marik PE, et al, Chest 2019 ; 155 : 12-4
8) Septimus EJ, et al, Clin Infect Dis 2017 ; 65 : 1565-9

Sepsis treatment system

CQ21-5 敗血症の啓発活動にはどのようなものがあるか？

Answer

Global Sepsis Alliance と世界保健機関（WHO）を中心に，一般市民向けの「世界敗血症デー」のイベントや医療従事者向けのセミナーなどが行われている（BQ に対する情報提示）．

1. 背景および本 CQ の重要度

敗血症診療ガイドラインを医療従事者や一般市民へ伝えることは，ガイドラインの作成と並ぶ重要な課題である．敗血症の知識を医療従事者や一般市民へ伝える啓発活動がどのように行われているのかを本ガイドラインの利用者が知ることは，本ガイドラインと敗血症の知識のさらなる普及につながると考え，CQ として取り上げた．

2. 解説

2002 年から始まった Surviving Sepsis Campaign は，2004 年以降の Surviving Sepsis Campaign Guidelines（SSCG）を通して敗血症の概念や標準治療を世界に広めているが，ガイドラインだけでは敗血症の予防や早期発見には至らず，敗血症に気づかれないまま，多くの人が命を落としていることが課題とされていた．2010 年，敗血症の概念と予防・早期発見について，医療従事者だけでなく，一般市民にも広く伝えることを目的としてヨーロッパを中心に「Global Sepsis Alliance：GSA，世界敗血

症連盟」[1]が結成された．

GSA では「Stop sepsis, Save lives ！」のスローガンの下，2020 年までの 5 つの目標 ① 敗血症の罹患率を 20％下げる，② 敗血症の救命率を 10％上げる，③ 医療従事者，一般市民の敗血症の理解と認知度を高める，④ 敗血症のリハビリテーションを世界中で普及させる，⑤ 敗血症の予防と治療の効果を正確に評価する，を掲げて啓発活動を行ってきた．SSCG が標準治療の普及を目的とするのに対し，GSA では敗血症の予防，早期発見から治療までを，一般市民や ICU 以外の医療従事者にもわかりやすく伝えることを目的としている．このため，GSA は 9 月 13 日を「世界敗血症デー」と定め，この日に世界中で敗血症に関するイベントを開催してきた．GSA は世界保健機関（World Health Organization：WHO）にも協力を呼びかけ，2017 年には，WHO の総会において敗血症が「世界的に解決すべき緊急課題」として認定されている．

2020 年，GSA は 2030 年までの新たな 6 つの目標 ① 感染症予防により敗血症の発症を減らす，② 各国が政策として感染制

御の3本柱（感染予防，抗菌薬適正使用支援，敗血症の早期認知と管理）に取り組む，③ 敗血症の早期発見と標準治療により子どもから大人までの生存率を改善させる，④ 世界中の人々が適切なリハビリテーションを受けられるようにする，⑤ 一般市民から医療従事者まで，敗血症の認知度を上げる，⑥ 敗血症による社会的負担と敗血症対策の評価を改善する，を示した．今後，この新たな目標に向けて，WHO とともに各国へ感染症予防と敗血症の対策を呼び掛けていくことになる．

日本集中治療医学会では，GSA 委員会が中心となり，2013 年より「世界敗血症デー」に合わせた市民公開イベントや医療従事者を対象とした「敗血症セミナー」を開催してきた．2018 年からは日本救急医学会が GSA の活動に加わり，2019 年には日本感染症学会も加わった3学会合同の「Japan Sepsis Alliance：JaSA」へと発展している．JaSA では敗血症セミナーや市民公開講座，ホームページ「敗血症.com」[2] などを通して，医療従事者と市民へ敗血症診療ガイドラインや敗血症の知識を伝える活動を行っている．

● 文　献 ●

1) Global Sepsis Alliance.
   https://www.global-sepsis-alliance.org/
   （参照 20-11-01）
2) 敗血症.com.
   http://xn--ucvv97al2n.com/index.html
   （参照 20-11-01）

ストレス潰瘍

CQ22-1 敗血症患者に消化管出血の予防を目的とした抗潰瘍薬の投与を行うか？

Answer
敗血症患者に消化管出血の予防を目的とした抗潰瘍薬の投与を行うことを弱く推奨する（GRADE 2B：エビデンスの確実性＝「中」）.

1. 背景および本CQの重要度

敗血症患者など重症患者では侵襲に伴うストレス潰瘍やそれに伴う出血を生じることがある. ストレス潰瘍の予防としてヒスタミンH_2受容体拮抗薬（H_2ブロッカー）, プロトンポンプ阻害剤（PPI）, スクラルファートといった抗潰瘍薬が投与されるが, 出血の予防という益がある一方で, 肺炎, クロストリジウム感染症の増加, 薬剤の副作用としての汎血球減少といった害も懸念される. したがって, 敗血症患者において, ストレス潰瘍による出血の予防のために抗潰瘍薬を投与するかどうかを検証することは重要と考えられ, 臨床課題として取り上げた.

2. PICO

P（患者）：成人集中治療患者.
I（介入）：抗潰瘍薬の投与.
C（対照）：プラセボまたは抗潰瘍薬の非投与.
O（アウトカム）：消化管出血, 病院死亡・全死亡, 肺炎, クロストリジウム感染症, あらゆる重篤な副作用.

3. エビデンスの要約

システマティックレビューの結果, PICOに合致したランダム化比較試験（RCT）が30編施行されており, これらを用いたメタ解析を実施した. アウトカムに関しては, 事前設定に基づいて検索し得た全RCTを対象としたもの, ならびにバイアスリスクが低いRCTに限定したものの2通りを行った. エビデンスの確実性が高い解析を用いることと事前に設定していたため, バイアスリスクが低いRCTに限定したアウトカムを採用した.

4. 益と害のバランス

望ましい効果：消化管出血に関する効果推定値は, リスク差（RD）1,000人当たり44人少ない（95% CI：54人少ない〜28人少ない）（14RCT, 4,884人）であり, 死亡に関する効果推定値は, RD 1,000人当たり3人多い（95% CI：22人少ない〜33人多い）（8RCT, 4,314人）である. 介入による望ましい効果は「小」であると考えられ

る.

望ましくない効果：肺炎に関する効果推定値は，RD 1,000 人当たり 4 人多い（95% CI：16 人少ない〜28 人多い）（8RCT, 4,286 人），クロストリジウム感染症に関する効果推定値は，RD 1,000 人当たり 4 人少ない（95% CI：9 人少ない〜5 人多い）（3RCT, 3,607 人），あらゆる重篤な副作用に関する効果推定値は，RD 1,000 人当たり 5 人多い（95% CI：6 人少ない〜20 人多い）（7RCT, 4,143 人）である．介入による望ましくない効果はわずかであると考えられる．

益と害のバランス：アウトカムの相対的価値を考慮しない場合でも，死亡に関する相対的価値を考慮した場合においても利益が害を上回っているため，おそらく介入が優位であると判断する．

5. アウトカム全般に関するエビデンスの確実性

各アウトカムが益と害の異なる方向性を示しており，重大なアウトカムに関するエビデンスの確実性の中でも最も低い「中」とした．

6. 価 値 観

抗潰瘍薬の投与におけるアウトカムに関する価値観についてのデータはない．一般的に死亡や消化管出血に対して置く相対的価値は高く，そのばらつきは少ないことが予想される．

7. 容 認 性

H_2 ブロッカー，PPI，スクラルファートは 1 日の薬価が先発品で約 80〜850 円であ

り，容認されると考えられる．また，本薬剤を 1〜2 回/day，経静脈あるいは経管（経口）投与する労力もわずかであり，容認されると考えられる．

8. 実行可能性

一般的な薬剤であり，どの病院においても実行可能性は高いといえる．

9. 推奨グレーディング決定の工程

修正 Delphi 法を用いた投票によって，中央値 8，見解不一致指数 0.015 の結果となり，委員会で採択された（7点以上：100%）．

10. 関連する他の診療ガイドラインにおける推奨

SSCG 2016[1] では，消化管出血のリスク因子を有する敗血症または敗血症性ショック患者に対して，ストレス潰瘍予防の実施が強く推奨されている．一方で，消化管出血のリスク因子のない患者は，ストレス潰瘍予防を行わないことを Best Practice Statement として提示している．

11. 実施に関わる検討事項

いつまで抗潰瘍薬の投与を続けるかについては各症例ごとに考慮する必要がある．その判断にどのようなものがあるかについては CQ22-2 に記載した．

● 文 献 ●

1) Rhodes A, et al, Intensive Care Med 2017；43：304-77

ストレス潰瘍

CQ22-2 敗血症患者に対する抗潰瘍薬の中止の判断はどのようにするか？

Answer

抗潰瘍薬中止の具体的な判断基準は不明である．臨床上の判断材料として，出血リスク因子が軽減した場合，汎血球減少や肝機能異常などの副作用を認めた場合，十分な経腸栄養が投与可能となった場合などが挙げられる（BQに対する情報提示）．

1. 背景および本CQの重要度

抗潰瘍薬投与により胃内pHが上昇し，消化管内の細菌叢に変化を生じ，肺炎や*Clostridioides difficile*（*C. difficile*）感染のリスクが上昇する[1-3]．したがって，抗潰瘍薬を漫然と継続することは避けるべきであり，不要と判断した場合は速やかに中止することが望ましい．しかし，抗潰瘍薬中止の具体的な判断基準は不明であり，その背景知識について解説する本CQの重要度は高い．

2. 解　説

1 消化性潰瘍のリスクと抗潰瘍薬の必要性

敗血症などの侵襲に伴って血小板減少やDICなど，止血凝固機能障害を伴うことも多く，潰瘍が形成されると出血を生じるリスクが高まる．病態が改善して回復期に入った場合，潰瘍形成のリスクが低減した場合，止血凝固機能障害が改善して出血のリスク因子（表1）[4]が軽減した場合が，抗潰瘍薬の投与中止の1つの臨床上の判断材料になるかもしれない．一方で，ステロイドや非ステロイド性抗炎症薬（NSAIDs）など，潰瘍形成の副作用のある薬剤を投与している場合，抗凝固剤・抗血小板薬を投与している場合，潰瘍の既往のある場合，胃・十二指腸の血流障害が懸念される場合などは，抗潰瘍薬の中止は慎重に判断するべきであろう[5]．

2 抗潰瘍薬の副作用

プロトンポンプ阻害薬（PPI）やヒスタミンH_2ブロッカー受容体拮抗剤などの薬剤の副作用として，汎血球減少や肝機能異常などが臨床的に問題となる[2,6]．重症患者では同様の症状を呈する他の要因も存在するため鑑別を要する．PPIやH_2ブロッカーが原因と考えられる場合は，薬剤投与の中止によって比較的速やかに回復することが多く，薬剤の中止から平均7日で回復したとの報告もある[6]．このように薬剤の副作用を認めた場合も中止の判断材料となるだろう．抗潰瘍薬による副作用が生じても，消化性潰瘍のリスクが高いと判断される場

ストレス潰瘍

表1　消化管出血のリスク因子

（文献4より引用）

人工呼吸管理	
止血凝固障害	血小板数5万/mm^{3}未満
	PT-INR 1.5以上
	APTT 2倍以上
過去1年以内の消化管潰瘍・出血の既往	
外傷性脳・脊髄損傷	
重症熱傷（体表面積＞35%）	
薬剤	非ステロイド性抗炎症薬（NSAIDs）
	低用量アスピリン
	高用量糖質コルチコイド

合には，別の系統の薬剤に変更（PPI→H$_2$ブロッカーなど）し，リスクが低いと判断される場合には副作用が比較的少ない薬剤（胃粘膜保護剤など）に変更するなどの対応が必要である．

3　経腸栄養と抗潰瘍薬との関係

　胃内pHは空腹時に低下し，食事摂取後に上昇する．重症患者ではストレスに加えて，絶食に伴って胃内pHが上昇しなくなることが消化性潰瘍形成の一因になると考えられる．絶食中や経胃投与での経腸栄養投与量が少量にとどまっている時期には胃内pHが上昇しにくいため，抗潰瘍薬の投与は理にかなっている．食事と同様に胃内投与の経腸栄養にも胃酸を緩衝する効果があり，重症患者では経腸栄養剤の持続投与がH$_2$ブロッカーやPPIよりもpHを上昇させる可能性も報告されている[3]．このことから，十分な経腸栄養が経胃投与できていることは，胃内pHの上昇が見込まれるため，抗潰瘍薬の中止の判断材料になるだろう．実際，ICU患者において，経腸栄養の

みと経腸栄養に抗潰瘍薬を併用した場合の消化管出血の割合に有意差はなく，むしろ抗潰瘍薬を併用した群で肺炎の危険性が有意に高いことが最近のメタ解析で報告されている[1]．一方で，経腸栄養を経空腸投与する場合には，栄養剤による胃内pHの上昇は生じにくいと考えられるため，抗潰瘍薬の投与が必要となる可能性はあるが，明らかなエビデンスはない．

● 文　献 ●

1) Huang HB, et al, Crit Care 2018；22：20
2) Barletta JF, et al, Crit Care Med 2016；44：1395-405
3) Plummer MP, et al, Crit Care 2014；18：213
4) 日本集中治療医学会重症患者の栄養管理ガイドライン作成委員会，日集中医誌2016；23：185-281
5) Buendgens L, World J Crit Care Med 2016；5：57-64
6) Priziola JL, et al, Crit Care Med 2010；38：145-54

日本版 敗血症診療ガイドライン 2020（J-SSCG 2020）
ダイジェスト版

The Japanese Clinical Practice Guidelines for Management of Sepsis and
Septic Shock 2020

2021年3月20日　第1版第1刷発行

　　ガイドライン作成者　　一般社団法人日本集中治療医学会

　　　　　　　　　　　　　一般社団法人日本救急医学会

　　　　　　　　　　　　　日本版 敗血症診療ガイドライン 2020
　　　　　　　　　　　　　特別委員会

　　　発 行 者　　吉 川 幸 雄

　　　発 行 所　　真 興 交 易 ㈱
　　　　　　　　　医 書 出 版 部

　　　〒106-0047
　　　東京都港区南麻布 2-8-18
　　　電　話　（03）3798-3315㈹
　　　振　替　00170-0-147227

　　　印刷・製本　三報社印刷㈱

※定価は表紙に表示　　　　　ISBN 978-4-88003-936-7　C3047
　してあります　　　　　　　Printed in Japan

本書の複製権・翻訳権・上映権・譲渡権・公衆送信権（送信可能化権を含む）は一般
社団法人日本集中治療医学会，一般社団法人日本救急医学会が保有します．したがって，
両学会の許諾を得ないで本書を転載刊行することを禁じます．

|JCOPY| ＜（社）出版者著作権管理機構 委託出版物＞
本書の無断複写は，著作権法上での例外を除き禁じられています．複写される場合は，
そのつど事前に（社）出版者著作権管理機構（TEL 03-5244-5088, FAX 03-5244-5089,
e-mail：info@jcopy.or.jp）の許諾を得てください．

『日本版 敗血症診療ガイドライン 2020 (J-SSCG2020) ダイジェスト版』の電子版無料ダウンロードサービス（コンテンツ引換コード）のご利用方法

コンテンツ引換コード

◆ダウンロード手順

以下のURLへアクセスして下さい.
「コンテンツ引換コード」入力画面のURL
https://contendo.jp/store/contendo/Coupon/

ConTenDoの「コンテンツ引換コードの利用」画面が表示されます.
コンテンツ引換コード利用の入力欄に「コンテンツ引換コード」を入力して，[引換コードを利用する]をクリックしてください.

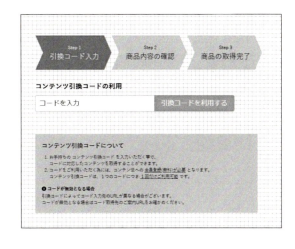

ログイン画面が表示されます. コンテン堂を初めてご利用になる方は，
[会員登録へ進む]ボタンをクリックして会員登録を行ってから，ログインしてください.
すでに登録済みの方は，メールアドレス（ID）とパスワードを入力して，[ログイン]ボタンをクリックして【6】に進んでください.

会員登録に必要事項を入力して，規約をご確認の上，[規約に同意して登録する]ボタンをクリックします．

「確認メールの送付」画面が表示され，登録したメールアドレスへ確認メールが送られてきます．確認メールにあるURLをクリックすると，コンテン堂会員登録が完了します．

「コンテンツ内容の確認」画面が表示されます．[商品を取得する]ボタンをクリックすると「商品取得完了」画面が表示されます．

[マイ書棚へ移動]ボタンをクリックすると，「マイ書棚」画面が表示されます．
閲覧したい端末で，「マイ書棚」に表示された表紙をクリックして，ダウンロードして，ご利用ください．

※閲覧には，コンテン堂ビューア（無料）が必要です．
コンテン堂ビューアは，TOP画面（マイ書棚からTOP画面に移動）の左上にある[ConTenDo ビューア DownLoad]ボタンをクリックし，指示に従いご利用ください．

※対応端末は，Windows，Mac，Android，iOS（iPhone/iPod touch，iPad）です．Android，iOSのビューアのダウンロードなど，詳しくは，「コンテンツを楽しむには」
https://contendo.jp/FirstGuide/EnjoyContent/　をご覧ください．

※電子版への利用ライセンスは，本書1冊につき1つ，個人所有者1名に対して与えられるものです．第三者へのコンテンツ引換えコードの提供・開示は固く禁じます．また図書館・図書施設など複数人の利用を前提とする場合には，本電子版を利用することはできません．
※電子版ダウンロードの際の通信料についてはユーザー負担となりますので，予めご了承ください（WiFi環境を推奨いたします）．
※配信される電子版は予告なしに変更・修正が行われることがあります．また，予告なしに配信を停止することもありますのでご了承ください．なお，電子版は書籍の付録のためユーザーサポートの対象外とさせていただいております．
※本ダウンロードサービスの開始は，2021年2月下旬を予定しています．